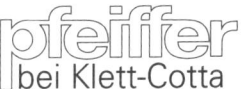

Zu diesem Buch

Aus langjähriger Praxiserfahrung geben die Autoren Einblick in die konkreten Abläufe der peritraumatischen und psychotherapeutischen Akutintervention. Detaillierte Fallbeschreibungen erläutern das Setting und die Vorgehensweise. Auf der Basis des derzeitig verfügbaren Wissens über die Auswirkungen traumatisierender Ereignisse werden Reaktionsweisen, Verarbeitungsmöglichkeiten und Interventionsformen vorgestellt und diskutiert. Denn in vielen Fällen können durch einen frühen Beginn qualifizierter psychosozialer Unterstützung, die von Rettungsdienstmitarbeitern, Seelsorgern, Sozialpädagogen und Psychologen im Wissen um die spezifischen Chancen und Grenzen der peritraumatischen Intervention geleistet wird, in der Vernetzung mit psychotherapeutischer Akutintervention traumabedingte Störungen vermieden oder deutlich abgemildert werden.

Marion Krüsmann, Diplom-Psychologin, ist Mitarbeiterin der Trauma-Ambulanz des Departments für Psychologie an der Ludwig-Maximilians-Universität München und Psychotherapeutin in eigener Praxis; mehrere Veröffentlichungen zur Traumatherapie.

Andreas Müller-Cyran, katholischer Seelsorger und Rettungsassistent, ist Gründer und fachlicher Leiter des Kriseninterventionsteams (KIT) in München und Leiter der Notfallseelsorge in der Erzdiözese München und Freising.

Marion Krüsmann
Andreas Müller-Cyran

Trauma und frühe Interventionen

Möglichkeiten und Grenzen
von Krisenintervention
und Notfallpsychologie

Pfeiffer bei Klett-Cotta

Leben lernen 182

Pfeiffer bei Klett-Cotta
© J. G. Cotta'sche Buchhandlung Nachfolger GmbH, gegr. 1659,
Stuttgart 2005
Alle Rechte vorbehalten
Fotomechanische Wiedergabe
nur mit Genehmigung des Verlages
Printed in Germany
Umschlag: Michael Berwanger, München
Titelbild: Oskar Schlemmer: »Sinnender I«, 1925
© 2005 Oskar Schlemmer, Nachlass und Archiv:
IT-28824 Oggebbio (VB), Italien
Satz: PC-Print, München
Auf holz- und säurefreiem Werkdruckpapier gedruckt
und gebunden von Gutmann + Co., Talheim
ISBN 3-608-89008-4

Bibliographische Information Der Deutschen Bibliothek
Die Deutsche Bibliothek verzeichnet diese Publikation in der
Deutschen Nationalbibliographie; detaillierte bibliographische
Daten sind im Internet über <http://dnb.ddb.de> abrufbar.

Inhalt

Vorwort ... 9

1. Trauma und frühe Intervention ... 11
   1.1 Psychosoziale Notfallversorgung – ein Beispiel ... 12
2. Zur Adaptation an traumatische Erfahrungen ... 19
   2.1 Die Definition einer traumatischen Erfahrung ... 22
   2.2 Grundlegende Gedanken – die Konfrontation mit funktionaler Hilflosigkeit ... 28

   Die Konfrontation mit dem plötzlichen Tod 33 – Der plötzliche Tod und die Schuldgefühle der Hinterbliebenen 37 – Vertrautsein mit dem Tod? 39

   2.3 Aspekte der Qualitätssicherung in der PSNV ... 40
3. Zum Erscheinungsbild traumabedingter Störungen ... 45
   3.1 Welche unmittelbaren Reaktionen sind zu erwarten? ... 45
   3.2 Die Akute Belastungsreaktion ... 48
   3.3 Die Akute Belastungsstörung ... 49
   3.4 Die Posttraumatische Belastungsstörung ... 51
4. Was macht eine belastende Erfahrung zu einem Trauma? ... 57
   4.1 Zum Einfluss prätraumatischer Faktoren ... 59
   4.2 Die peritraumatische Phase ... 62
   4.3 Posttraumatische Prozesse ... 65

   Zusammenfassung 76
5. Überblick über Möglichkeiten früher Interventionen ... 78
   5.1 Zur Indikation peritraumatischer und früher Interventionen ... 84
   5.2 Interventionen in der peritraumatischen Phase – eine Einleitung ... 85
   5.3 Ziel und Inhalte peritraumatischer Krisenintervention – Übersicht ... 88

6. Ablauf der peritraumatischen Intervention ... 90
   6.1 Ziele und Grenzen ... 90
      Vom Trauma zur Trauer 93 – Orientierende Struktur der peritraumatischen Intervention 94 – Wahrnehmung eines Betreuungsbedarfes durch Einsatzkräfte 96 – Exkurs: Anwesenheit von Angehörigen bei der Reanimation 102 – Peritraumatische Intervention: vom Betroffenen gewünscht? 105
   6.2 Alarmierung ... 108
      Anfahrt zur Einsatzstelle 109 – Eintreffen an der Einsatzstelle 110
   6.3 Beginn der Betreuung: erste Kontaktaufnahme ... 116
   6.4 Gestalten des Settings ... 121
      Bekleidung des PSNV-Mitarbeiters 121
   6.5 Orte der psychosoziale Notfallversorgung ... 123
      Psychosoziale Notfallversorgung in Wohnungen 124 – Intervention auf Straßen und öffentlichen Plätzen 127
   6.6 Das Narrativ in der peritraumatischen Intervention ... 130
      Topos der psychosozialen Notfallversorgung: Schuldgefühle 132 – Schuldgefühle 133 – Schuldgefühle mit komplexem Hintergrund 138 – Schuldgefühle nach Suizid 139 – Schuldvorwürfe gegen andere 141 – Reale Schuld: schuldlos schuldig werden 142
   6.7 Abschied vom Leichnam ... 144
   6.8 Die sozialen Ressourcen ... 150
   6.9 Dauer und Ende der Betreuung ... 153
   6.10 Betreuung einer Witwe nach internistischer Todesursache (Kasuistik) ... 157
   6.11 Psychosoziale Notfallversorgung bei bestehenden sozialen Ressourcen (Kasuistik) ... 165
      Kurzer Einsatz – Fall 2 165
   6.12 Hinweise auf weiterführende Einrichtungen ... 167
      Hinweis auf psychosoziale Einrichtung nach Tod eines Kindes 168 – Hinweis auf psychosoziale Einrichtung nach Gewalterfahrung 169 – Hinweis auf psychosoziale Einrichtung bei Hinterbliebenen nach Suizid 169

6.13 Die dissoziative Amnesie	170
6.14 Schriftlicher Hinweis auf Ansprechpartner und Psychoedukation	171
7. Von der peritraumatischen zur akuten Intervention	173
8. Integratives Arbeiten im Kontext früher Interventionen	176
9. Grundlegende Aspekte und Ziele früher Interventionen	181
9.1 Die therapeutische Haltung	183
10. Frühe präventive Interventionen	185
10.1 Indikation und Dauer	185
Zusammenfassung 193	
10.2 Die Anfangsphase der Behandlung	196
10.3 Exkurs: emotional oder kognitiv arbeiten, was ist damit genau gemeint?	202
11. Die Arbeit an den Symptomen	204
11.1 Umgang mit Angst und Übererregung	204
11.2 Umgang mit Intrusionen	205
11.3 Umgang mit Vermeidung	206
11.4 Umgang mit Dissoziation	208
12. Die Arbeit an Selbstprozessen	211
12.1 Wann kann konfrontativ gearbeitet werden?	216
12.2 Die Konfrontation mit der traumatischen Erfahrung	217
12.3 Zur Integration der Erfahrung – trauern, annehmen, verzeihen	221
13. Abschluss der Behandlung	223
Literatur	225

Für meine Tochter Paula

MK

Vorwort

Das vorliegende Buch versteht sich nicht als Lehrbuch oder Manual der peritraumatischen und der psychotherapeutischen Akutintervention. Eher geht es uns darum, zu einer Ausdifferenzierung von Peritraumatologie und Psychotraumatologie beizutragen. Damit eine Abgrenzung zwischen peritraumatischer- und Akutintervention besser gelingt, stellen wir beide Interventionsformen differenziert vor. Dabei entspricht es nicht unserer Intention, dass derjenige, der im Rahmen der psychosozialen Notfallversorgung (PSNV) tätig ist, mit den Inhalten des Buches in die Lage versetzt wird, akute Interventionen durchzuführen – und umgekehrt. Wir meinen jedoch, dass die differenzierte Kenntnisnahme des jeweils anderen Arbeitsfeldes zu einer besseren Wahrnehmung der Prozesse der Betroffenen führt, die für sich nicht segmentiert peritraumatische und akute Intervention unterscheiden, sondern in einem Kontinuum ihres Integrationsprozesses stehen. Fertige Ergebnisse lassen sich zum jetzigen Zeitpunkt nicht vorstellen, da die Erforschung des peritraumatischen Intervalls noch am Anfang steht. Erst auf einer gesicherten Datenbasis lassen sich gesicherte Empfehlungen formulieren. Wir verstehen dieses Buch als einen Beitrag zu einem Prozess der Auseinandersetzung mit den Bedingungen, Möglichkeiten und Grenzen peritraumatischer und psychotherapeutischer Akutintervention. Wir kommen aus der Praxis und wenden uns an Praktiker. Es sind unterschiedliche Berufsgruppen, denen wesentlich Beiträge zur psychosozialen Notfallversorgung zu verdanken sind: Rettungsdienstmitarbeiter, Seelsorger, Sozialpädagogen, Psychologen und andere. Dem einen oder anderen psychologischen und ärztlichen Psychotherapeuten, der in der Akutphase therapeutisch tätig wird, mag die Vielfalt der in den letzten Jahren entstandenen Initiativen in der psychosozialen Notfallversorgung verwirrend erscheinen. Die detaillierten Beschreibungen peritraumatischer Interventionen vermitteln diesem Personenkreis Einsicht in das neue Arbeitsfeld der psychosozialen Notfallversorgung. Umgekehrt kann derjenige, der in der peritraumatischen Situation tätig wird, ein tieferes Verständnis für den Prozess gewinnen, den er in den ersten Stunden begleitet. Den Interventionen in Groß- und komplexen Schadenslagen sowie in einigen besonderen Betreuungssituationen (z. B. Betreuung von Kindern) konnte hier im Interesse einer Konzentration auf Grundlagen kein Raum gegeben werden.

Mit unseren Darstellungen möchten wir vor allem einen intensiven Blick auf die Belange Betroffener nach alltagsnahen Ereignissen richten. Erst dieser Blick öffnet die Perspektive und schafft die Voraussetzungen für die Arbeit in komplexen und größeren Schadenslagen. Letztendlich hoffen wir mit diesem Buch dazu beizutragen, dass die unterschiedlichen Situationen und individuellen Bedürfnisse betroffener Menschen nach potenziell traumatischen Erfahrungen angemessen wahrgenommen, verstanden und unterstützt werden können.

Dies haben unter anderem ermöglicht: unsere Familien und unsere Freunde, unsere Arbeitgeber und Kollegen, der Arbeiter-Samariter-Bund, Regionalverband München und das KIT-München, die Erzdiözese München und Freising, der Lehrstuhl für Klinische Psychologie und Psychotherapie. Bei ihnen allen möchten wir uns für die Ermöglichung und Unterstützung unserer Tätigkeit bedanken. Besonderer Dank geht an Polizeihauptkommissar Christian Ziehme für seine Durchsicht polizeirelevanter Inhalte des vorliegenden Buches.

Nicht zuletzt gilt unser Dank den Betroffenen und Klienten, die uns Einblick in ihre innere Welt, in das, von dem sie sich bedroht fühlten, und das, was ihnen Hoffnung gegeben hat, gewährten.

München, im Juli 2005

Marion Krüsmann und *Andreas Müller-Cyran*

1. Trauma und frühe Intervention

Obwohl eine Reihe von nachgewiesenermaßen effektiven und detailliert ausgearbeiteten Therapieansätzen für die Behandlung von chronisch traumatisierten Menschen zur Verfügung steht, sind erstaunlicherweise Behandlungsansätze für akut traumatisierte Menschen kaum vorhanden und wenig untersucht. Geht man davon aus, dass eine positive Adaptation an traumatische Ereignisse durch den Einsatz von *angemessenen* frühen Interventionen günstig beeinflusst werden kann, sollte der Auseinandersetzung mit frühen Interventionen ein höherer Stellenwert zukommen.

Das vorliegende Buch möchte genau dies, es setzt sich mit Bedingungen und Inhalten peritraumatischer und akuter Interventionen auseinander und stellt eigene Vorgehensweisen dar. Es ist gedacht für psychosoziale Fachkräfte sowie ehrenamtlich tätige Mitarbeiter, die Maßnahmen der psychosozialen Notfallversorgung im peritraumatischen Intervall, also im und zeitnah am Ereignis, umsetzen[1]. Ebenso für Therapeuten und andere im therapeutischen Bereich Tätige, die mit akut traumatisierten Menschen in den Tagen und Wochen nach einem Ereignis arbeiten oder in Kontakt kommen.

Frühe Interventionen können einerseits einen hohen Nutzen aufweisen, aber andererseits durchaus auch keine oder sogar schädigende Effekte nach sich ziehen (Hytten und Hasle, 1989; Carlier, Lamberts, van Uchelen und Gersons, 1998; Katz, Pelegrino, Pandya, Neg & DeLisi, 2002; Gray & Litz, 2005), und dies unter anderem dann, wenn sie weder dem allgemeinen Bedingungsgefüge traumabedingter Reaktionen als auch der individuellen Verfassung einer betroffenen Person Rechnung tragen (Raphael & Dobson, 2001; van Emmerik, Kamphuis, Hulsbosch & Emmelkamp, 2002; Ehlers & Clark, 2003). Wir möchten daher *Möglichkeiten* und *Grenzen* früher Interventionen aufzeigen und diskutieren.

Dies zum einen durch konkrete Schilderung von Interventionsabläufen in der peritraumatischen und akuten Phase, zum anderen durch

---

[1] Als Sammelbegriff der vorhandenen Nachsorgekonzepte für direkt Betroffene und Einsatzkräfte wird der Begriff PSNV – Psychosoziale Notfallversorgung benutzt (Beerlage, Hering & Nörenberg, 2004).

eine kritische Reflexion des Arbeitsfeldes, um auch die Grenzen der Interventionsmöglichkeiten in der akuten Phase aufzuzeigen. Diese Reflexion wird aus unserer Sicht bestimmt durch eigene Erfahrungen, durch Austausch mit Fachkollegen und die Auseinandersetzung mit Forschungsergebnissen zum Thema. Bevor nun auf die Beschreibung von Interventionsstrategien in den Stunden, Tagen und Wochen nach einer traumatischen Erfahrung eingegangen wird, zu Beginn ein Überblick über vorliegende Forschungsergebnisse, ein erstes Fallbeispiel und eine Reflexion über das Zusammenspiel von Hilflosigkeit und Beistand im Angesicht des Todes.

1.1 Psychosoziale Notfallversorgung – ein Beispiel

Die Integrierte Leitstelle der Berufsfeuerwehr München löst den Alarm um ca. 13.30 Uhr aus. Aus dem Meldebild ergibt sich, dass der Mitarbeiter des »Kriseninterventionsteams München« (KIT)[2] von der Polizei angefordert wurde: Eine Frau habe sich stranguliert, der Rettungsdienst befindet sich nicht mehr vor Ort, zwei Streifenbeamte fordern KIT für die Begleitung eines Hinterbliebenen an. Der KIT-Mitarbeiter fährt unverzüglich die angegebene Adresse an und trifft dort 23 Minuten nach der Alarmierung ein. Auf der Straße vor dem Einfamilienhaus parken ein Streifenwagen und ein ziviles Fahrzeug der Kriminalpolizei. Er läutet an der Tür, eine Beamtin des Kriminaldauerdienstes öffnet die Tür.
Sie weist ihn in die Situation ein: Der Ehemann, Herr B., sei heute Morgen wie gewöhnlich zur Arbeit gefahren, seine Frau (Frau B.), die seit mehreren Jahren wegen Depressionen in psychiatrischer Behandlung sei, wäre zu Hause geblieben, und die fünfjährige Tochter, die im Kindergarten einen Ganztagsplatz habe, sei bereits dorthin gebracht worden. Gegen Mittag ruft der Mann zu Hause an und erreicht seine Frau nicht. Dies irritiert ihn, er fährt nach Hause und findet seine 37-jährige Frau stranguliert im Treppenhaus. Der Notarzt stellt den Tod fest und verständigt die Polizei. Die eintreffenden

---

[2] KIT-München führt als erste Einrichtung dieser Art seit 1994 psychosoziale Notfallversorgung als integralen Bestandteil des Rettungsdienstes durch (www.kit-muenchen.info).

uniformierten Beamten der Schutzpolizei verständigen ihre Kollegen der Kriminalpolizei und das KIT. Die beiden Beamten der Kriminalpolizei sind wenige Minuten vor dem KIT-Mitarbeiter eingetroffen. Die Beamtin macht darauf aufmerksam, dass Herr B. in der Küche sitze, agitiert, aber emotional gefasst wirke und davon gesprochen habe, dass die Tochter C. im Kindergarten sei. Weiter hätte er gesagt, dass seine Frau bereits einen Suizidversuch hinter sich hätte, dass sie vor einigen Monaten mehrere Wochen stationär in einer psychiatrischen Klinik verbracht habe und dass er in den letzten Tagen in zunehmender Sorge um seine Frau gewesen sei. Ihr Zustand habe sich verschlechtert.

Zusammen mit der Kriminalpolizistin geht der KIT-Mitarbeiter zum Leichnam der Frau, der sich im 1. Stock befindet. Der Leichnam ist nicht abgehängt. Ein weiterer Beamter der Kriminalpolizei hat eben mit den Untersuchungen begonnen, er trägt Gummihandschuhe und spricht in ein Diktafon. Die Beamtin zieht sich ebenfalls Gummihandschuhe über und nimmt einen Photoapparat. Der KIT-Mitarbeiter geht in die Küche, die im Parterre liegt. Dort trifft er auf den Witwer und einen Beamten der Schutzpolizei. Herr B., der eben im Gespräch mit dem Beamten war und in der Küche hantiert, nimmt den KIT-Mitarbeiter sofort wahr und spricht ihn an.

Herr B.: »Sie sind der, den mir die Polizisten angekündigt haben?«
KIT: »Ja, Herr B., ich habe jetzt Zeit für Sie und bin für Sie gekommen.«
Herr B. schaut den KIT-Mitarbeiter einen Moment lang an und fragt dann: »Was mache ich jetzt nur mit C.?«
KIT: »Die Polizistin sagte mir eben, dass sie im Kindergarten ist?«
Herr B.: »Ja, bis um fünf Uhr muss sie abgeholt werden.«
KIT: »Ich schlage vor, dass wir gleich überlegen, was für C. jetzt am besten ist. Ich komme eben gerade erst zu Ihnen. Ich wäre Ihnen dankbar, wenn Sie mir kurz erzählen möchten, was die letzten Tage und heute geschehen ist.«
Herr B. erzählt, dass der Zustand seiner Frau sich in den letzten Wochen und besonders seit fünf Tagen akut verschlechtert habe. Er habe sie gebeten und schließlich aufgefordert, den behandelnden Psychiater aufzusuchen. Sie habe dies abgelehnt mit dem Hinweis darauf, dass sie nie mehr ins Krankenhaus wolle. Herr B. vermutet, dass sie selbstständig die Medikation verringert habe, um die unerwünschten

Nebenwirkungen zu vermeiden. Nachdem sich in den letzten Monaten der Zustand seiner Frau im Großen und Ganzen stabilisiert habe, hätte er sich hilflos gefühlt, als in den vergangenen Tagen eine deutliche Verschlechterung ihres Zustandes eingetreten sei. Er habe zur Zeit besonders viel in der Arbeit zu tun und hätte darauf vertraut, dass die Verschlechterung der letzten Tage sich wieder geben würde. Herr B. setzt sich während der Schilderung hin, macht immer wieder Gesprächspausen und wird motorisch ruhiger. In den letzten Nächten hätte seine Frau nicht mehr im gemeinsamen Schlafzimmer, sondern im Wohnzimmer geschlafen, weil sie so unruhig gewesen sei. Er habe heute Morgen die Tochter geweckt, sie fertig gemacht und mit ihr gefrühstückt. Von seiner Frau habe er nichts bemerkt, er sei davon ausgegangen, dass sie im Wohnzimmer schläft, und wollte sie nicht wecken. Auf dem Weg in die Arbeit habe er seine Tochter in den Kindergarten gebracht. In der Arbeit angekommen, habe er sich Gedanken um seine Frau gemacht und ein »ungutes Gefühl« gehabt. Er habe mehrfach versucht, sie telefonisch zu erreichen. Nachdem er sie nicht erreichte, habe er seinen Chef gebeten, ihn kurz nach Hause fahren zu lassen, um nach dem Rechten zu sehen. Er habe die Haustür geöffnet und es sei ihm gleich »unheimlich still« vorgekommen. Auf dem Weg in den ersten Stock habe er dann seine Frau entdeckt. Dieses Bild sei schrecklich für ihn gewesen, ein Schock, er habe sich wie gelähmt gefühlt – während der letzten Sätze kommen ihm Tränen, gegen die er ankämpft. Er wirft sich vor, er hätte dies verhindern können, wenn er eine Ahnung davon gehabt hätte, wie ernst es um seine Frau stehe. Er stabilisiert sich nach einer kurzen Pause und berichtet von seinem Telefonat mit der Polizei und dem Eintreffen des Rettungsdienstes.
Der KIT-Mitarbeiter fragt nach Verwandten, Freunden oder Nachbarn, die für Herrn B. in seiner Situation eine Entlastung darstellen könnten. Er nennt eine Nachbarin, Frau D., die selbst ein Kind im Alter seiner Tochter hat, die von der Vorerkrankung seiner Frau weiß und die bereits immer wieder ausgeholfen hatte. Herr B. und der KIT-Mitarbeiter beschließen, gemeinsam zur Nachbarin ins Haus nebenan zu gehen und sie um Unterstützung zu bitten, vor allem auch im Hinblick auf die Tochter.
Nach kurzer Rücksprache mit dem Polizisten gehen beide ins Nachbarhaus. Herr B. erklärt Frau D. die Situation. Sie wirkt erschrocken

und betroffen, erklärt sich aber spontan bereit, Herrn B. zu unterstützen. Nach einem Telefonat, in dem sie einen Arzttermin absagt, gehen sie zu dritt in das Haus von Herrn B. In der Küche reden beide miteinander, der KIT-Mitarbeiter bleibt im Raum. Es stellt sich die Frage, wann die Tochter C. abzuholen sei. Unsicherheit entsteht hinsichtlich der Frage, ob man sie bis gegen 17.00 Uhr, die übliche Zeit zum Abholen des Kindes, im Kindergarten lasse oder ob man sie früher holen solle. Daran knüpft die Unsicherheit darüber an, ob und wie man dem fünfjährigen Mädchen sage, dass ihre Mutter sich suizidiert habe. Frau D. schlägt spontan vor, dem Mädchen von einem Unfall zu erzählen, an dem die Mutter gestorben sei. Der KIT-Mitarbeiter gibt zu bedenken, dass es aus seiner Sicht für das Mädchen jetzt, aber auch im Verlauf seiner weiteren Biografie, von Bedeutung sei, dass die Umstände des Todes der Mutter nicht tabuisiert, sondern von Anfang an in einfacher Sprache kindgemäß benannt werden. Herr B. überlegt kurz und schließt sich der Meinung des KIT-Mitarbeiters an, auch Frau D. signalisiert ihr Einverständnis. Der KIT-Mitarbeiter schlägt vor, die Tochter eher bald, jedenfalls vor dem üblichen Zeitpunkt, abzuholen und bietet dabei seine Unterstützung an. Herr B. möchte in etwa einer viertel Stunde losfahren. Der KIT-Mitarbeiter bespricht die Details der Abholung, informiert die Polizeibeamten und vereinbart mit Frau D., dass sie sich in der Küche des Hauses von Herrn B. bereithält. Das Zimmer des Mädchens liegt im ersten Stock und ist durch die kriminalpolizeiliche Untersuchung der Leiche und des Tatortes noch ca. eine Stunde nicht zugänglich. Ein Beamter der Kriminalpolizei kündigt an, im Anschluss an die Untersuchung der Leiche Fragen an den Witwer zu stellen und hat keine Einwände, dass Herr B. seine Tochter aus dem Kindergarten abholt.

Die Leiterin des Kindergartens wird vom KIT-Mitarbeiter angerufen und informiert. Sie zeigt sich kooperativ. Der KIT-Mitarbeiter vereinbart mit ihr, dass er mit dem Vater in einen Büroraum des Kindergartens gehen werde und dann die Erzieherin der Gruppe, in der das Mädchen ist, das Mädchen zum Büro begleitet. Die Leiterin wird gebeten, die Erzieherin erst in die Situation einzuweisen, nachdem sie das Mädchen in den Büroraum gebracht hat. Auf der Fahrt zum Kindergarten ermutigt der KIT-Mitarbeiter Herrn B., selbst seiner Tochter in eigenen Worten mitzuteilen, was geschehen sei. Als die

Tochter im Kindergarten wie vereinbart zu ihm gebracht wird, nimmt er seine Tochter in den Arm. Er sagt der Tochter in einfachen Worten, was geschehen ist, beide weinen. Der KIT-Mitarbeiter bemerkt, dass Herr B. und seine Tochter eine enge Bindung haben, signalisiert ihm, dass er vor der Tür auf beide warte, und lässt sie mit sich allein im Büro. Wie vorher mit Herrn B. vereinbart, spricht der KIT-Mitarbeiter mit der Leiterin des Kindergartens und der Erzieherin und gibt einige Empfehlungen für den Umgang mit dem Kind in der nächsten Zeit.

Ungefähr 20 Minuten später kehren sie zum Haus zurück. Frau D. nimmt sich der Tochter an und bleibt mit ihr in der Küche, C. scheint sie gut zu kennen und geht vertraut mit ihr um. Herr B. wird kurz nach seinem Eintreffen im neben der Küche (im Parterre) liegenden Wohnzimmer von der Beamtin der Kriminalpolizei befragt. Ein zwischenzeitlich eingetroffener Arzt, der die Leichenschau bereits durchgeführt hat, ist bei der Befragung ebenfalls anwesend. Herr B. wirkt während der Befragung, bei der auch der KIT-Mitarbeiter dabei ist, jedoch nicht eingreift oder spricht, emotional weitgehend stabil. Er nimmt die Fragen des Arztes und der Beamtin zum Anlass, Klarheit über seine Wahrnehmungen und den Ablauf der vergangenen Tage zu gewinnen. Herr B. erklärt der Beamtin, in welcher Schublade des Schrankes im Arbeitszimmer, das im 1. Stock liegt, Unterlagen des behandelnden Arztes (mit Krankheitsverlauf, Diagnose und Hinweisen zur Medikation) zu finden seien. Arzt und Beamtin machen sich Notizen, nach knapp 15 Minuten ist die Befragung von Herrn B. beendet. Die Beamtin stellt der Tochter in der Küche einige Fragen. Anschließend geht sie in den ersten Stock zum Arzt und zu ihrem Kollegen. Der Arzt verabschiedet sich wenige Minuten später und verlässt das Haus.

Herr B. ist in der Küche bei seiner Tochter, Frau D. hat einen Kaffee aufgesetzt und versorgt C. mit Saft, der KIT-Mitarbeiter ist ebenfalls in der Küche und hält sich im Hintergrund. Nach ca. 15 Minuten bittet ihn die Beamtin der Kriminalpolizei zu sich in den ersten Stock. Sie sagt ihm, dass die Ermittlungen der Kriminalpolizei vor Ort nun abgeschlossen seien. Sie habe den Abtransport der beschlagnahmten Leiche veranlasst. Bevor die Leiche abgeholt werde, könne Herr B., wenn er wolle, sich vom Leichnam seiner Frau verabschieden. Mit dem Eintreffen des Bestatters sei in der nächsten halben Stunde zu

rechnen. Die Kripobeamten haben den Leichnam zur Untersuchung auf den Boden gelegt und abgedeckt, das Gesicht der Toten zeigt rötlich-bläuliche Verfärbungen.
Der KIT-Mitarbeiter geht zurück in die Küche und signalisiert Herrn B., ihn kurz unter vier Augen sprechen zu wollen. Beide gehen für das Gespräch vor das Haus. Dort klärt der KIT-Mitarbeiter Herrn B. darüber auf, dass der Leichnam seiner Frau beschlagnahmt sei und dass dies nach Suizid grundsätzlich immer erfolge, er jedoch die Möglichkeit habe, sich von seiner Frau vor deren Abholung verabschieden zu können. Herr B. fragt den KIT-Mitarbeiter um Rat, ob es für seine Tochter gut sei, sich von ihrer Mutter zu verabschieden. Der KIT-Mitarbeiter ermutigt dazu. Herr B. geht in die Küche zurück, spricht mit Frau D., die ebenfalls bei der Verabschiedung anwesend sein und besonders auf C. achten möchte, und wendet sich dem Kind zu. Er erklärt ihr, dass die Mutter nun bald abgeholt werde und dass sie vorher nochmal zu ihr gehen können. Das Kind nickt, der Vater nimmt seine Tochter bei der Hand, und gefolgt von Frau D. gehen sie in den ersten Stock hinauf. Beide Kripobeamte halten sich im Hintergrund, der KIT-Mitarbeiter deckt das Gesicht der Toten bis unter das Kinn auf und stellt sich an die Seite. Herr B. geht zu seiner Frau, kniet bei ihr nieder und weint, ebenso seine Tochter. Er streichelt seiner Frau über das Gesicht und nimmt seine Tochter in den Arm. Frau D. stellt sich hinter beiden auf. Der KIT-Mitarbeiter und beide Polizeibeamte bleiben im Hintergrund. Die Verabschiedung dauert etwa fünf Minuten, dann gehen die drei, begleitet vom KIT-Mitarbeiter, zurück in die Küche. Nach ca. 10 Minuten klingelt es an der Tür, der KIT-Mitarbeiter öffnet zwei Männern eines Bestattungsunternehmens. Sie gehen mit einer Tragbahre zum Leichnam, wickeln ihn in Plastikfolie und schnallen ihn auf die Bahre. Die Tür zur Küche bleibt geschlossen, der KIT-Mitarbeiter informiert Herrn B., dass der Leichnam jetzt abgeholt wird. Als Herr B. die Schritte der Bestatter vor der Küchentür hört, steht er auf, verlässt die Küche und geht nochmals kurz zum Leichnam seiner Frau, der auf der Bahre eingewickelt liegt. Die Bestatter warten kurz. Nach dieser Szene geht Herr B. in die Küche zurück, die Bestatter fahren davon. Beide Kriminalbeamte kommen kurz darauf in die Küche. Sie hinterlassen ein Informationsblatt und eine Visitenkarte, erklären Herrn B., dass die Staatsanwaltschaft vermutlich in den nächsten Tagen den

Leichnam freigeben wird und dass er Kontakt mit einem Bestatter seiner Wahl aufnehmen könne. Anschließend verabschieden sie sich. Herr B. überlegt und plant die nächsten Schritte, die an diesem Tag zu tun sind. Er will mit seiner Tochter zunächst nicht im Haus bleiben und nimmt das Angebot der Nachbarin an, im Gästezimmer zu übernachten. Weitere Verwandte müssen informiert werden: Geschwister, Eltern und Schwiegereltern ruft er in der nächsten Stunde an, ebenso seinen Arbeitgeber, den er um einige Tage Urlaub bittet. Herr B. bittet den KIT-Mitarbeiter darum, während der Telefonate in seiner Nähe zu bleiben. Seine Tochter bleibt bei ihm in der Küche, manchmal steht sie auf und holt sich ein Stofftier, Spielzeug, etwas zum Malen. Die Nachbarin geht zum Einkaufen und erledigt Besorgungen, sie wird anschließend wieder zu C. zurückkommen. Nachdem Herr B. die Telefonate geführt hat, macht der KIT-Mitarbeiter auf eine Einrichtung aufmerksam, an die Herr B. sich wenden kann, wenn er für seine Fragen, die ihn in den nächsten Wochen beschäftigen könnten, einen Ansprechpartner sucht. Um 16.00 Uhr, nach 2,5 Stunden, verabschiedet sich der KIT-Mitarbeiter von Herrn B. und C. und verlässt das Haus.

2. Zur Adaptation an traumatische Erfahrungen

Vielleicht ist der Umgang mit dem Tod und menschlichem Leid eine der wichtigsten Aufgaben, die es im Leben zu lernen gilt, um gerüstet zu sein für etwas, das uns alle – früher oder später – erwartet. Erwartet in Bezug auf unsere eigene Verletzlichkeit und Endlichkeit, aber genauso auch im Miterleben der Schicksale anderer. Es gilt den Lebensmut, die Freude am Hier-Sein nicht langfristig zu verlieren, wenn wir mit Verlust und Sterben konfrontiert werden.
Menschen sehen, hören und lesen täglich in den Medien Meldungen über Naturkatastrophen und Kriegsereignisse, über Terror und Gewalt, und trotzdem gehen sie davon aus, dass diese Dinge ausschließlich den »anderen« passieren. Obwohl diese Ereignisse im Grunde jedem Menschen zustoßen können, beurteilen die meisten von uns die Welt um sich herum als sicher und mehr oder weniger verlässlich. Auch Gedanken an Ereignisse, wie schwere Unfälle, tödliche Krankheiten oder den plötzlichen Verlust einer nahe stehenden Person, die theoretisch jeden von uns zu jeder Zeit treffen können, halten wir weit von uns fern. Wer könnte schon seiner alltäglichen Arbeit, seiner Freizeit, seinem Leben ruhig nachgehen, wenn prinzipiell das Schrecklichste, als jederzeit möglich, bewusst wäre.
Und obwohl viele Menschen sich heute eher selten und nicht ohne Notwendigkeit mit der Möglichkeit eines plötzlichen Verlustes oder der eigenen Endlichkeit auseinander setzen, können Menschen seit jeher mit Sterben und Tod umgehen. Soziale Unterstützung für Menschen in Trauer oder Not ist dabei fester Bestandteil des menschlichen Miteinanders, allerdings stellt sich die Frage, ob genau dieses »Einanderbeistehen« in unserer Gesellschaft nicht mehr oder weniger verkümmert ist, so wie unsere Trauer- und Abschiedsrituale, zumindest in den Städten, teilweise verkümmert sind. Es gibt Menschen, die nach dem Verlust eines geliebten Menschen oder auch angesichts schwerer Krankheit oder Leid Schwierigkeiten haben, wieder in ihre innere Balance zurückfinden, sich sogar selbst verlieren können. Aber in der Regel finden die meisten Menschen nach einer Zeit des

Schmerzes, des Leidens und der Angst wieder zurück in ihr Leben. Sie nehmen wieder Anteil an ihrer Umgebung und ihrem eigenen Geschick mit all den alltäglichen Ausprägungen von Freude, Mühsal, Leichtigkeit, Unglück und Glück.

Anders bei den Auswirkungen von schweren Katastrophen oder auch bei von Menschen gemachten Gräueltaten oder Kriegen. Hier gab und gibt es eine Reihe von Betroffenen, die das Ereignis nicht bewältigen können, die quasi zur Salzsäule erstarren, gezeichnet sind, ihre Welt, ihren Gott nicht mehr verstehen und verzweifeln. Einige können aber auch aus solchen traumatischen Erfahrungen nach einem Prozess der Heilung gesund hervorgehen. Dass es dazu besonderer Strategien bedarf, wird in den Erzählungen, Ritualen und religiösen Praktiken vieler Kulturen beschrieben.

Was macht nun die Unterschiede aus, wie Menschen auf traumatische Erfahrungen reagieren, wie sie diese in ihr Leben integrieren können oder eben nicht? Welche inneren Werte, innere Kraft, welche Unterstützung von außen und welche Rahmenbedingungen sind notwendig, um die unterschiedlichsten traumatischen Ereignisse bewältigen zu können? Diese Fragen sind nicht neu. Dass die Auseinandersetzung mit Trauma einerseits schmerzlich ist und zu einem persönlichen Scheitern führen und andererseits auch mit Weisheit, Ruhe und Lebensfreude verknüpft sein kann, finden wir in zahllosen Beispielen in Literatur, Kunst und Philosophie.

Eingang in medizinische und psychologische Theorienbildung hat dieses existenzielle Thema erst seit etwa hundert Jahren gefunden. Rückblickend kann man feststellen, dass es bei der fachkundlichen und wissenschaftlichen Beschäftigung mit den Folgen und Behandlungsmöglichkeiten traumabedingter Störungen immer wieder Zyklen unterschiedlicher Verantwortungszuschreibungen gegeben hat (van der Kolk, Weisaeth, van der Hart, 2001). War der Mensch, der erkrankte, obgleich andere Personen gesund aus einem vergleichbaren Schicksalsschlag hervorgegangen sind, verantwortlich für seine Störungen oder war es das Ereignis, das Trauma, das die spezifischen Probleme auslöste? Die Veränderungen und Störungen, die sich häufig im Gefolge traumatischer Erfahrungen zeigten, wurden dementsprechend im Laufe des vergangenen Jahrhunderts mit so unterschiedlichen Begriffen wie »Granatenschock«, »Überlebenden-Syndrom« oder auch »Rentenneurose« (Bonhoeffer, 1926) bezeichnet.

Seit deutlich wurde, dass die unterschiedlichsten traumatischen Erlebnisse ein ähnliches Bild posttraumatischer Belastung nach sich ziehen, hat sich seit etwa Mitte des letzten Jahrhunderts ein Störungsbild entwickelt, das nah seiner heutigen Form erstmals 1980 in ein gängiges Diagnosemanual (DSM-III, APA, 1980) aufgenommen worden ist.

Die Akute Belastungsreaktion sowie die Akute und die Posttraumatische Belastungsstörung sind die heute etablierten Diagnosen, wie sie in den beiden großen Klassifikationssystemen DSM-IV (Diagnostical and Statistical Manual of Mental Disorders; APA, 1994, dt. 1996) und ICD-10 (International Classification of Deseases; WHO, 1992, dt. 1993) beschrieben werden. Als weitere traumabedingte Störung ist in der ICD-10 die andauernde Persönlichkeitsveränderung nach Extrembelastung zu finden, eine Diagnose, die allerdings erst frühestens zwei Jahre nach einer extremen traumatischen Erfahrung zu vergeben ist.

Auch andere klinisch relevante Diagnosen können eine Reaktion auf traumatische Ereignisse darstellen, und ebenso sind pathogene Verläufe denkbar, die nicht in gängige Manuale einzuordnen sind. Bei vielen klinisch relevanten Störungen, die momentan in der Regel als komorbide Erkrankungen eingeordnet werden, kann eine traumatische Erfahrung in der Vorgeschichte aufgetreten und ein Auslöser gewesen sein. Ebenso möglich ist aber, dass es eben keinen erkennbaren Auslöser für diese Erkrankungen gibt. Für die Vergabe z. B. einer Major Depression ist ein solcher Auslöser laut Manual auch nicht gefordert. Was ist das Spezifische an traumabedingten Diagnosen?

Es gibt so viele Möglichkeiten, traumatische Erfahrungen zu erleben und zu verarbeiten, wie es Menschen gibt, und doch gibt es hier ähnliche Adaptationsprozesse, die darüber hinaus einen ätiologischen Faktor beinhalten, der quasi als unabhängiger Faktor zu denken ist. Auch wenn die individuellen Bedingungen, mit einer traumatischen Erfahrung umzugehen, den Prozess der Adaptation entscheidend mit beeinflussen, ist es doch immer das extreme Ereignis, das diesen Prozess auslöst.

Die oben genannten Diagnosen beinhalten mit aller Deutlichkeit als erstes Hauptkriterium das Erleben eines traumatischen Ereignisses, aus dem heraus sich dann ein Krankheitsbild entwickelt. Symptome der ABS und PTBS werden als eine Reaktion auf eine schwere Belastung beschrieben. Als Auslöser für die Entwicklung der Störung wird eine traumatische Erfahrung, die extreme Belastung an sich, vorangestellt. Zugleich beschreiben sie ein klares und abgrenzbares Muster an traumabedingten Veränderungen in kognitiven, emotionalen und verhaltensbezogenen Bereichen, die eine schwere und behandlungsbedürftige Erkrankung darstellen.

Und – um es noch einmal mit Deutlichkeit zu sagen – es gibt viele andere Wege, mit traumatischen Erfahrungen umzugehen, und nicht alles, was schwer, belastend oder beeinträchtigend ist, sollte gleich unter dem Schlagwort »Trauma« ist gleich »krank« subsumiert werden. Das Thema Trauma sollte unseres Erachtens dringend vor Beliebigkeit, Verwässerung und inflationärer Entwertung geschützt werden, gerade um die wirklich erkrankten Menschen nicht durch diese zunehmend beobachtbare Tendenz ein weiteres Mal zum »Opfer« zu machen.

Um einer zunehmenden Aufweichung bei gleichzeitiger Expansion der Thematik entgegenzutreten, halten wir es daher für sinnvoll, an den gegebenen Definitionen entlang zu arbeiten und zu denken.

2.1 Die Definition einer traumatischen Erfahrung

Im ICD-10 werden als auslösende Ereignisse »ein überwältigendes traumatisches Erlebnis mit einer ernsthaften Bedrohung für die Sicherheit oder körperliche Unversehrtheit des Patienten oder einer geliebten Person (Personen) ... (z. B. Naturkatastrophe, Unfall, Krieg, Verbrechen, Vergewaltigung) oder eine ungewöhnlich plötzliche und bedrohliche Veränderung der sozialen Stellung und/oder des Beziehungsnetzes des Betroffenen wie etwa Verluste durch mehrere Todesfälle, einen Brand oder Ähnliches« beschrieben (Internationale Klassifikation psychischer Störungen, 1993, S. 168). Im DSM-IV beinhalten traumatische Erfahrungen das direkte persönliche Erleben einer Situation oder die Beobachtung einer Situation, die mit dem Tod oder der Androhung des Todes, einer schweren Verletzung oder einer anderen Bedrohung der körperlichen Unversehrtheit zu tun hat oder die Androhung des Todes oder einer Verletzung

eines Familienmitgliedes oder einer nahe stehenden Person. »Die Reaktion der Person auf das Ereignis muss intensive Angst, Hilflosigkeit oder Entsetzen umfassen« (APA, 1994, S. 487).
Der subjektiven Bedeutungszuschreibung bezüglich eines Stressors wird hier bereits Rechnung getragen, dabei wurde allerdings nicht berücksichtigt, dass auch nach außen weniger deutliche Reaktionen, wie Erstarrung oder ein Gefühl der Betäubung, eine mögliche Reaktion auf ein traumatisches Ereignis darstellen kann (Roemer, Orsillo, Borkovec & Litz, 1998). Das Erleben und Verhalten während einer extremen Erfahrung kann als Teil dieser Erfahrung zu den Aspekten des Stressors gezählt werden, aber ebenso als ein Merkmal der Persönlichkeit, die sich mit dem Stressor auseinander setzen muss. Kritisch ist hier anzumerken, dass es im Falle einer dissoziativen Abspaltung ja eben gerade zu einem Ausblenden von Emotionen kommen kann. Genau genommen könnte dadurch eine Person, die stark dissoziiert – eine Reaktion, die auf die Verarbeitung eines extrem traumatischen Stressors hinweist –, das A-Kriterium nicht erfüllen.
Um die Unterschiedlichkeit traumatischer Erfahrungen ansatzweise quantifizieren zu können, hat sich eine Zuordnung der traumatischen Erfahrungen in verschiedene Dimensionen bewährt. Durch die Einteilung in – von Menschen verursacht vs. schicksalhaft, zufällig – sowie – einmalige, kurze traumatische Erfahrungen vs. langandauernde, erwartete Traumatisierungen – wird versucht, das eigentlich Traumatische einer Situation abzubilden. In der Literatur hat sich eine Unterteilung in Typ I Traumen, die durch akute Lebensgefahr und Unerwartbarkeit gekennzeichnet sind, und Typ II Traumatisierung, die durch mehrmalige, sich wiederholende oder andauernde Traumen entstehen, durchgesetzt (Terr, 1991).
Vorgeschlagen wird hier die Einteilung der Ereignisse wie sie auf der folgenden Seite im Schema gezeigt werden.
Als Beispiele für traumatische Erfahrungen werden unter anderem folgende Ereignisse genannt (sie beschränken sich allerdings nicht ausschließlich auf diese): Vergewaltigung, kriegerische Auseinandersetzungen, kriminelle und familiäre Gewalttaten, Entführung und Geiselnahme, Folter und politische Inhaftierung, Kriegsgefangenschaft oder Gefangenschaft in einem Konzentrationslager, (natürliche oder durch Menschen verursachte) schwere Unfälle, Diagnose einer

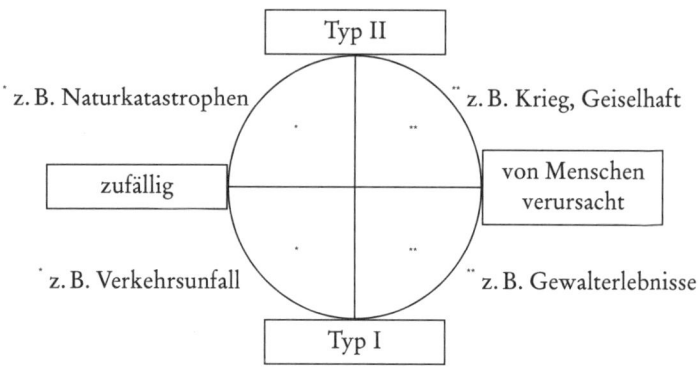

Einteilung traumatischer Ereignisse

lebensbedrohlichen Erkrankung, Naturkatastrophen oder technische Katastrophen.

Zeuge eines der oben beschriebenen Ereignisse zu werden, kann ebenso als traumatische Erfahrung erlebt werden, wie davon zu erfahren, dass eine nahe stehende Person davon betroffen ist oder war.

Übereinstimmend wird beschrieben, dass eine hohe Korrelation zwischen der Schwere des Ereignisses und der Bereitschaft zur Entwicklung einer Posttraumatischen Symptomatik zu finden ist. Von Menschen gemachte, willentlich herbeigeführte Ereignisse wirken dabei pathogener als zufällige, schicksalhafte Traumatisierung.

Über alle traumatischen Erfahrungen hinweg gesehen findet ein Teil der Betroffenen nach einigen Tagen zurück in seine prätraumatische Balance, ein weiterer Teil benötigt einige Wochen oder Monate, um das Ereignis zu verarbeiten, dabei zeigt sich ein kontinuierlicher Abfall der Beschwerden bei den Personen, die keine chronische Posttraumatische Belastungsstörung (PTBS) entwickeln. Bei den Personen, die eine hohe Ausgangssymptomatik aufwiesen, nahmen die Beschwerden in den ersten Wochen hingegen zu (Shalev, 2002). Obwohl die meisten traumatisierten Menschen von schweren Stressreaktionen im Kontext des belastenden Ereignisses sprechen, entwickeln langfristig nur etwa 9% der Betroffenen eine Posttraumatische Belastungsstörung (Breslau et al., 1998). Welche Zusammenhänge finden sich zwischen Stressor und den Reaktionen der betroffenen Menschen über die verschiedenen Verarbeitungsphasen hinweg?

	Männer		Frauen	
Art des Stressors	Häufigkeit Trauma (%)	PTB nach Trauma (%)	Häufigkeit Trauma (%)	PTB nach Trauma (%)
Vergewaltigung	0,7	65,0	9,2	45,9
sexuelle Belästigung	2,8	12,2	12,3	26,5
körperlicher Angriff	11,1	1,8	6,9	21,3
Kampfeinsatz	6,4	38,8	0,0	–
Bedrohung mit Waffe, Geisel, Entführung	19,0	1,9	6,8	32,6
lebensbedrohlicher Unfall	25,0	6,3	13,8	8,8
Naturkatastrophe/Feuer	18,9	3,7	15,2	5,4
körperlicher Missbrauch in der Kindheit	3,2	22,3	4,8	48,5
schwere Vernachlässigung in der Kindheit	2,1	23,9	3,4	19,7
Zeugenschaft von gewaltsamem Tod oder schwerer Verletzung	35,6	6,4	14,5	7,5

Häufigkeiten verschiedener traumatischer Erfahrungen und die damit verbundene Störungshäufigkeit (Lebenszeitprävalenz) (nach Kessler et al., 1995)

Sowie es einen Zusammenhang zwischen Stressor und unmittelbaren Symptomen gibt, ist auch ein Zusammenhang zwischen der peritraumatischen Symptomatik und der Entwicklung einer PTBS festgestellt worden. Denn obwohl die meisten Personen nach traumatischen Erfahrungen von akuten Stresssymptomen unmittelbar nach dem Ereignis berichten, sind diese Symptome signifikant höher in Gruppen, die nach einem Jahr unter PTBS leiden, als in der Gruppe, die keine chronischen Symptome aufweist (Shalev et al., 1998; Koren, Arnon & Klein, 1999).
Ein weiterer wichtiger Faktor ist das Ausmaß der Dissoziation während und nach einer traumatischen Erfahrung. Einen Zusammen-

hang zwischen traumatischen Erfahrungen und dem Auftreten von Dissoziation wurde bereits von P. Janet beschrieben, wobei dieser eher von einer konstitutionellen Disposition zur Dissoziation ausging (Janet, 1989). In den letzten Jahrzehnten hat sich diese Sichtweise nun durchgesetzt[3]. Mittlerweile gilt als weit gehend gesichert, dass das Auftreten dissoziativer Zustände als wichtiger Modus zur Entstehung und Aufrechterhaltung traumabedingter Störungen zu sehen ist (Spiegel & Cãrdena, 1991; Tichenor, Marmar, Weiss, Metzler & Ronfeldt, 1996).
Grundsätzlich reichen die unterschiedlichen Zustände dissoziativen Verhaltens von unbewussten Automatismen im Rahmen komplexer Handlungen, Tagträumereien und Hypnotisierbarkeit bis zu dem teilweisen oder vollständigen Verlust der integrativen Abläufe zwischen Bewusstsein, Gedächtnis, Identitätsgefühlen und Wahrnehmung der Umwelt unter schweren traumatisierenden Bedingungen, einen Zustand, den Marmar und seine Kollegen als »peritraumatische Dissoziation« beschrieben haben (Marmar, Weiss, Metzler, Delucchi, 1996; Marmar, Weiss, Metzler, 1998).
In einer Untersuchung von Shalev, Peri, Canetti & Schreiber (1996) erklärte die peritraumatische Dissoziation 29,4% der Varianz der PTBS-Symptomatik. Die Dissoziation zur Zeit der Traumatisierung wird als signifikanter Prädiktor für die Entwicklung einer PTBS angesehen (Cãrdena & Spiegel, 1993; Koopmann, Classen & Spiegel, 1994; Bremner et al., 1992), wobei jüngere Untersuchungen sich eher auf das Befinden von belasteten Menschen in den Tagen nach dem Ereignis konzentrieren bzw. dieser Unterschied in einer Reihe von Untersuchungen nicht explizit herausgestellt wurde.
Diese Forschungsergebnisse weisen in eine neue Richtung. Der psychische Zustand in den ersten Tagen und Wochen nach dem Ereignis sagt mehr über einen möglichen Verlauf aus als das Befinden unmittelbar nach dem Trauma (Spiegel, Claasen & Cãrdena, 2000). Als ein aussagekräftiger Prädiktor für die Entstehung einer PTBS hat sich das Auftreten einer Akuten Belastungsstörung in den Tagen und Wochen nach dem Ereignis erwiesen, nahezu 80% der Personen mit der Diagnose einer Akuten Belastungsstörung entwickelten in den

---

[3] So ist die Einführung der Akuten Belastungsstörung weit gehend auf die Befunde zur Dissoziation im Zusammenhang mit Trauma zurückzuführen (van der Kolk, van der Hart, Marmar, 2000).

Untersuchungen um Harvey und Bryant eine chronische posttraumatische Belastungsstörung (Bryant & Harvey, 1998; Harvey & Bryant, 1998, 1999, 2000; Brewin et al., 1999). Die Autoren diskutieren dabei kritisch, inwieweit die momentan im DSM-IV festgelegte Diagnose der ABS valide ist, und stellen in jüngeren Untersuchungen die Frage, ob es tatsächlich das in der ABS beschriebene Symptomcluster oder eher spezifische traumabedingte biologische und kognitive Prozesse und deren Interaktionsschleifen mit der akuten Symptomatik sind, die das Auftreten einer PTBS vorhersagen (Bryant, 2003).

Können diese Forschungsergebnisse für die Konzeption peritraumatischer Interventionen genutzt werden? Endgültige Erkenntnisse über die Prozesse in den Stunden und Tagen nach einer traumatischen Erfahrung liegen nicht vor. Verknüpft man gefundene Ergebnisse mit therapeutischer Erfahrung, so kann vorsichtig formuliert werden, dass es zum einen ein Zustand der Dissoziation ist, der eine wie immer geartete kognitive und emotionale Bewältigung der Erfahrung verhindert, und zum anderen – nach einem Nachlassen des dissoziativen Zustandes – die kognitive Bewertung der Erfahrung und der Symptomatik sowie die individuellen Möglichkeiten, mit den dem Ereignis angemessenen Gefühlen umzugehen (dieser Aspekt sollte nicht vernachlässigt werden). Versteht man die Aufhebung des dissoziativen Zustandes als ersten Schritt zu einer positiven Adaptation, so sollte den Bedingungen, die einen Rückgang des dissoziativen Zustandes (Wahrnehmung von Sicherheit, Handlungsspielraum und soziale Unterstützung) ermöglichen, so die Folgerung, bei Interventionen in der peritraumatischen Phase hohe Priorität zukommen. Im folgenden Kapitel werden nun, bevor dann wieder Theorie und Forschung im Vordergrund stehen, einige grundlegende Gedanken zum Themengebiet dargestellt.

2.2 Grundlegende Gedanken – die Konfrontation mit funktionaler Hilflosigkeit

Frühe Interventionen werden durchgeführt, wenn Menschen extrem belastet sind. Die extreme Belastung, die hier gemeint ist, tritt auf, wenn ein Mensch einem traumatogenen Ereignis ausgesetzt ist. Extrem belastend oder traumatogen[4] sind Ereignisse, die die Ressourcen eines Betroffenen so überfordern, dass er daran psychisch Schaden nehmen könnte. In der Praxis der psychosozialen Notfallversorgung (PSNV) handelt es sich dabei meistens um Ereignisse, bei denen ein Mensch plötzlich und unerwartet stirbt, aber auch um Gewalterfahrungen und andere Ereignisse, die aus der Perspektive des Betroffenen für ihn oder Menschen seiner Umgebung als lebensbedrohlich wahrgenommen werden. Psychosoziale Notfallversorgung kennzeichnet ein Engagement im Angesicht des Todes, allerdings nicht des in der Palliativmedizin oder Hospizbewegung gestalteten oder zumindest teilweise gestaltbaren Todes. Die peritraumatische Intervention im Kontext der psychosozialen Notfallversorgung kommt überwiegend Menschen zugute, die mit dem plötzlichen Tod oder seiner konkreten, realen Möglichkeit konfrontiert wurden.

Zum zentralen und wesentlichen Merkmal und Charakteristikum der Konfrontation mit dem plötzlichen Tod gehört die Hilflosigkeit. In der Palliativmedizin ist die Be-»Handlung« auf die Lebensqualität des Sterbenden ausgerichtet (Bausewein, 2004). Handeln, und sei es letztes Handeln am und für den sterbenden Patienten, ist möglich und gefordert. In der psychosozialen Notfallversorgung bleibt dagegen zunächst nur wahrzunehmen und hinzunehmen, dass der Mensch gestorben ist[5]. Er ist irreversibel tot. Das, was seinem Hinterbliebenen kausal, von der Ursache her, helfen würde, wäre die Zusage, dass der Tote biologisch-konkret ins Leben zurückzuholen wäre. Diese Fähigkeit allein würde aus Trauma und Trauer befreien und sie hinfällig werden lassen. Diese Fähigkeit jedoch gibt es nicht und wird es nie geben (abgesehen von weiter wachsenden Möglichkeiten, Vitalfunktionen umfassender und länger zu substituieren und

---

[4] Als »traumatogen« bezeichnen wir eine Situation oder Erfahrung, die traumabedingte Störungen zur Folge haben können.
[5] vgl. strukturierter Ablauf der Intervention

damit den Zeitpunkt des Todes zu verschieben, wird Tod durch keinen denkbaren Fortschritt biologisch abgeschafft werden). Die Zusage, den Tod umkehrbar zu machen, kann – zumindest biologisch-medizinisch – nicht gegeben werden. Unter dieser Rücksicht ist substanzielles Handeln, das den Tod widerrufen könnte und das Trauma und die Trauer Hinterbliebener löscht, nicht möglich. Die Konfrontation und Erfahrung dieser seinsmäßigen Begrenztheit kann als »funktionale Hilflosigkeit« bezeichnet werden.
Funktionale Hilflosigkeit resultiert nicht aus einem persönlichen Defizit, einem Mangel an Handlungswissen oder einer persönlichen oder situativen Indisposition. Sie kann sich allerdings in ihnen abbilden. Die funktionale Hilflosigkeit, in der psychosozialen Notfallversorgung anerkannt, teilt die Hilflosigkeit der Hinterbliebenen gegenüber dem Faktum Tod. Darin ist sie solidarisch mit ihm und deshalb Grundvoraussetzung für jede Tätigkeit mit Menschen, die vom plötzlichen Tod eines anderen betroffen sind. Dem steht nicht entgegen, dass es im Rahmen der psychosozialen Notfallversorgung viel zu tun gibt und zu tun geben kann und dass ein hohes Maß an Wissen und Handlungskompetenz unerlässlich für eine verantwortete Praxis sind und in diesem Buch entfaltet werden soll. Trotzdem muss derjenige, der in der psychosozialen Notfallversorgung tätig ist, sich der funktionalen Hilflosigkeit stellen. Er kann sonst den Betroffenen nicht erreichen, er begegnet ihm nicht und lässt ihn letztlich allein. Die psychosoziale Notfallversorgung gründet wesentlich in der Haltung, die Hilflosigkeit des Betroffenen, des Trauernden und des Hinterbliebenen in der funktionalen Hilflosigkeit zu teilen.
Die funktionale Hilflosigkeit bildet sich in vielfachen Varianten als konkrete Erfahrung von Hilflosigkeit in der psychosozialen Notfallversorgung ab:
- das Gefühl von Ohnmacht gegenüber notärztlichen Entscheidungen, Handlungs- und Verhaltensweisen;
- die Abläufe der Todesermittlung und anderer staatsanwaltschaftlicher Maßnahmen;
- Schwierigkeiten, den Rahmen der Intervention angemessen zu gestalten;
- Müdigkeit und Erschöpfung nach fordernden Einsätzen oder nachts;
- geringe Akzeptanz bei anderen Einsatzkräften;

- Ehrenamtlichkeit, die gesellschaftlich gegen alle politischen Sonntagsreden keine Anerkennung findet, sondern zu Legitimationsdruck führt und das Engagement grundsätzlich verdächtig erscheinen lässt.

Aber auch Hilflosigkeit in der Missachtung eigener Grenzen:
- Begleitung Betroffener über den peritraumatischen Zeitraum hinaus;
- mangelnde Kooperation mit oder offene Ablehnung von anderen Anbietern für die psychosoziale Notfallversorgung;
- mangelnde Kooperation mit oder offene Ablehnung von psychotraumatologischen Einrichtungen der Akutintervention;
- keine geregelten Verfahren für die Auswahl geeigneter Mitarbeiter in der psychosozialen Notfallversorgung;
- keine Ausbildung, die sich an Standards und Absprachen orientiert;
- keine regelmäßige Supervision und Fortbildung;
- unscharfes Profil, das nicht unterscheidet in Angeboten für Betroffene und Angebote für Einsatzkräfte;
- Hängenbleiben in einer Pionierphase.

In diesen und anderen bedenklichen Aspekten der psychosozialen Notfallversorgung bildet sich funktionale Hilflosigkeit ab und konkretisiert sich. Sicher resultieren nicht alle Unzulänglichkeiten und Defizite aus der spezifischen Konfrontation mit dem plötzlichen Tod. Die Konfrontation kann Bescheidenheit und Demut als Haltung lehren, kann aber auch Narzissmus und Heroismus Vorschub leisten. In den Konkretisierungen funktionaler Hilflosigkeit ist in der peritraumatischen Intervention jeweils die Fähigkeit gefragt, zwischen dem zu unterscheiden, dem man sich entschlossen entgegenstellt, und dem, was als nicht änderbar hinzunehmen ist – gegebenenfalls kann es sein, dass eine Intervention abgebrochen werden muss. Dennoch kapituliert der PSNV-Mitarbeiter[6] in der funktionalen Hilflosigkeit nicht vor der Tatsache der Irreversibilität des Todes, sondern er trägt dazu bei, dass der plötzliche Tod durch psychische Traumati-

---

[6] Wir bezeichnen als PSNV-Mitarbeiter alle, die in der psychosozialen Notfallversorgung tätig sind und aus unterschiedlichen Berufsfeldern kommen, z. B. Einsatzwesen, Seelsorge, Psychologie, Sozialpädagogik (Müller-Cyran, 1998).

sierung der Betroffenen und Hinterbliebenen und durch Bagatellisierung, inflationärer Überschätzung oder Unsicherheit zusätzlich und überflüssig Macht bekommt. Wie hält der PSNV-Mitarbeiter das aus und auf welcher Grundlage tut er das, wenn er nicht über den Tod hinaus hofft? Der plötzliche Tod konfrontiert mit Absurdität, er verschließt sich zunächst jeder Sinndeutung. Allerdings macht es Sinn, den von ihm Betroffenen[7] nicht allein zu lassen. Indem er sich der Absurdität des Todes aussetzt, vermag er sie zu überwinden. Vielleicht ist das der letzte Grund psychosozialer Notfallversorgung.

Unfall im Kinderzimmer

Bei einem Unfall im Kinderzimmer stranguliert sich das dreieinhalbjährige Mädchen D. beim Spielen mit dem Vorhang und stirbt. Rettungsdienstmitarbeiter haben es vierzig Minuten lang reanimiert und müssen schließlich ihre Bemühungen erfolglos einstellen. Der PSNV-Mitarbeiter trifft noch während der Wiederbelebungsmaßnahmen bei der Mutter ein. Der Vater, der sich an seiner Arbeitsstelle aufhält, wurde bereits verständigt und kommt einige Minuten später in die Wohnung, ein fünfjähriges Kind befindet sich noch im Kindergarten. Erst die Mutter, dann auch der Vater fragen immer wieder: Warum musste D. dies geschehen? Die Mutter macht sich heftige Vorwürfe, weil sie sich ca. 20 Minuten im Keller des Hauses in Rufweite ihrer Tochter aufhielt, um dort Wäsche zu versorgen – in dieser Zeit hat sie nicht nach D. gesehen, weil es ja »oben so still gewesen sei«. Schließlich kam ihr die Stille unheimlich vor. Der Mann nimmt seine Frau in die Arme und sagt ihr, dass sie keine Schuld habe. Wenn ihre Schuldgefühle mit der Geste ihres Mannes nicht völlig weg sind, erleichtert und stützt sie die Nähe und die Solidarität ihres Mannes.
Der PSNV-Mitarbeiter bleibt bei den Eltern während der Reanimation, vermittelt ihnen die schlechte Prognose und dann den erfolglosen Abbruch, er bleibt während der kriminalpolizeilichen Untersuchung bei ihnen. Er begleitet den Vater in den Kindergarten, um den älteren Sohn abzuholen. Als schließlich der Bestatter kommt und den Leichnam abholt, lässt die Kriminalbeamtin die Eltern den Leichnam ihres Kindes in den Sarg legen. Der PSNV-Mitarbeiter ist knapp viereinhalb Stunden vor Ort.

---

[7] Wir sprechen nur deshalb vom »Betroffenen«, weil er von der unmittelbaren, konkreten Erfahrung des plötzlichen Todes eines anderen oder seiner Möglichkeit betroffen ist; er ist nicht deshalb Betroffener, weil er psychisch krank oder hilflos wäre oder weil er trauert.

In dieser Kasuistik wird deutlich, dass bei allem, was der PSNV-Mitarbeiter veranlasst oder gemacht hat, seine Nähe mit den verzweifelten, hilflosen und von Schuldgefühlen belasteten Eltern die Grundlage seines Handelns war. Diese Solidarität wird für die Betroffenen nur spür- und wahrnehmbar, wenn der PSNV-Mitarbeiter ihnen »beisteht« in dem Sinne, dass er bei ihnen, in ihrer Nähe »steht« (auch wenn er sitzt) und bleibt, sie aushält. Er flüchtet sich nicht in Erklärungen und Vermutungen darüber, wie dieser Tod möglich sein konnte, er enthält sich einer Antwort auf die Frage der Hinterbliebenen nach dem Warum. Auf die große Frage nach dem Warum gibt es keine Antwort, die jemand anders geben könnte als der, der sie stellt. Vielleicht konkretisiert sich das, was wir mit der funktionalen Hilflosigkeit beschreiben, am unmittelbarsten in der grundsätzlichen Unbeantwortbarkeit des Warums. Keine noch so stringente Beschreibung des Hergangs, keine Diagnose, kein Hinweis auf einen irgendwie gearteten »göttlichen« Willen können die Dringlichkeit und die Forderung, die in der Frage nach dem Warum liegt, zufrieden stellen. Jede Profession hat hier ihre eigenen Versuchungen, die Frage nach dem Warum zu verhindern – jede Antwort, die nicht von dem kommt, der die Frage stellt (oder ihn selbst zu einer, zu seiner Antwort führt), dient der Vermeidung mit der Konfrontation von Absurdität.

Im Konzept der funktionalen Hilflosigkeit übernimmt der PSNV-Mitarbeiter allerdings nicht die Verzweiflung und die Erstarrung der Betroffenen. Er verliert nicht den Halt, den er den Betroffenen anbietet, die Trauer und die Tragik der Betroffenen werden nicht zu seiner eigenen. Er ist nur deshalb und nur dann den Betroffenen nahe, wenn er sich selbst für Momente in die Tiefe und den Abgrund, in dem die Betroffenen stehen und »rufen«[8], begibt.

Mit funktionaler Hilflosigkeit werden auch Einsatzkräfte konfrontiert, wenn trotz engagierter Reanimationsbemühungen der Patient verstirbt. Dies geschieht ja, wie unten dargestellt, nicht nur gelegentlich oder manchmal, sondern regelmäßig in etwa 9 von 10 Reanimationen. Die Frage, wie sich diese Erfahrung auf die Dauer auf das Personal des Rettungsdienstes auswirkt, kann hier nur gestellt, aber nicht beantwortet werden. Die Entstehungs- und Entwicklungs-

---

[9] Vgl. Psalm 130: Aus der Tiefe rufe ich, Herr, zu dir: / Herr, höre meine Stimme …

geschichte der psychosozialen Notfallversorgung ist nicht zufällig eng mit Rettungsdienst und präklinischer Notfallmedizin verbunden. Wenn auch einerseits bis heute die psychosoziale Notfallversorgung innerhalb der präklinischen Notfallmedizin nicht überall mit ihren Möglichkeiten und Grenzen anerkannt und bekannt ist, so sind es andererseits einsatzerfahrene Rettungsdienstmitarbeiter, die sie unter dem Namen »KIT«[9] im Rettungsdienst etablieren.

Die Konfrontation mit dem plötzlichen Tod

Die Hospizbewegung und mit ihr die Palliativmedizin haben seit gut 20 Jahren[10] den sterbenden Patienten und seine Angehörigen in das Zentrum ihrer Wahrnehmung genommen: »Palliativmedizin ist die angemessene medizinische Versorgung von Patienten mit fortgeschrittenen und progredienten Erkrankungen, bei denen die Behandlung auf die Lebensqualität zentriert ist und die eine begrenzte Lebenserwartung haben. Palliativmedizin schließt die Berücksichtigung der Bedürfnisse der Familie vor und nach dem Tod des Patienten ein.«[11] Menschen, die sich in der Hospizbewegung engagieren, leisten einen unschätzbaren Beitrag, die Würde Sterbender und ihrer Angehörigen zu Hause, in Pflegeeinrichtungen und in den Krankenhäusern zu bewahren und auf ihre Bedürfnisse einzugehen. Sie engagieren sich, um den »langsamen« Tod würdig und angemessen zu gestalten.

Die hier zitierte Definition der Europäischen Gesellschaft für Palliativpflege schließt ein, dass die Sorge für den Sterbenden mit der Sorge für seine Angehörigen verbunden ist und auch über seinen Tod hinaus Anliegen bleibt. Hinterbliebene von Verstorbenen, die palliativmedizinisch angemessen versorgt waren, sind nicht sich selbst überlassen, sondern bekommen eine Wahrnehmung, die ihren Bedürfnissen entspricht.

Die Definition überrascht an dem Punkt, wo sie die »begrenzte Lebenserwartung« in der Definition ihres Arbeitsfeldes ausdrücklich nennt. Grundsätzlich formuliert eine Definition Kriterien, die den

---

[9] »Krisenintervention im Rettungsdienst« bzw. »Kriseninterventionsteam«, auch »KID« aus »Kriseninterventionsdienst« oder andere Namen
[10] Gründung des ersten regionalen Hospizvereins in München, vgl. Bausewein, 2004, S. 7
[11] European Association for Palliative Care (EAPC) in: Bausewein, 2004, S. 3

Gegenstand der Definition gegenüber anderen abgrenzt und präzisiert. Wenn Patienten genannt werden, die zeitlich absehbar auf ihren Tod zugehen, dann stellt sich die Frage, was diese Patienten von anderen unterscheidet, ja vom Menschen überhaupt unterscheidet: Welcher Mensch, welches Lebewesen geht nicht auf seinen Tod zu? Die Aussage der begrenzten Lebenserwartung trifft alle Menschen universal und nicht erst den Patienten der Palliativmedizin.
Ein Viertel bis ein Drittel aller Menschen[12] stirbt einen plötzlichen, in dieser Form unerwarteten Tod: bei Unfällen auf Straßen, in den Bergen, an der Arbeitsstelle, durch Selbsttötung oder durch ein akutes kardiales Geschehen (z. B. Herzinfarkt). Der Tod als Prozess des Sterbens ist in diesen Fällen weder palliativ- noch notfallmedizinisch noch sonst irgendwie gestaltbar, er tritt unmittelbar und sofort ein – trotz komplexer gesellschaftlicher und medizinischer Vorkehrungen und Anstrengungen, ihn zu verhindern. Außer dem Arzt, der die Leichenschau durchführt, gibt es keine medizinische oder psychosoziale Institution oder Struktur, die in Fällen des plötzlichen Todes für Hinterbliebene oder Betroffene eine unmittelbare institutionalisierte Zuständigkeit hätte. Die psychosoziale Notfallversorgung versucht, dieses Defizit zu überbrücken.
Während Mitarbeiter der Hospizbewegung hauptsächlich den Sterbenden im Blick haben und über ihn auch seine Angehörigen wahrnehmen, stehen im Rahmen der PSNV nur noch die Hinterbliebenen und sonst Betroffenen im Mittelpunkt der Bemühungen: Die Dynamik des Todes, seine Plötzlichkeit und Unvorhersehbarkeit lassen keine andere Wahl. Die besondere Dynamik des »plötzlichen Todes« prägt die psychosoziale Notfallversorgung, ihre Methodik, ihre Rahmenbedingungen und die Menschen, die *in* ihr tätig sind, ebenso wie die Menschen, *für* die sie tätig wird. Während also die Hospizbewegung den Tod in den Heimen und Krankenhäusern domestiziert, zeigt sich der Tod in der PSNV als derjenige, der sich nicht auf die von der Gesellschaft vorgesehenen Reservate eingrenzen lässt. In der PSNV kann auf den Tod nur noch reagiert werden, er entzieht sich dem Zugriff, der Kontrolle und der Gestaltbarkeit, nur noch Reaktion ist möglich.

---

[12] In der Statistik der Todesursachen (Statistisches Bundesamt) werden nicht der Ort des Todes (Krankenhaus, Wohnung, öffentlicher Bereich) und seine Umstände (Krankheitsverlauf, akutes Geschehen) erfasst.

Der Tod, der in der PSNV begegnet, kommt zu jeder Zeit, aber immer zur Unzeit. Er lässt keinen Ort aus, an dem sich Menschen aufhalten können. Jeder Rettungsdienst dient im besten Fall der vorläufigen Rettung. Trotz einer weit entwickelten präklinischen Notfallmedizin und anderer Vorkehrungen der Gesellschaft, den Tod einzugrenzen und kontrollierbar zu machen, gibt es keinen Ort und keine Zeit, die vor dem Auftreten des plötzlichen Todes sicher wären. So selbstverständlich und trivial dies zu sein scheint, die Medizin (und mit ihr eine Vielzahl anderer sich in der Gesellschaft auswirkende Kräfte) liefert einen nicht unerheblichen Beitrag dazu, dass viele Menschen sich dieses Zusammenhanges nicht bewusst sind. Ein Boulevard-Blatt titelte: »Kind – Kopf ab, wieder angenäht!« Der im Vorgarten landende Hubschrauber erweckt Erwartungen an eine Machbarkeit, die weit entfernt von jeder Realität liegen. In der Bevölkerung ist praktisch unbekannt, dass knapp 85 % aller Wiederbelebungsversuche, die im Rettungsdienst durchgeführt werden, an Ort und Stelle erfolglos abgebrochen werden; nur etwa 3 % aller Patienten, die wiederbelebt wurden, leben ein Jahr nach der Wiederbelebung noch. Diese Zahlen gelten für Wiederbelebungsversuche, die wegen eines internistischen Geschehens, zumeist wegen eines Herzstillstandes, eingeleitet werden. Wenn eine Verletzung zur Reanimation führt, sind die Erfolgsaussichten praktisch bei null (Madler, 1999).

Es ist also kein schicksalhaftes Versagen menschlichen Wissens und Könnens (zumindest nicht nur und nicht unbedingt), wenn ein Mensch, der klinisch tot ist, nicht ins Leben zurückgeholt werden kann, sondern es bleibt die Regel. Dies muss im Interesse einer adäquaten Realitätswahrnehmung klar herausgestellt werden, ohne damit die zweifellos enormen Fortschritte der Medizin in den letzten Jahrzehnten zu verkennen oder nicht angemessen wertzuschätzen. Es ist keine Frage, dass sich jeder Aufwand an präklinischer Notfallmedizin, an optimaler Ausstattung und Struktur des Rettungsdienstes und Ausbildung und Können der Rettungsdienstmitarbeiter für die Wiederherstellung der Vitalfunktionen auch nur weniger Patienten lohnt. Die Medizin teilt ihre Fortschritte und Möglichkeiten der Öffentlichkeit mit, weniger ihre Grenzen und ihre Machtlosigkeit. Dies tut jede Wissenschaft und es ist ihr zuzubilligen. Die öffentliche Wahrnehmung der Medizin als quasi allmächtige steht in maxi-

maler Diskrepanz z. B. zur Unmöglichkeit, einem fünfjährigen Kind, das einige Minuten leblos auf dem Grund eines Schwimmbeckens lag, das Leben zurückzugeben. Die »begrenzte Lebenserwartung« kennzeichnet leider nicht nur ein spezifisches Merkmal von Patienten der Palliativmedizin und -pflege, sondern sie gilt für jeden Menschen – auch für das fünfjährige Kind.
So, wie sich der Hospizgedanke und die Palliativmedizin in den letzten zwei Dekaden aus einem »vitalen« und mittlerweile weithin wahrgenommenen Bedarf heraus etablierten, so hat die psychosoziale Notfallversorgung ihren Bedarf und ihre Notwendigkeit aus der Tatsache heraus, dass der Tod zeitlich und örtlich – trotz aller Anstrengungen – nicht eingrenzbar und kontrollierbar ist und Menschen ihm mehr oder weniger hilflos ausgesetzt sind. Grundsätzlich liegt die Bedingung der Möglichkeit dafür, dass ein Mensch ein psychisches Trauma erleiden kann, in der konkreten und unmittelbaren, in dieser Weise unerwarteten Konfrontation mit der Möglichkeit des eigenen Todes oder des Todes einer nahe stehenden Person.

Überraschender Tod

> Ein PSNV-Mitarbeiter wird zur Betreuung einer 80-jährigen Witwe gerufen. Ihr Mann ist im Alter von 82 Jahren zu Hause gestorben. Seit 16 Jahren wurde er wegen eines Bluthochdrucks behandelt, vor 10 Jahren erlitt er einen Herzinfarkt, seit 7 Jahren kam die Diagnose Darmkrebs dazu. Der Leichnam des Verstorbenen wirkt deutlich ausgezehrt, die Witwe bestätigt, dass ihr Mann in den letzten sechs Wochen stark an Gewicht verloren habe. Für sie kommt der Tod ihres Mannes völlig überraschend und unerwartet, sie ist in keiner Weise darauf eingestellt. Auf Befragen gibt sie die Auskunft, dass sie mit ihrem Mann nie über den Tod gesprochen habe.

Ein Mensch kann Jahrzehnte leben, bis er mit dieser Realität des Todes konfrontiert wird – viele begegnen ihr nie oder nur mittelbar, über Erzählungen und Berichte aus ihrem sozialen Umfeld oder distanzierter in den Medien. Mit einigem Aufwand wird der Tod in Reservate verwiesen: In Krankenhäusern, Altenheimen und anderen Einrichtungen sterben in unserer Gesellschaft viele Menschen. Wo der plötzliche Tod außerhalb der Reservate auftritt, unternimmt die Gesellschaft einige Anstrengungen, ihn nicht allzu sichtbar werden zu lassen. Mit Hilfe einiger »Periletalexperten« (Schäfer & Krabben, 1992) aus Medizin, Polizei, Feuerwehr und Bestattungswesen werden diese Situationen mehr oder weniger routiniert und zügig abgearbeitet. Wer vor einem Haus einen Notarzt- oder Rettungswagen und eine Polizeistreife stehen sieht, wird nicht daran denken, dass in diesem Haus eine Leiche liegen könnte. Unfälle und Todesfälle im öffentlichen Raum sind nicht völlig zu verstecken, eine hohe Dichte von Einsatzkräften in Deutschland sorgt aber auch hier dafür, dass bis zu den Glasscherben alle Spuren schnell beseitigt werden. Psychosoziale Notfallversorgung wird dort angeboten, wo Menschen dieser Realität des Todes nahe kommen und ihnen keine ausreichenden Ressourcen zur Verfügung stehen, um aus dieser Konfrontation nicht als Geschwächte, für ihre Biografie Gezeichnete, wenn nicht gar als seelisch Leidende hervorzugehen. Ihr Selbstverständnis, ihre Arbeitsweise und Handlungslogik bezieht die psychosoziale Notfallversorgung aus der Konfrontation mit dem plötzlichen Tod und seinen Auswirkungen auf Menschen.

Der plötzliche Tod und die Schuldgefühle der Hinterbliebenen

Im Fallbeispiel auf Seite 31 ist ein Grundthema der psychosozialen Notfallversorgung angesprochen, das an entsprechendem Ort in diesem Buch weiter thematisiert wird, an dieser Stelle aber benannt werden muss, weil es wie die Hilflosigkeit mit dem plötzlichen Tod in einem inneren Zusammenhang steht: die Schuldgefühle Hinterbliebener. In diesem Fall resultieren die Schuldgefühle der Mutter aus dem Umstand, dass sie im Keller die Wäsche versorgte, dort ihr Kind nicht im Blick hatte und deshalb nicht verhinderte, was sich oben im Kinderzimmer abspielte. Betroffene sprechen im Konjunktiv, wenn sie eigene Handlungen, Unterlassungen oder Umstände beschreiben, die den tragischen Ausgang oder den Tod hätten verhindern können. Wie Hanna Arendt im Hinblick auf Schergen in deutschen Konzentrationslagern von einer »Banalität des Bösen« spricht (Arendt, 2001), so könnte man sagen, dass es eine »Banalität des plötzlichen Todes«, oder paradox formuliert, eine »Banalität der Tragik« gibt: Eine Frau steht im Keller vor einer Waschmaschine und hantiert mit Wäsche, ihr Kind spielt ein Stockwerk über ihr, wenige Meter von ihr entfernt, in seinem Zimmer – eine völlig alltägliche Szene, der nicht die Spur von Gefahr oder Risiko anhaftet. Ebenso kann eine Autofahrt zur Arbeitsstelle, eine Reise mit dem Flugzeug, ein Spaziergang im Wald oder in den Bergen, Schwimmen oder Baden in einer Katastrophe enden. Es gibt kein Handeln, das davor sicher wäre. Jeweils wären es nur minimale Varianten gewesen, die die Katastrophe hätten verhindern können. Eine rote Ampel, die dafür gesorgt hätte, einige Sekunden früher oder später eine bestimmte Stelle zu passieren; beim Starten wäre dem Flugzeug nichts passiert, wenn es 40 cm weiter links oder rechts gerollt wäre, um nicht über die Metalllamelle zu fahren, die im Weg lag, den Reifen aufschlitzt und schließlich zum Unglück führt; ein Baum, dessen jahrzehntealter Ast in dem Moment abbricht, als ein Fußgänger unter ihm durchgeht; ein fünf Meter langes Schneefeld, das die Frühlingssonne noch nicht geschmolzen hat und auf dem der Bergwanderer ausrutscht. Wie jeder einzelne plötzliche Todesfall auf seine Weise der Banalität der Tragik zuzuordnen ist, so gibt es unzählige Konjunktive, die beschreiben, wie jeder dieser Todesfälle so hätte nicht eintreten müssen. Wie kein anderes Phänomen konfrontiert der Tod sofort und konkret mit Irreversibilität: kein Konjunktiv, der eben noch hätte alles ganz anders kommen lassen können, wenn er zum Indikativ geworden wäre, kann den Tod rückgängig machen. Völlig unverständliche Kausalität ist am Werk. Es ist Bestandteil der traumatischen Erfahrung, dass das Ereignis in keine Kausalkette mehr integriert und eingebunden werden kann, der Sinn für Kohärenz geht verloren. Vielleicht ist es einfacher, eigenes Handeln und damit eigene Schuld einzuführen, damit wenigstens Kausalität wiederhergestellt ist, als dem völlig Unbegreiflichen, aus allen Zusammenhängen herausfallenden Ereignis gegenüber zu stehen, das nicht in Kausalität integriert und damit auch psychisch nicht integrierbar ist. Schuldgefühle verbinden wenigstens die gerissenen Enden der Kausalkette. Kausalität benötigt der Mensch konstitutiv. An anderer Stelle in diesem Buch wird diskutiert, welche Alternativen es dazu gibt, denn Schuld und Schuldgefühle können ein hoher Preis sein, für viele Menschen ein zu hoher Preis, wenn er ihre Biografie negativ dominiert.

Vertrautsein mit dem Tod?

Der plötzliche Tod lehrt seine Unberechenbarkeit, er bleibt ein Tod, der sich seiner Domestizierung widersetzt. Wer im Bereich der Hospizbewegung oder in der Palliativmedizin arbeitet, hat bessere Möglichkeiten, in seiner Zuwendung zum Sterbenden, in Gesprächen, in der Pflege, im Dasein für den Sterbenden und seine Angehörigen Tod und Sterben zu gestalten. Kübler-Ross bezeichnet die letzte Phase des Sterbenden als von »Hoffnung begleitete Zustimmung« (Kübler-Ross 1978, S. 37 f.) und von »Annahme: ›Ich habe ein gutes Leben gehabt‹, gelöste Stimmung, friedliche Atmosphäre, auch bei komatösen Patienten spürbare Entspannung« (nach Albrecht 1994, S. 450). Das stimmt versöhnlich, auch wenn es sich um ein nicht immer realisiertes und realisierbares Ideal handeln mag. Beim Menschen, der Zeuge so gestalteter Sterbevorgänge geworden ist, nimmt die Angst vor dem Tod ab. In der psychosozialen Notfallversorgung dagegen bleibt der Tod beunruhigend. Der Kontakt zu den Betroffenen ist einmalig und relativ kurz, der Erfolg oder auch nur das Ergebnis des eigenen Engagements kann nicht beobachtet werden, es bleibt auch nach vielen Jahren intensiver Praxis ein Erstaunen und Erschrecken über die Umstände, in und unter denen Menschen ihr Leben verlieren.

Der Tod trägt Züge eines Mysteriums, eines nicht entschlüsselbaren Geheimnisses, das sein Wesen kennzeichnet. In der Theologie werden dem Mysterium zwei konträre Aspekte zugeschrieben: das Faszinosum und das Tremendum. Der plötzliche Tod zeigt eine faszinierende und eine Furcht auslösende, erschreckende (wörtlich: Zittern machende) Seite. In der psychosozialen Notfallversorgung sind beide Aspekte gegenwärtig: Es gibt eine Kraft, die motivierend wirkt, bei Menschen zu sein, die eben einem potenziell traumatischen Ereignis ausgesetzt waren. Mit relativ wenig Aufwand kann die am Anfang stehende Bearbeitung eines Ereignisses, das sich auf die Biografie des Betroffenen auswirkt, unterstützt werden. Das Faszinosum weist allerdings auch auf die spezifischen Versuchungen und Gefahren der psychosozialen Notfallversorgung hin: Der Betroffene wird mit seinen Bedürfnissen und in seiner Autonomie nicht mehr wahrgenommen und respektiert. Der Betroffene wird missbraucht, um eigene Stärke und Kraft darzustellen. Es gibt vielfältige Formen, dem Faszinosum des plötzlichen Todes zu erliegen. Sowohl auf individueller wie auch auf systematischer Ebene erfordert der Aspekt des Faszinosums eine hohes Maß an Aufmerksamkeit. Dem entgegengesetzt wirkt etwas, das immer unheimlich bleibt, etwas, mit dem man nicht »heimisch« wird. Die Situationen sind nicht nur wegen ihrer vielen Variablen, sondern konstitutionell nicht »in den Griff zu bekommen«. Man bleibt mit einem Phänomen konfrontiert, das man nicht erklären, sondern im besten Fall beschreiben kann und das grundsätzlich als Möglichkeit nicht nur den anderen, sondern auch mich selbst betrifft. Dem Tod zu begegnen heißt immer auch, der Möglichkeit des eigenen Todes zu begegnen. So erfährt man, dass er zwar nicht all-, so doch immerhin sehr mächtig ist. Der Respekt bleibt.

2.3 Aspekte der Qualitätssicherung in der PSNV

Klare Abgrenzungen und Definitionen tragen dazu bei, die Chancen und Stärken der PSNV zu entwickeln und ihre spezifischen Gefahren und Grenzen aufmerksamer und angemessener wahrzunehmen und mit ihnen umzugehen.

Eine grundsätzliche Irritation der PSNV betrifft die Frage ihrer Zielgruppe: Da nicht nur überlebende, trauernde und von extremen Ereignissen betroffene Menschen aus der Bevölkerung von einer peritraumatischen Intervention profitieren, sondern gelegentlich auch Einsatzkräfte aus Feuerwehr, Rettungsdienst und Polizei extremen einsatzspezifischen Belastungen ausgesetzt sind, wird nicht immer konsequent zwischen beiden Zielgruppen psychosozialer Notfallversorgung unterschieden. Nur auf den ersten, oberflächlichen Blick scheint eine Unterscheidung zwischen den beiden Zielgruppen Bevölkerung und Einsatzkräfte überflüssig zu sein, weil beide im ungünstigen Fall an einer Akuten oder Posttraumatischen Belastungsstörung erkranken können. Dabei wird jedoch übersehen, dass sowohl die psychologischen und psychotraumatologischen Grundlagen in den beiden Zielgruppen erheblich differieren als auch die organisatorischen und strukturellen Voraussetzungen für eine nachhaltige, effiziente, verantwortbare und verlässliche Arbeit in beiden Zielgruppen jeweils unterschiedlich sind. Wir können hier nur ei-

nige Aspekte der notwendigen Differenzierung skizzieren: Einsatzkräfte bringen jeweils schon immer Erfahrungen im Umgang mit belastenden Einsatzsituationen mit. Aufgrund ihres Rollenverständnisses, ihres Einsatzauftrages und ihrer Ausbildung kommen sie nicht völlig unvorbereitet in potenziell belastende Einsatzsituationen. Auch wenn in diesem Feld sicher nicht alle Möglichkeiten ausgeschöpft sind, so stellt die »primäre Prävention« (Kaplan, Freedmann & Sadock, 1980) einen Schwerpunkt der Arbeit für Einsatzkräfte dar, in der sie in Aus- und Fortbildungen über spezifische Auslöser und Auswirkungen von Belastungen und Möglichkeiten ihrer Bearbeitung informiert werden. Interventionen für Einsatzkräfte im laufenden Einsatz erfordern unverzichtbar differenzierte Kenntnisse und eine gründliche, strukturelle Einbindung derer, die die Intervention vortragen, in die jeweilige Organisationsform. Wer ohne Differenzierung Einsatzkräfte und anders Betroffene im peritraumatischen Intervall betreuen möchte, nimmt beide Zielgruppen in ihren spezifischen Bedürfnissen nicht ernst. Dies bedeutet nicht, dass nicht die gleichen Personen bei verschiedenen Ereignissen auf der Basis entsprechender Ausbildung und Konzepte einmal mit Einsatzkräften und ein anderes mal mit direkt Betroffenen oder Überlebenden arbeiten können. In keinem Fall aber können und dürfen im Rahmen eines Ereignisses beide Gruppen von ein und denselben Personen betreut und unterstützt werden.
Ein weiteres wichtiges Merkmal von Qualitätssicherung betrifft die Frage nach der Dauer der peritraumatischen Intervention. Besonders nach der Flutkatastrophe in Südostasien vom 26.12.2004, aber auch nach anderen alltagsnahen Ereignissen, ist in den letzten Jahren die Tendenz zu beobachten, dass PSNV-Mitarbeiter, die für die einmalige, peritraumatische Intervention ausgebildet sind, Betroffene über Wochen und gelegentlich sogar Monate begleiten. Dabei geht es uns hier nicht um die Frage, ob Betroffene über die einmalige peritraumatische Intervention hinaus mittel- und langfristig von einer Begleitung profitieren (wir bejahen die Frage grundsätzlich), sondern um die Frage, wer die Begleitung durchführt und verantwortet, wie die Schnittstellen gestaltet sind.
Wir sind dezidiert der Auffassung, dass PSNV-Mitarbeiter ohne psychotraumatologisch-psychotherapeutische Ausbildung ihre Kompetenzen überschreiten, wenn sie Menschen begleiten, die unter

traumabedingten Störungen oder einer komplexen, chronifizierten Trauer leiden – zumal, wenn die PSNV-Mitarbeiter nicht sicher traumabedingte Störungsbilder als solche identifizieren können. Auch wenn der Übergang aus der peritraumatischen Intervention in die psychotherapeutische Akutintervention sich gelegentlich nicht einfach gestaltet, rechtfertigt dies fachlich nicht die Begleitung Betroffener über einen längeren Zeitraum hinweg. Die grundsätzliche und verlässliche Klärung der Frage, welche Einrichtungen und Kooperationspartner die mittel- und langfristige Begleitung und psychotherapeutische Akutintervention durchführen, ist aus unserer Sicht unverzichtbarer Bestandteil der Qualität einer PSNV-Einrichtung. Die psychosoziale Notfallversorgung würde sonst ebenso vergeblich arbeiten wie ein Rettungsdienst, der zwar bei Unfällen die Patienten notfallmedizinisch optimal versorgt, aber dann kein Krankenhaus zur Verfügung steht, in das die Notfallpatienten zur definitiven Versorgung eingewiesen werden können. Der gute Wille steht nicht für das Werk: Real bestehende Versorgungslücken an qualifizierter psychotherapeutischer Akutintervention rechtfertigen nicht eine Entgrenzung der einmaligen peritraumatischen Intervention. Von wenigen Ausnahmen abgesehen sind es Seelsorger, die nicht ehrenamtlich in der psychosozialen Notfallversorgung tätig sind. Über die Notfallseelsorge hinaus wäre PSNV ohne das qualifizierte Ehrenamt nicht denkbar. Entgegen allen politischen Willenskundgebungen macht sich Ehrenamtlichkeit de facto leider immer wieder verdächtig und steht unter Legitimationsdruck: mit welcher Motivation und Qualifikation werden ehrenamtlich engagierte Menschen tätig? Die psychosoziale Notfallversorgung belegt, welchen zentralen und qualifizierten Beitrag Ehrenamtlichkeit in der Gesellschaft zu leisten vermag. Gerade weil in den letzten Jahren Tendenzen zu beobachten sind, die keineswegs nur ein positives Echo nach sich gezogen haben, halten wir Qualitätssicherung im ehrenamtlichen Setting für unabdingbar. Kritisiert wird zum Beispiel, dass es zu einer Überversorgung im Feld kommt, dass zu wenig klare Ziele, Strukturen und Konzepte existieren, aber auch die wahrnehmbare starke Konkurrenz zwischen den Anbietern kann zu Irritationen in Bezug auf die Außenwahrnehmung führen. Professionell verantwortete Ehrenamtlichkeit in der PSNV kann nicht auf eine gründliche und kritische Auswahl sowie Ausbildung von Mitarbeitern verzichten.

Eine weitere wichtige Frage betrifft die Form von Gratifikation, die ehrenamtliche PSNV-Mitarbeiter brauchen und erfahren, auch mit welcher Motivation sie diese ehrenamtliche Tätigkeit durchführen. Nur eine Ausbildung, die die Ziele der peritraumatischen Intervention zuverlässig vermittelt (»die gute peritraumatische Intervention macht sich selbst überflüssig«, »die Qualität der Intervention ist nicht proportional zu ihrer Länge«, »je mehr Nähe und tiefe Bindung aufgenommen wird, desto unprofessioneller die Betreuung«), kann verhindern, dass PSNV-Mitarbeiter ihre Gratifikation auf Kosten der Betroffenen aus der Intervention ziehen. Nicht zuletzt aus diesem Grund halten wir es für unverzichtbar, dass eine gewissenhafte fachliche Leitung mit psychosozialem Berufshintergrund und gründlichen psychotraumatologischen und psychologischen Kenntnissen in ehrenamtlichen PSNV-Einrichtungen installiert ist. Die fachliche Leitung verantwortet die Auswahl von Mitarbeitern, ihre Aus- und Fortbildung, die Supervision und sorgt dafür, dass relevante aktuelle psychotraumatologische Erkenntnisse in der peritraumatischen Intervention Berücksichtigung finden.
Ständige Aufmerksamkeit erfordert in der peritraumatischen Intervention das diffizile, immer neu zu bedenkende Verhältnis von Nähe und Distanz des PSNV-Mitarbeiters zum Betroffenen.
Die psychosoziale Notfallversorgung im deutschsprachigen Raum (Deutschland, Österreich, Südtirol und Luxemburg) zeichnet sich wesentlich gegenüber anderen Konzeptionen in Europa dadurch aus, dass sie bei alltagsnahen Ereignissen zum Einsatz kommt. Dies setzt eine Vorhaltung rund um die Uhr an jedem Tag im Jahr voraus, die auf die Dauer einen bedeutenden organisatorischen und personellen Aufwand bedeutet. Während größere Schadenslagen und komplexere Ereignisse (z. B. Massaker an Schulen, Eisenbahnunglücke, Attentate, Naturkatastrophen) die Wahrnehmung der Medien und damit der Öffentlichkeit und Politik auf sich ziehen, sind es vor allem die unzähligen unspektakulären alltagsnahen Begebenheiten, in denen PSNV zum Tragen kommt. Die hier erworbenen Kompetenzen sind die unverzichtbare Voraussetzung dafür, in größeren und komplexen Schadenslagen tätig zu werden. Eine inhaltliche und strukturelle Abkoppelung der Konzeption von PSNV in Großschadenlagen und Katastrophen von der alltagsnahen Arbeit halten wir für nicht vertretbar.

Abschließend möchten wir noch einen inhaltlichen Aspekt aufgreifen: Eine Betreuung durch PSNV-Mitarbeiter darf niemals die Entwicklung und Nutzung der eigenen persönlichen und sozialen Ressourcen von Betroffenen verhindern. Zu leicht kann es geschehen, dass Betroffene sowie deren soziales Umfeld sich dem »Experten für die peritraumatische Intervention« überlassen und regredieren oder in der Regression und/oder Dissoziation bleiben. Die Handlungsfähigkeit und Widerstandskraft der Betroffenen darf nicht durch das Auftreten eines PSNV-Mitarbeiters oder durch die Art der Betreuung reduziert werden. Es ist gerade wichtig, dass der Bekannte oder die Verwandte, die Nachbarin aus dem dritten Stock oder andere »Laien« dem Betroffenen Halt, Unterstützung und menschliches Miteinander und Trost geben. Denn sie sind auch in den nächsten Tagen und Wochen noch greifbar, können dem Betroffenen erzählen, was in den Minuten und Stunden nach dem Ereignis eigentlich passiert ist, was gesagt und getan wurde und was um den Betroffenen herum geschehen ist. Die gesellschaftliche Relevanz zwischenmenschlicher Fürsorge in einem Umfeld, das für viele mit Angst oder sogar Abwehr besetzt ist, darf durch Angebote der PSNV nicht beeinträchtigt, sondern muss besonders sensibel und nachhaltig gestützt und gefördert werden. Der Umgang mit Sterben, Tod und Trauer darf nicht ausschließlich an Experten delegiert werden und ihnen vorbehalten bleiben.

3. Zum Erscheinungsbild traumabedingter Störungen

Welche Reaktionen sind zu welchem Zeitpunkt im Kontext einer traumatischen Erfahrung, eines plötzlichen Todes, zu erwarten? In Bezug auf den zeitlichen Verlauf unterscheiden sich die Ansätze der ICD-10 von denen des DSM-IV in wesentlichen Punkten. Bei der im ICD-10 beschriebenen akuten *Belastungsreaktion* muss ein klarer zeitlicher Zusammenhang zwischen der Belastung und dem Beginn der Symptome vorliegen. Das DSM-IV hingegen spricht von der Akuten *Belastungsstörung*, die frühestens zwei Tage nach der traumatischen Erfahrung diagnostiziert werden kann, der Beginn der Störung muss aber nicht unmittelbar nach der traumatischen Erfahrung liegen. Die Störung kann bis maximal vier Wochen nach dem Ereignis beginnen und – ab Entstehung – vier Wochen andauern, danach wird ein bestimmtes Muster posttraumatischer Beschwerden unter der Kategorie Posttraumatische Belastungsstörung eingeordnet. Aus Sicht der Autoren bewegen sich die unterschiedlichen Konzepte zur akuten Belastung in der ICD-10 und dem DSM-IV auf einem Zeitkontinuum und stellen keinen Widerspruch dar. Unmittelbar nach der traumatischen Erfahrung erleben fast alle betroffenen Menschen eine Vielfalt von schweren Stressreaktionen, die auf die außergewöhnlichen körperlichen und seelischen Belastungen zurückzuführen und als normal einzustufen sind.

3.1 Welche unmittelbaren Reaktionen sind zu erwarten?

Traumatische Erfahrungen sind in der Regel durch eine akute, zumeist zeitlich begrenzte Überforderung der Bewältigungs- und Handlungsmöglichkeiten der betroffenen Individuen gekennzeichnet. Darüber hinaus stellt einen wesentlichen Faktor einer traumatischen Erfahrung die Bedrohung von Leib und Leben der eigenen Person

oder aber anderer Personen dar. Während der Konfrontation mit einer als lebensbedrohlich eingeschätzten Situation reagieren praktisch alle Menschen mit einer Aktivierung des autonomen Nervensystems. Unser Gehirn ergreift besondere Maßnahmen, um die Belastung zu bewältigen, ein spezifischer Stress- und Notfallmechanismus kommt in Gang (Birbaumer & Schmid, 1999). In einer ersten Reaktion wird die Situation vom Gehirn erkannt, und es kommt zu einer Aktivierung stressrelevanter Zentren, dies sind der Locus coeruleus, der Hippocampus, die Amygdala und der Neokortex. Die Amygdala, die eine zentrale Bedeutung bei der Entstehung und Steuerung von Emotionen einnimmt, aktiviert im Falle eines plötzlich auftretenden Stressors die vegetativen Zentren, vornehmlich den Locus coeruleus. Dieser versorgt das Gehirn mit Noradrenalin, was eine unmittelbare Aufmerksamkeit und Verhaltensbereitschaft in Gang setzt, der Mensch reagiert mit Kampf- oder Fluchtimpulsen. Parallel dazu gelangt über das Nebennierenmark vermehrt Adrenalin und Noradrenalin in den Blutkreislauf, dies bewirkt ein Ansteigen der Herzfrequenz, eine Erhöhung des Blutdrucks, einen trockenen Mund, starke Schweißabsonderung sowie mehrere Veränderungen im Stoffwechsel, die eine sofortige Energieversorgung sicherstellen. Eine wenige Minuten später einsetzende Reaktionskette verläuft über die Hypothalamus-Hypophysen-Nebennierenrindenachse und wird über die kleineren Zellen des Nucleus paraventricularis (Hypothalamus) über den Corticotropin-Releasing-Faktor (CRF) vermittelt. Das CRF gelangt zu einer anderen Region im Gehirn, zur Hypophyse, die ihrerseits das Hormon ACTH (Adrenocorticotropes Hormon) an den Blutkreislauf abgibt. Das Blut transportiert dieses unter anderem zur Nebenniere. Sobald die Nebennierenrinde vermehrt ACTH empfängt, setzt diese das Hormon Cortisol frei. Diese Kette läuft bei Stressreaktionen aller Art ab. Erhöhte Cortisolspiegel erhöhen die Erregbarkeit, was Kampf- oder Fluchtverhalten begünstigt (Krystal, Bennett, Bremner, Southwick & Charney, 1995).
Die beschriebenen Stresssymptome reduzieren sich, wenn es über eine (ebenfalls durch Cortisol bewirkte) Hemmung der Freisetzung von ACTH und CRF zu einer über Hippocampus und Cortex laufenden Einwirkung auf die stressbezogenen Aktivitäten der Amygdala kommt (Roth & Münte, 2003).

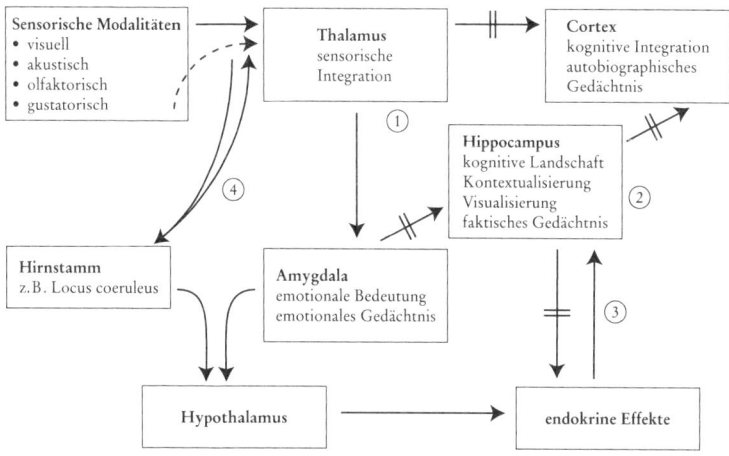

*Pfade der zerebralen Informationsverabeitung unter Extremstress
(Kapfhammer, 2005)*

Werden aber keine sicherheitsspendenden internen oder externen Reize wahrgenommen, feuert die Amygdala weiter Alarmsignale, und die Stressreaktion wird aufrechterhalten (Yehuda, 2001). Eine extreme Bedrohung kann einen dissoziativen Schutzmechanismus auslösen, der u. a. auch durch die Ausschüttung körpereigener Opioide vor der Überflutung durch überwältigende Informationen und Gefühle schützt (Scaer, 2001). Endogene Opioide tragen zu einer psychomotorischen Erstarrung, affektiven Betäubung, Hemmung der Schmerzwahrnehmung und Reduzierung der durch Noradrenalin ausgelösten Panikzustände bei (Ehlert, Wagner, Heinrichs & Heim, 1999). Die Funktion der Amygdala wird unter traumatischem Stress erhöht, während die Möglichkeiten des Hippocampus, die Ausschüttung von Stresshormonen zu steuern, unter als lebensbedrohlich wahrgenommenen Stress abnehmen. Während eines Amygdalaalarms erleben die Betroffenen oft eine große innere Ruhe, die Umgebung wirkt entfremdet und die Bewegung durch das Geschehen wird zeitverzögert und schwebend wahrgenommen, jenseits von Sprache und Ordnung. Eigenes Schreien oder Wimmern kann wahrgenommen werden, aber es besteht keine Verknüpfung zum eigenen Selbst, jemand schreit, ich höre es, aber das bin nicht ich, ich schaue mir hier – quasi nicht zur Szenerie gehörend – das Geschehen an.

Der unmittelbare seelische und körperliche Zustand, der auftritt, wenn nur noch das Amygdala-System, kurz der Hippocampus und Sprachzentren sowie Frontalhirn, gar nicht mehr reagieren können, wird als peritraumatische Dissoziation bezeichnet. Dissoziation kann als ein Rückzugsmechanismus aus einer unerträglichen Realität beschrieben werden (Kapfhammer, Dobmeier; Ehrentraut & Rothenhäusler, 2001) und ist ein wesentlicher Bestandteil der Akuten Belastungsreaktion.

3.2 Die Akute Belastungsreaktion

Die Symptome unmittelbar nach einem Ereignis können ganz unterschiedlicher Natur sein, wobei die Unterschiede nicht nur zwischen den Personen liegen, sondern auch im raschen Wechsel bei einem Menschen vorkommen können. Während einige mit panischer Angst und/oder Verzweiflung reagieren und ohne einen klaren Gedanken fassen zu können planlos, überaktiv und unruhig »im Kreis rennen«, funktionieren andere »wie gefühllose Roboter«. Diese Menschen wirken nach außen oftmals ruhig und gefasst, sie können weiterhin handeln, erleben aber selber eine extreme Entfremdung von sich selbst und von dem, was um sie herum vorgeht. Andere wieder bewegen sich wie Geister durch die Szene, deren Erleben ist geprägt von Apathie und Teilnahmslosigkeit. Was hier gerade passiert, hat nichts mit mir zu tun, scheinen diese Menschen zu empfinden. Menschen, die auf extreme Ereignisse mit außergewöhnlichen Symptomen reagieren, können die ICD-10 Diagnose einer Akuten Belastungsreaktion erhalten, die unter anderem folgende diagnostische Leitlinien aufstellt:
»Es muss ein unmittelbarer und klarer zeitlicher Zusammenhang zwischen einer ungewöhnlichen Belastung und dem Beginn der Symptome vorliegen. Die Reaktion beginnt innerhalb weniger Minuten, wenn nicht sofort.«
Es tritt ein gemischtes und gewöhnlich wechselndes Bild auf; nach dem anfänglichen Zustand von einer Betäubung werden Depression, Angst, Ärger, Verzweiflung, Überaktivität und Rückzug beobachtet. Kein Symptom ist längere Zeit vorherrschend.

Die Symptome sind rasch rückläufig, längstens innerhalb von wenigen Stunden, wenn eine Entfernung aus der belastenden Umgebung möglich ist. In den Fällen, in denen die Belastung weiter besteht oder in denen sie naturgemäß nicht reversibel ist, beginnen die Symptome in der Regel nach 24 bis 48 Stunden abzuklingen und sind gewöhnlich nach 3 Tagen nur noch minimal vorhanden« (WHO, 1993, S. 168).
Aber nicht alle Menschen erholen sich in den Stunden und Tagen nach dem Ereignis, für einige hält der quälende Zustand an, die Betroffenen erleben sich als losgelöst von sich selbst, verloren in einer fremden Welt der unkontrollierbaren Destruktion.

3.3 Die Akute Belastungsstörung

Als wichtigstes Kriterium für die Diagnose einer Akuten Belastungsstörung ist die Aufrechterhaltung der dissoziativen Veränderungen über »die Tage danach« oder aus unserer Sicht über den Tag der Beerdigung hinaus zu nennen. Peritraumatische Dissoziation kann als Spaltungsvorgang bezeichnet werden, bei dem es zu einer Zersplitterung von den Denkprozessen, Gefühlen, der Wahrnehmung und dem Verhalten einer Person in ihren Zeit- und Raumzusammenhängen kommt. Sekundenbruchteile werden als »ewig« wahrgenommen, Verletzungen und Schmerz nicht bemerkt, es ist totstill in einer Szenerie voller Lärm, der Mensch nimmt Ausschnitte aus der Umgebung wie durch einen Tunnel wahr. Menschen, die sich im Zustand der peritraumatischen Dissoziation befinden, erleben sich häufig wieder als »ganz«, wenn sie in Sicherheit sind und sich z. B. in den Armen einer nahe stehenden Person durch Weinen der »Schock« löst und sich sozusagen die einzelnen Bestandteile des dissoziierten Erlebens und Verhaltens wieder zusammensetzen. Bei Menschen, die auch noch Tage nach dem Ereignis »neben sich stehen« oder sich »wie im falschen Film« vorkommen, den emotionalen Impact des Ereignisses nicht wahrnehmen können, hat sich hingegen die Dissoziation nicht gelöst und es kann von einer persistierenden Dissoziation gesprochen werden. Einzelne andere Symptome, die in den Tagen nach dem Ereignis weiter bestehen wie z. B. Angst, Rückzug,

A. Die Person wurde mit einem traumatischen Ereignis konfrontiert, bei dem die beiden folgenden Kriterien vorhanden waren:
   (1) Die Person erlebte, beobachtete oder war mit einem oder mehreren Ereignissen konfrontiert, die den tatsächlichen oder drohenden Tod oder eine ernsthafte Verletzung oder Gefahr der körperlichen Unversehrtheit der eigenen Person oder anderer Personen beinhalteten.
   (2) Die Reaktion der Person umfasste intensive Furcht, Hilflosigkeit oder Entsetzen.
B. Entweder während oder nach dem extrem belastenden Ereignis zeigte die Person mindestens drei der folgenden dissoziativen Symptome:
   (1) subjektives Gefühl von emotionaler Taubheit, von Losgelöstsein oder Fehlen emotionaler Reaktionsfähigkeit,
   (2) Beeinträchtigung der bewußten Wahrnehmung der Umwelt (z. B. »wie betäubt sein«),
   (3) Derealisationserleben,
   (4) Depersonalisationserleben,
   (5) dissoziative Amnesie (z. B. die Unfähigkeit, sich an einen wichtigen Aspekt des Traumas zu erinnern).
C. Das traumatische Ereignis wird ständig auf mindestens eine der folgenden Arten wiedererlebt: wiederkehrende Bilder, Gedanken, Träume, Illusionen, Flashback-Episoden oder das Gefühl, das Trauma wiederzuerleben, oder starkes Leiden bei Reizen, die an das Trauma erinnern.
D. Deutliche Vermeidung von Reizen, die an das Trauma erinnern (z. B. Gedanken, Gefühle, Gespräche, Aktivitäten, Orte oder Personen).
E. Deutliche Symptome von Angst oder erhöhtem Arousal (z. B. Schlafstörungen, Reizbarkeit, Konzentrationsschwierigkeiten, Hypervigilanz, übertriebene Schreckreaktionen, motorische Unruhe).
F. Die Störung verursacht in klinisch bedeutsamer Weise Leiden oder Beeinträchtigung in sozialen, beruflichen oder anderen wichtigen Funktionsbereichen oder beeinträchtigt die Fähigkeit der Person, notwendige Aufgaben zu bewältigen, z. B. notwendige Unterstützung zu erhalten oder zwischenmenschliche Ressourcen zu erschließen, indem Familienmitgliedern über das Trauma berichtet wird.
G. Die Störung dauert mindestens 2 Tage und höchstens 4 Wochen und tritt innerhalb von 4 Wochen nach dem traumatischen Ereignis auf.
H. Das Störungsbild geht nicht auf die direkte körperliche Wirkung einer Substanz (z. B. Droge, Medikament) oder eines medizinischen Krankheitsfaktors zurück, wird nicht besser durch eine Kurze Psychotische Störung erklärt und beschränkt sich nicht auf die Verschlechterung einer bereits vorher bestehenden Achse-I- oder Achse-II-Störung.
(APA, 1996, S. 495 f.)

häufiges Erinnern traumarelevanter Aspekte oder Trauer, sind für sich als normale Adaptationsreaktionen zu sehen. Erst das gemeinsame Auftreten der im Folgenden genannten Symptome stellt eine Störung dar und hier vor allem die Aufrechterhaltung des dissoziativen Zustandes, gerade weil persistierende Dissoziation nach unserer Erfahrung eine Verarbeitung der traumatischen Erfahrung verhindert. Nachfolgend sind die Diagnosekriterien der Akuten Belastungsstörung nach DSM-IV aufgelistet.
Hält man sich noch einmal vor Augen, dass es einen aussagekräftigen Zusammenhang zwischen Symptomen der Akuten Belastungsstörung und der Entwicklung einer langfristigen Störung gibt (von den etwa 40%, die eine Akute Belastungsstörung entwickeln, muss man für ca. zwei Drittel unbehandelt eine Chronifizierung erwarten), ist es wohl gerechtfertigt, bei denjenigen, die in den Tagen nach dem Ereignis nicht aus dem »Chaos« herauskommen und weiterhin schwer belastet sind, von einer behandlungsrelevanten Störung zu sprechen, einer zwar angemessenen, aber nicht mehr normalen Reaktion. Behandlung kann sich bei manchen Betroffenen durchaus auf ein präventives Informations- und Screeninggespräch reduzieren. Andere benötigen unter Umständen mehr Unterstützung, um die akute Symptomatik zu bewältigen und nicht langfristig zu erkranken.
Nach einer maximalen Symptomdauer der Akuten Belasungsstörung (ABS) von vier Wochen wird dann im weiteren Verlauf von der Posttraumatischen Belastungsstörung (PTBS) gesprochen.

3.4 Die Posttraumatische Belastungsstörung

Die Posttraumatische Belastungsstörung ist in drei Symptomgruppen aufgeteilt: in Symptome des Wiedererlebens, der Vermeidung und der Übererregung.
Das Wiedererleben der traumatischen Erinnerung äußert sich einerseits in so genannten Intrusionen, sich aufdrängenden Erinnerungen an die traumatische Erfahrung.
Diese Erinnerungen sind häufig keine im »sprachlichen Gedächtnis« verankerten Erinnerungen, sondern fragmentiertes belastendes Wiedererleben von Inhalten oder Sequenzen der traumatischen Erfah-

rung. Dies kann sowohl in Form von wieder ablaufenden Sinneseindrücken, wie ein Geräusch oder ein Geruch, geschehen oder aber auch in Bildern, Gedankenfetzen oder im Extremfall auch in dem Gefühl, sich wieder in der traumatisierenden Situation zu befinden, ein Zustand, der als so genannter »Flashback« bezeichnet wird. Viele Betroffene durchleben die Ereignisse, oft über Jahre hinweg, in quälenden Albträumen.

Posttraumatisches Wiedererleben äußert sich aber auch in psychischen und körperlichen Belastungsreaktionen bei Konfrontation mit solchen Reizen, die an das traumatische Ereignis erinnern. Was dabei als Auslöser wirken kann, ist bei jeder Person verschieden und umfasst sowohl äußere als auch innere Reize, die zum Teil gar nicht erst bewusst wahrgenommen werden, sondern auf direktem Weg eine Alarmreaktion auslösen können (Rauch et al., 2000).

Der zweite Symptomkomplex, das Vermeidungsverhalten, beinhaltet das Vermeiden von inneren und äußeren Erinnerungsauslösern, also von Gedanken, Gefühlen (z. B. Aufregung), aber auch dem Sprechen über das Ereignis, von Orten, Situationen und Tätigkeiten. Daneben kann es zu einer allgemeinen Abstumpfung, einem »In-sich-Zurückziehen« (Konstriktion), kommen. Betroffene können das Interesse an Dingen verlieren, die ihnen früher Freude gemacht haben, sie ziehen sich zurück und fühlen sich ihren Mitmenschen gegenüber entfremdet.

Die dritte Symptomgruppe beschreibt die anhaltende Veränderung des Erregungsniveaus, die nach traumatischen Ereignissen auftreten kann (Hyperarousal). Die oftmals beschriebenen Schlafstörungen sind hierbei für die Betroffenen genauso qualvoll wie extreme Konzentrationsschwierigkeiten, die nicht selten eine Wiederaufnahme des beruflichen Alltags erschweren.

Die beschriebenen Symptomcluster sollten unseres Erachtens nicht isoliert gesehen werden, denn sie bedingen sich gegenseitig und halten sich auch wechselseitig aufrecht. Die Unfähigkeit, sich zu entspannen, zur Ruhe zu finden, ein Zustand, der oft als enorm belastend beschrieben wird und zu einer weiteren Verschlechterung des Allgemeinbefindens führen kann, ist zum einen auf Übererregung, zum anderen auf die Vermeidung von Intrusionen zurückzuführen.

Auf den Seiten 53 und 54 finden sich die Kriterien, wie sie im DSM-IV beschrieben sind:

A. Die Person wurde mit einem traumatischen Ereignis konfrontiert, bei dem die beiden folgenden Kriterien vorhanden waren:
  (1) Die Person erlebte, beobachtete oder war mit einem oder mehreren Ereignissen konfrontiert, die tatsächlichen oder drohenden Tod oder ernsthafte Verletzung oder eine Gefahr der körperlichen Unversehrtheit der eigenen Person oder anderer Personen beinhalteten.
  (2) Die Reaktion der Person umfasste intensive Furcht, Hilflosigkeit oder Entsetzen.
  Beachte: Bei Kindern kann sich dies auch durch aufgelöstes und agitiertes Verhalten äußern.
B. Das traumatische Ereignis wird beharrlich auf mindestens eine der folgenden Weisen wiedererlebt:
  (1) Wiederkehrende und eindringliche belastende Erinnerungen an das Ereignis, die Bilder, Gedanken oder Wahrnehmungen umfassen können.
  Beachte: Bei kleinen Kindern können Spiele auftreten, in denen wiederholt Themen oder Aspekte des Traumas ausgedrückt werden.
  (2) Wiederkehrende, belastende Träume von dem Ereignis.
  Beachte: Bei Kindern können stark beängstigende Träume ohne wiedererkennbaren Inhalt auftreten,
  (3) Handeln oder Fühlen, als ob das traumatische Ereignis wiederkehrt (beinhaltet das Gefühl, das Ereignis wiederzuerleben, Illusionen, Halluzinationen und dissoziative Flashback-Episoden, einschließlich solcher, die beim Aufwachen oder bei Intoxikationen auftreten).
  Beachte: Bei kleinen Kindern kann eine traumaspezifische Neuinszenierung auftreten.
  (4) Intensive psychische Belastung bei der Konfrontation mit internalen oder externalen Hinweisreizen, die einen Aspekt des traumatischen Ereignisses symbolisieren oder an Aspekte desselben erinnern.
  (5) Körperliche Reaktionen bei der Konfrontation mit internalen oder externalen Hinweisreizen, die einen Aspekt des traumatischen Ereignisses symbolisieren oder an Aspekte desselben erinnern.
C. Anhaltende Vermeidung von Reizen, die mit dem Trauma verbunden sind, oder eine Abflachung der allgemeinen Reagibilität (vor dem Trauma nicht vorhanden).
  Mindestens drei der folgenden Symptome liegen vor:
  (1) bewusstes Vermeiden von Gedanken, Gefühlen oder Gesprächen, die mit dem Trauma in Verbindung stehen,
  (2) bewusstes Vermeiden von Aktivitäten, Orten oder Menschen, die Erinnerungen an das Trauma wachrufen,
  (3) Unfähigkeit, einen wichtigen Aspekt des Traumas zu erinnern,

→

> (4) deutlich vermindertes Interesse oder verminderte Teilnahme an wichtigen Aktivitäten,
> (5) Gefühl der Losgelöstheit oder Entfremdung von anderen,
> (6) eingeschränkte Bandbreite des Affekts (z. B. die Unfähigkeit, zärtliche Gefühle zu empfinden),
> (7) Gefühl einer eingeschränkten Zukunft (z. B. erwartet nicht, Karriere, Ehe, Kinder oder ein normal langes Leben zu haben).
> D. Anhaltende Symptome erhöhten Arousals (vor dem Trauma nicht vorhanden). Mindestens zwei der folgenden Symptome liegen vor:
> (1) Schwierigkeiten, ein- oder durchzuschlafen,
> (2) Reizbarkeit oder Wutausbrüche,
> (3) Konzentrationsschwierigkeiten,
> (4) übermäßige Wachsamkeit (Hypervigilanz),
> (5) übertriebene Schreckreaktionen.
> E. Das Störungsbild (Symptome unter Kriterium B, C und D) dauert länger als 1 Monat.
> F. Das Störungsbild verursacht in klinisch bedeutsamer Weise Leiden oder Beeinträchtigungen in sozialen, beruflichen oder anderen wichtigen Funktionsbereichen.
> *Bestimme,* ob:
> **Akut:** Wenn die Symptome weniger als 3 Monate andauern.
> **Chronisch:** Wenn die Symptome mehr als 3 Monate andauern.
> *Bestimme,* ob:
> **Mit verzögertem Beginn:** Wenn der Beginn der Symptome mindestens 6 Monate nach den Belastungsfaktoren liegt.
> (APA, 1996, S. 491 f.)

Die dargestellten Symptome der Posttraumatischen Belastungsreaktion sind natürlich nicht die einzigen möglichen Reaktionsformen auf extreme Belastungen. In Forschungsarbeiten haben sich einige Störungsbilder herauskristallisiert, die im Kontext traumatischer Erfahrungen vermehrt zu finden sind, wobei der Zeitpunkt der Traumatisierung unterschiedliche Schwerpunkte setzt. Dissoziative und somatoforme Störungen wie auch Borderline-Persönlichkeitsstörungen stehen eher mit dem Erleben traumatischer Erfahrung in Kindheit und Jugend in Verbindung (van der Kolk, Hostetler, 1994; van der Kolk, 1998; Herron & Fisler, 1994; Nijenhuis, Spinhoven, van Dyck, van der Hart & Vanderlinden, 1998; Driessen et al., 2002). Traumatische Stressoren im Erwachsenenalter sind eher

mit Störungen wie Depressionen, Angststörungen, Suchterkrankungen und psychosomatischen Erkrankungen verknüpft (Kulka et al., 1990; Green, Lindy, Grace & Leonard, 1992; McFarlane, 1998; Brown, Fulton, Wilkeson & Petty, 2000).
In der cpidemiologischen Untersuchung, die von Kessler und Kollegen durchgeführt wurde und unter anderem die Häufigkeit von PTBS in der nordamerikanischen Bevölkerung untersuchte, hatten 79% der Frauen und 88,3% der Männer, die die Kriterien einer PTBS erfüllten, irgendwann in ihrem Leben auch eine andere psychische Störung gehabt (Kessler, Sonnega, Bromet, Hughes & Nelson, 1995). Über die bereits beschriebenen Störungen hinaus können sich die Folgen einer traumatischen Erfahrung, sofern sie über einen längeren Zeitraum hinweg bestehen, auch auf weitere Lebensbereiche destruktiv auswirken. Oft leiden Partnerschaft und berufliche Entwicklung, aber auch soziale Kontakte ganz allgemein, traumabedingte Störungen können sich auf persönliche Interessen und die Kreativität und, ganz allgemein gesagt, auf die Möglichkeiten, dem Leben Freude und Glück abzugewinnen, auswirken. In der ICD-10 existiert eine Kategorie, die mögliche Persönlichkeitsveränderungen nach schweren Traumatisierungen beschreibt, die »andauernde Persönlichkeitsänderung nach Extrembelastung«, im DSM-IV fehlt eine solche diagnostische Möglichkeit. Gefordert wird daher eine neue Kategorie, um diese komplexe Symptomatik, die sich in der Regel nach schweren, von Menschen gemachten Traumatisierungen – wie sexualisierte und körperliche Gewalt wie auch Folter und Gefangenschaft – entwickeln kann (Hermann, 1992, 1993; van der Kolk, 1992), abzubilden.
Was wissen wir über den Prozess, der Verarbeitung einer traumatischen Erfahrung, ein Prozess, der sich über einen langen Zeitraum hinweg erstrecken kann? Jeder Mensch hat seine ganz eigene Geschichte, einen individuellen Hintergrund an Interaktionserfahrungen, Bewältigungsstrategien und Wertesystemen entwickelt, der Einfluss hat auf die Bewertung der traumatischen Erfahrung und damit auf die Adaptation an diese. Zum Beispiel Bewertungen und Selbstzuschreibungen bezüglich eigener erlebter Schuldhaftigkeit, meist losgelöst von tatsächlicher Schuld, eines fehlerhaften Verhaltens, der Mitverantwortung für das Ereignis durch Fahrlässigkeit oder ein Versäumnis. Der erlebte oder faktische Kontrollverlust, das Erkennen des Ausgeliefertseins oder auch das Infragestellen religiöser Über-

zeugung sind weitere Beispiele für Variablen, die neben dem Erleben und dem Umgang mit den PTBS- oder ABS-Symptomen eine wichtige Rolle spielen.
Entscheidend ist natürlich auch, ob bei dem Ereignis Menschen zu Tode kamen und in welcher Beziehung die Betroffenen zu diesen Menschen standen. Hier scheint zum Beispiel, neben dem Grad der Bekanntschaft oder Verwandtschaft bei unbekannten Verstorbenen die Identifikation mit Opfern einen Risikofaktor darzustellen (Ursano, Carol, Fullerton, Vance & Kao, 1999).
Über jeden einzelnen dieser Selbstprozesse, die den Bezug zwischen dem Individuum und der Welt in seinen kognitiven und emotionalen Ausprägungen bedingen, könnte ein eigenes Kapitel geschrieben werden, was hier nicht möglich ist. Im Folgenden wird daher nur kurz auf die wichtigsten Faktoren zur Beantwortung der Frage eingegangen, welche Prozesse im Bedingungsgefüge der posttraumatischen Adaptation eine Rolle spielen und wie diese zu beurteilen sind.

4. Was macht eine belastende Erfahrung zu einem Trauma?

Was macht eine belastende Erfahrung für betroffene Personen zu einer traumatischen Erfahrung? Wir wissen, dass ähnliche Ereignisse von verschiedenen Menschen unterschiedlich bewältigt werden und nur ein geringer Teil unter langfristigen psychischen Belastungen leidet. Wir wissen aber auch, dass nach bestimmten Ereignissen, wie z. B. einer Vergewaltigung, mehr als die Hälfte der Betroffenen eine posttraumatische Symptomatik entwickeln kann (Kessler et al., 1995). Unmittelbar nach einer extremen Erfahrung zeigen nahezu alle betroffenen Personen Stresssymptome, aber selbst in dieser Phase kann ein Teil der Betroffenen weiterhin handlungsfähig bleiben, während andere mit einem Zusammenbruch der Bewältigungsfähigkeit reagieren. Schon in den ersten Tagen und Wochen zeigen sich dann deutlich unterschiedliche Adaptationsmuster an das Ereignis.
Ob sich also aus einer bestimmten Erfahrung heraus bei einer Person ein Trauma bzw. eine traumabedingte Störung entwickelt, hängt auch von den internen und externen Prozessen ab, die in der Zeit nach dem Ereignis einwirken. Neben den Aspekten der spezifischen Erfahrung und der individuellen Eigenschaften der Betroffenen sind es auch die unmittelbaren und mittelfristigen Umgebungsbedingungen, die modifizierend in den Adaptationsprozess eingreifen, die mitentscheiden, ob eine traumatische Erfahrung zu einer traumabedingten Störung führt oder eben nicht.
Innerhalb dieser drei Dimensionen – Stressor, Person und Umwelt –, die zur Entstehung und Aufrechterhaltung posttraumatischer Symptomatik beitragen, lassen sich jeweils Faktoren beschreiben, die eine protektive Funktion einnehmen, und solche, die eine vulnerabilisierende Rolle spielen können. Der auslösende Faktor einer akuten traumabedingten Erkrankung ist das Ereignis selbst. Ehe die Personen- und Umweltfaktoren beschrieben werden, daher nun erst einmal zu der Bedeutung des Ereignisses selbst.
In einer Reihe von Untersuchungen wurde dem Zusammenhang zwischen Stressor und der Wahrscheinlichkeit, an einer PTBS zu er-

kranken, nachgegangen. Kessler et al. (1995) fanden, dass bei Vorliegen irgendeines traumatischen Ereignisses die Erkrankungshäufigkeit für Männer bei 8,2% und für Frauen bei 20,4% liegt. Vergleicht man die Zahlen mit Verläufen nach definierten traumatischen Erfahrungen, zeichnet sich über eine Vielzahl von Untersuchungen hinweg ein gleiches Bild ab. Die Wahrscheinlichkeit, an einer traumabedingten Störung zu erkranken, variiert erheblich je nach Art des Stressors. Dabei ziehen durchgängig die so genannten von Menschen gemachten Ereignisse, wie Kriege, häusliche Gewalt, Vergewaltigung und schwere zwischenmenschliche Gewalt, die höchste Rate an Erkrankungen nach sich (Kulka et al., 1990; Rothbaum, Foa, Riggs, Murdock & Walsh, 1992; Riggs, Rothbaum & Foa, 1995; Kessler et al., 1995). Hingegen wurden bei anderen Stressoren, die das einzelne Individuum eher zufällig, schicksalhaft treffen und kein willentlicher menschlicher Faktor zu finden ist, niedrigere schwer wiegende psychische Belastungen aufgrund des Ereignisses gefunden (Norris, 1992; Kessler et al., 1995). Insgesamt gesehen ist der prädiktive Wert einer spezifischen traumatischen Erfahrung nicht besonders hoch und für den Adaptationsprozess und den Schweregrad der Störung nicht entscheidend (McFarlane, 1989; Yehuda, Southwick, Giller, 1992).

Gemeinsam ist den genannten Stressoren die Bedrohung für das Leben, des eigenen oder das einer geliebten Person, es sind also existenzielle Erfahrungen, die modifiziert werden durch eben die individuelle Existenz, die sich auf das unmittelbare Erleben der Situation wie auf die weitere Verarbeitung einwirkt. So ist zum Beispiel das Erleben von Todesangst entscheidend für die Verarbeitung der Erfahrung und nicht die tatsächliche Lebensbedrohung, die in der Situation gegeben war (Fontana, Rosenheck & Brett, 1992). Die Auswirkungen einer extremen Erfahrung können nicht losgelöst von der Person, die diese Erfahrung macht, gesehen werden.

Um den Einfluss der Persönlichkeitsfaktoren auf die Adaptation an traumatische Erfahrungen zu beurteilen, lässt sich eine Reihe von Untersuchungen (mit zum Teil inkohärenten Aussagen) heranziehen.

4.1 Zum Einfluss prätraumatischer Faktoren

Prätraumatische Faktoren sind zunächst das Geschlecht und das Alter der betroffenen Person, aber ebenso weitere demografische Faktoren wie der sozioökonomische Status, das Einkommen und die Bildung. Ebenso untersucht wurden die Relevanz vorausgegangener Lebenserfahrungen wie auch der Zusammenhang zwischen früheren psychologischen Variablen, wie Bewältigungsstil oder psychiatrische Vorerfahrungen, und der Adaptation an traumatische Erfahrungen.
Unterschieden wird auch im Bereich der prätraumatischen Variablen zwischen Faktoren, die das Individuum schützen (hier wird auch häufig vom Faktor der Resilienz gesprochen), und Faktoren, die es eher anfällig machen, traumabedingt zu erkranken (Risikofaktoren). Dem weiblichen Geschlecht anzugehören, hat sich mehr oder weniger konstant als Risikofaktor für die Entwicklung einer PTBS gezeigt, Frauen zeigen etwa doppelt so hohe Prävalenzraten wie Männer, obgleich Männer mehr traumatische Ereignisse erleben (Kessler et al., 1995). Dieser Effekt bleibt bestehen, auch wenn die Art des traumatischen Ereignisses kontrolliert, also ausgeschlossen wird, dass die häufigere Erkrankung von Frauen darauf zurückzuführen ist, dass Frauen Ereignisse massiver erleben (Breslau et al., 1998; Brewin, Andrews & Valentine, 2000).
Die Befunde bezüglich des sozioökonomischen Status lassen vermuten, dass ein niedriger sozialer Status einen negativen Einfluss auf die Adaptation an traumatische Erfahrungen hat (Keane, Scott, Chavoya, Lamparski & Fairbank, 1985; Boscarino, 1995). Allerdings können diese Untersuchungen, die an Vietnam-Veteranen durchgeführt wurden, auch so interpretiert werden, dass die traumatische Erfahrung und die traumarelevante Symptomatik ihrerseits erst den niedrigen Status bewirkte. Ähnliche Ergebnisse wurden auch in Bezug auf die Intelligenz traumatisierter Menschen gefunden. Silva et al. (2000) fanden, dass ein hoher Intelligenzquotient als eindeutig protektiver Faktor zu bewerten ist. Er stellte sich in ihrer Untersuchung als bester Prädiktor für eine positive Anpassung an unterschiedlichste traumatische Erfahrungen dar. Allerdings ist nicht zu sagen, ob dieser Faktor die innerpsychischen Fähigkeiten, trauma-

tische Erfahrungen zu bewältigen, beeinflusst oder ob nicht die höhere Intelligenz dazu befähigt, adäquate äußere Ressourcen zu nutzen. Auch in der Meta-Analyse von Brewin et al. (2000) konnte für den sozioökonomischen Status sowie für die Bildung eine zwar geringe, aber konstante Vorhersagekraft bestätigt werden.
Bei einem weiteren Personenfaktor, dem Alter, ist die Befundlage nicht so eindeutig wie z. B. in Bezug auf die Geschlechtszugehörigkeit. Eindeutig belegt ist zwar, dass bei Traumatisierungen im Kindes- oder Jugendalter ein statistischer Zusammenhang mit traumabedingten Störungen zu finden ist, bei sehr jungen Kindern steigt zudem die Wahrscheinlichkeit, dass es darüber hinaus zu weiteren Entwicklungseinschränkungen und dem Verlust bereits bestehender Fähigkeiten und Fertigkeiten kommt (Yule, 2001).
Bei Erwachsenen im frühen, mittleren und hohen Alter sind zum einen widersprüchliche, zum anderen keine Alterseffekte gefunden worden, wobei aber gesagt werden kann, dass es überwiegend das junge und mittlere Erwachsenenalter zu sein scheint, das als vulnerabler Entwicklungsabschnitt bezeichnet werden kann (Norris, 1992; Davidson, Hughes, Blazer & George, 1991). In einer in Deutschland durchgeführten Untersuchungen fand sich hingegen der Effekt, dass sowohl bei jüngeren als auch bei älteren Menschen ein starker Zusammenhang zwischen Alter und dem Vorhandensein einer PTBS zu sehen war, nicht aber im mittleren Alter (Maercker, 1998; Maercker, 1999).
Da man davon ausgehen kann, dass ein beträchtlicher Teil der älteren deutschen Bevölkerung traumatische Erfahrungen in der Vorgeschichte erlebt hat, könnte dieser Effekt auch darauf zurückzuführen sein, denn es wird von einer erhöhten Vulnerabilität bei dem Vorliegen traumarelevanter Vorerfahrungen ausgegangen (Green, Wilson & Lindy, 1985; Breslau et al., 1998).
Der Zusammenhang zwischen einer Traumatisierung in der Kindheit und einer Störungsentwicklung nach einer weiteren traumatischen Erfahrung im Erwachsenenalter konnte häufig belegt werden (Engel et al., 1993; Nishith, Mechanic & Resick, 2000). Bei VietnamVeteranen fand sich z. B. bei Personen mit PTBS häufiger körperlicher Missbrauch in der Kindheit als bei Personen ohne PTBS (Bremner, Southwick, Johnson, Yehuda & Charney, 1993).
Der gleiche Effekt fand sich, wenn einer Traumatisierung im Er-

wachsenenalter bereits eine Victimisierung ebenfalls im Erwachsenenalter vorausgegangen war (Resnick, Yehuda, Pitman & Foy, 1995). Traumatische Vorerfahrungen können offensichtlich eine Auswirkung auf die psychische Gesundheit haben, dies gilt wohl ebenso für andere psychische Erkrankungen, die ohne auslösendes Ereignis auftreten können und ihrerseits einen Einfluss auf die Bewältigung späterer traumatischer Erfahrungen zeigen können. Folgende Zusammenhänge wurden in Bezug auf bereits zuvor bestehende psychiatrische und/oder psychologische Auffälligkeiten gefunden:
Eine bestehende Vorgeschichte psychiatrischer oder psychologischer Erkrankungen kann als wichtiger Prädiktor für die Entwicklung einer PTBS angesehen werden (North, Smith & Spitznagel, 1994; Breslau, Davis, Andreski & Peterson, 1991). So fand z. B. McFarlane (1989) heraus, dass posttraumatische Symptome bei Feuerwehrleuten besser durch das Vorhandensein einer prätraumatisch erfolgten Behandlung psychischer Störungen vorhergesagt werden konnten als durch das Ausmaß des traumatischen Stressors. Auch im Bereich möglicher biologischer Vulnerabilitäten gibt es Hinweise, dass die Symptomatik weniger stark von der traumatischen Erfahrung an sich beeinflusst wird als durch die biologischen Dispositionen, die entweder durch Lernerfahrungen erworben oder angeboren sein können (Butollo & Hagl, 2003).
Insgesamt ist zu sagen, dass sich die prätraumatischen Persönlichkeitsfaktoren als weniger aussagekräftig hinsichtlich der Entwicklung traumabedingter Störungen erwiesen als die peri- und posttraumatischen Adaptationsprozesse (Maercker, 2003). Allerdings sind diese prätraumatischen Faktoren im Unterschied zu Variablen, die eher die Selbstprozesse einer Person betreffen, also alle Faktoren, die die Interaktion zwischen Individuum und Welt betreffen (z. B. Schuldgefühle, Bewältigungsstil, Überzeugungen), relativ einfach zu erfassen, zudem haben sie sich nicht nur als Prädiktor für die Entstehung einer PTBS, sondern ebenso für das Auftreten einer ABS erwiesen (Harvey & Bryant, 1999). Sucht man nach objektivierbaren Kriterien zur Indikationsstellung früher Interventionen, können die dargestellten Faktoren Anhaltspunkte jenseits individueller peri- und posttraumatischer Prozesse sein, auch wenn diese sich als wichtig im Bedingungsgefüge posttraumatischer Adaptation erwiesen haben.

4.2 Die peritraumatische Phase

Hier werden vor allem zwei Reaktionskomplexe als bedeutend hinsichtlich ihrer protektiven oder vulnerabilisierenden Relevanz für den weiteren Verlauf diskutiert: das Ausmaß an Dissoziation in der peritraumatischen Phase sowie der erlebte und ausgefüllte Handlungsspielraum, den eine Person während des Ereignisses wahrnimmt.

Eine mögliche unmittelbare Reaktion auf eine lebensbedrohliche, plötzliche und unerwartete Situation wird unter dem Begriff peritraumatische Dissoziation zusammengefasst. Ob und in welchem Ausmaß ein extremer Stressor von einer Person als lebensbedrohlich eingeschätzt und mit höchster Erregung verbunden wird – und so dissoziatives Erleben auslöst –, hängt zum einen von den Vorerfahrungen, zum anderen von den Prädispositionen z. B. bezüglich Schreckhaftigkeit ab.

Obwohl das Ausmaß der dissoziativen Reaktionen und Verhaltensweisen sich in einer Reihe von Untersuchungen als guter Prädiktor für die Entwicklung einer Akuten sowie Posttraumatischen Belastungsstörung gezeigt hat (z. B. Cardeña & Spiegel, 1993; Erikson & Lundin, 1996; Ehlers, Mayou & Bryant, 1998; Birmes et al., 2001), konnte in anderen Untersuchungen kein solcher Zusammenhang festgestellt werden (McFarlane, Atchison & Yehuda, 1997; Brewin, Andrews, Rose & Kirk, 1999). Es wird diskutiert, dass eher das Andauern des dissoziativen Zustands in den Tagen und Wochen nach dem traumatischen Ereignis als Prädiktor für Entwicklung einer PTBS gesehen werden kann als der dissoziative Zustand während des Ereignisses (Panasetis & Bryant, 2003).

Als zweiter wichtiger peritraumatischer Faktor wird die Einschätzung der Möglichkeiten, das Ereignis durch die eigenen Reaktionen zu beeinflussen, genannt. Untersucht wurde die Beurteilung der Handlungsmöglichkeiten unter anderem im Kontext von Vergewaltigungen und politischer Inhaftierung (Boos, Ehlers, Schutzwohl & Maercker, 1998; Ehlers et al., 1998; Ehlers, Maercker & Boos, 2000). In diesen Arbeiten fanden die Autoren ein bipolares Muster, das sie durch das Konstrukt des mental planning vs. mental defeat beschrieben. Es fand sich bei einem Teil der untersuchten Personen das Gefühl, dem Aggressor in der Situation vollständig ausgeliefert zu sein. Eine innere Kapitulation, die verhinderte, dass die Betroffenen Strategien entwarfen, um die Situation für sich erträglicher zu machen, z. B. Fluchtmöglichkeiten oder Gegenwehr zu erwägen. Dagegen berichteten andere, dass sie während des traumatischen Ereignisses – auch wenn faktisch keine Kontrolle über die Situation möglich war – keine Gefühle des Sich-Aufgebens erlebten und in der Lage waren, Pläne zur Verbesserung der Situation zu entwickeln. Auf der Basis des beschriebenen Konstrukts wurde nach Zusammenhängen zwischen Selbstaufgabe vs. Selbstwirksamkeit und dem Therapieerfolg sowie der Entwicklung einer PTBS gesucht.

Etwa bei der Hälfte der Personen mit chronischer PTBS lagen deutliche Hinweise auf Verlust der inneren Autonomie vor, während dies bei Personen ohne PTBS mit einer Ausnahme nie der Fall war (jeweils 26 Personen; Boos et al., 1998). Auch konnten die Personen, die Gedanken und Gefühle der Kapitulation während des Ereignisses hatten, also zu mental defeat neigten, geringer von einem therapeutischen Angebot profitieren (Ehlers et al., 1998).

Beschäftigt man sich mit der Frage nach den »richtigen« Interventionen im peritraumatischen Bereich, sind diese Forschungsergebnisse zu berücksichtigen. Zum einen dürfen Menschen, die für sich das Gefühl der eigenen Autonomie und Handlungsfähigkeit in einer traumatischen Situation aufrechterhalten konnten, nicht durch Maßnahmen von außen in eine passive Rolle gedrängt, zum »Opfer« quasi erst gemacht werden.

Die Erzählung eines psychosozialen Helfers, der im Rahmen der Flughafenbetreuung von Touristen aus den Tsunamigebieten (2004/2005) erlebte, wie ein Fluggast voller Zorn einem wohl zu aufdringlichen Betreuer zurief, »wir werden doch erst hier zu Opfern gemacht«, verdeutlicht diese Gefahr.

Zum anderen kann man annehmen, dass Personen, die bereits handlungsunfähig sind und sich vollständig an die Situation ausgeliefert fühlen, von Interventionen, die ihnen einen autonomen Handlungsspielraum eröffnen, profitieren.

Ein weiterer wichtiger Faktor der peritraumatischen Phase ist die Gesamtheit der konkreten Sinneseindrücke, denen ein Mensch ausgesetzt war und wie diese – in Abhängigkeit von den biophysiologischen Stressreaktionen – verarbeitet, gespeichert und erinnert wer-

den. Hier kann davon ausgegangen werden, dass die Eindrücke aus extremen traumatischen Erfahrungen anders im Gedächtnis abgespeichert werden als normale, neutrale oder auch normal stressende Ereignisse (Krystal, Bremner, Southwick & Charney, 1998; Bremner et al., 1995, van der Kolk & Fisler, 1995). Mit extrem starken Emotionen verknüpfte Erfahrungen werden nicht im Hippocampus, sondern über die Amygdala in einer fragmentierten Speicherung über das Limbische System festgehalten und erinnert. Dissoziative Zustände führen zu einer Zersplitterung und Fragmentierung der Eindrücke mit teilweise amnestischem Ausmaß. Die Abspeicherung dieser »Fragmente« kann als nichtsprachlich bezeichnet werden, es sind eher diffuse sensorische Erinnerungen. Dabei können ein Geruch, ein Geräusch, eine Bewegung als auslösender Stimulus wirken und traumabedingte Assoziationen und Reaktionen auslösen. Weder muss dabei die Wahrnehmung des konditionierten (und oftmals generalisierten) Reizes bewusst erfolgen (vgl. Metcalfe & Jacobs, 1996), noch muss eine bewusste Erinnerung an den Reiz in der traumatischen Situation vorhanden sein. Häufig fehlen den Betroffenen zum Beispiel die Erinnerungen an akustisches Geschehen, das Martinshorn wurde nicht gehört, das Anfliegen des Hubschraubers wurde nicht wahrgenommen, und auch in der Erinnerung sind keine Geräusche in den Minuten nach einem Unfall vorhanden. Und trotzdem kann bei der gleichen Person das Geräusch eines Hubschraubers oder ein entfernt klingendes Martinshorn Angstzustände und panische Reaktionen auslösen, ohne dass die Betroffene einen Zusammenhang mit dem traumatischen Geschehen herstellen kann. Man kann sich vorstellen, wie heilend und entlastend es für einen Menschen, der von für ihn selbst völlig unerklärlichen Zuständen überwältigt wird, sein kann, im Rahmen von frühen Interventionen ein ihm verständliches und nachvollziehbares Erklärungsmodell für seine beängstigenden und verunsichernden Reaktionen an die Hand zu bekommen. Um eine heftige Alarmreaktion auszulösen, braucht es im Gefolge von extrem lebensbedrohlich und unkontrollierbar wahrgenommenen Situationen teilweise nur unterschwellige Auslöser, die ohne bewusste Wahrnehmung die entsprechenden Reaktionen auslösen, wobei auch für die Reaktionen oftmals keine entsprechenden semantischen Gedächtnisinhalte vorliegen.
So beeinflusst natürlich auch neben den Reaktionen während und

unmittelbar nach dem Trauma die Art und Weise, wie Menschen das Ereignis beurteilen. Den posttraumatischen Prozessen, den kognitiven Bewertungen, den individuellen Bewältigungsprozessen, die eine posttraumatische Symptomatik auslösen sowie den Auswirkungen der sozialen Unterstützung wird eine entscheidende Rolle im Bedingungsgefüge der Adaptation an traumatische Erfahrungen zugesprochen.

4.3 Posttraumatische Prozesse

Die Verarbeitung extrem stressvoller Ereignisse wird natürlich zuallererst durch das Ereignis an sich bestimmt, aber wie schon beschrieben, wird eine stressvolle Erfahrung häufig erst durch den individuellen Adaptationsprozess zu einem traumatischen Ereignis. Ob eine Person durch zufällige Beobachtung eines Unfalls, bei dem ein Kind schwer verunglückte, oder ob eine Mutter durch einen Unfall, bei dem ihr Kind lebensgefährlich verletzt wurde, belastet ist, zieht zwar unterschiedliche unmittelbare und langfristige Veränderungen und Anforderungen nach sich, trotzdem kann nur aufgrund des Ereignisses wenig vorhergesagt werden über die Reaktionen der beteiligten Personen.
Es ist augenscheinlich, dass die Mutter, deren Kind vom Sterben bedroht ist, zum einen massive Angst- und Stressreaktionen erlebt, zum anderen auch in den Stunden und Tagen nach dem Unfall erheblichen Belastungen ausgesetzt sein wird. Gesetzt den Fall aber, dass die Mutter den Aufprall nicht gesehen hat, sie trotz Stress in der Situation halbwegs ruhig und funktionell reagieren konnte und sich das Kind wieder vollkommen erholt, besteht eine hohe Wahrscheinlichkeit, dass sie keine traumabedingten Störungen entwickeln wird, das Ereignis also nicht zum »Trauma« wird.
Dagegen wird sich auf den ersten Blick das Leben des unbeteiligten Zeugen nach dem Beobachten eines Unfalls im Vergleich zu den Veränderungen, die eine schwere Verletzung von Angehörigen nach sich zieht, wenig ändern. Wenn aber zum Beispiel diese Person in den Sekundenbruchteilen vor dem Unfall bemerkte, dass das Kind dabei war, unaufmerksam die Straße zu überqueren, und eigentlich schon

einschreiten wollte, sie den Aufprall direkt vor Augen hatte, stark dissoziierte und den Unfallort augenblicklich und im Zustand der Desorientierung verließ und über keinerlei Informationen über den gesundheitlichen Zustand des Kindes verfügt, kann dieses Ereignis für die betroffene Person durchaus zu lang anhaltenden traumabedingten Beschwerden führen.

Wir haben es also immer mit einem vielschichtigen Prozess zu tun, in dem eine Reihe von Faktoren unveränderbar ist, andere hingegen durch die im Gefolge der Erfahrungen stattfindenden Auseinandersetzungsprozesse entscheidend beeinflusst werden. Theoretisch kann in beiden Fällen das Ereignis zu einer traumatischen Erfahrung mit bedeutsamen Auswirkungen werden, denn auch im zuerst geschilderten Beispiel könnte die Mutter mit schweren Schuldgefühlen reagieren, sie könnte sich zum Beispiel vorwerfen, nicht aufmerksam genug gewesen zu sein, oder aber auch dadurch, dass sie vielleicht verspätet und in Eile das Haus verlassen hat, verantwortlich für den Unfall zu sein. Diese Schuldgefühle können dann dazu führen, dass es schwierig oder unmöglich wird, sich mit dem Geschehen auseinander zu setzen, dass alles vermieden wird, was damit zusammenhängt, und so eine Spirale in Gang gesetzt wird, die zu der Entwicklung einer posttraumatischen Belastungsstörung führen kann. Festgestellt wurde schon, dass die initialen Reaktionen wie das Ausmaß der Stressreaktion und der wahrgenommene und ausgefüllte Handlungsspielraum eine Rolle spielen (Kushner, Riggs, Foa & Miller, 1992). Wie lange brauchte es, bis ein Beobachter das Geschehen überhaupt verstanden hat, wie schnell wurde der Notarzt alarmiert, wurde erste Hilfe geleistet oder konnte der »unbeteiligte« Zeuge sich um Angehörige oder andere in den Unfall verwickelte Personen kümmern?

Das dissoziative Verhalten während eines traumatischen Ereignisses kann in manchen Fällen die negativen Konsequenzen des Geschehens noch verstärken, wenn zum Beispiel bei Bränden Personen sich nicht aus der Gefahrenzone bringen, sondern sich dem Brandherd nähern (Koopmann, Classen & Spiegel, 1998). Nachdem die betroffenen Menschen dann wieder »zu sich« gekommen sind – wenn sich die peritraumatische Dissoziation zurückentwickelt –, wird die Art und Weise, wie sie ihre unmittelbaren Reaktionen auf das Ereignis beurteilen, die weitere Verarbeitung nachhaltig beeinflussen.

Zweiter wichtiger Faktor ist das, was eine Person gesehen, gehört, gerochen, geschmeckt und gespürt hat, also die konkreten Sinneseindrücke, wie diese gespeichert wurden und wie mit den Erinnerungen umgegangen wird. Die Bewältigung der Sequenzen, die intrusiv erlebt werden, also ob jemand versucht, die Erinnerungen wegzudrängen oder ob er diese und die damit verbundenen Gefühle zulassen kann, beeinflusst die posttraumatische Verarbeitung in den Tagen und Wochen nach der traumatischen Erfahrung. Bewertet ein Mensch z. B. seine peritraumatischen Reaktionen als unzulänglich, kann es zu einem vermehrten Versuch kommen, traumabezogene Gedächtnisinhalte zu vermeiden.
In unterschiedlichen Untersuchungsdesigns wurde der Frage nachgegangen, inwieweit der Versuch, Gedanken an einen traumatischen Vorfall zu vermeiden, zu einem verstärkten Auftreten von Erinnerungen an die traumatische Erfahrung führt, also im Grunde einen gegenteiligen Effekt auslöst. Gerade das Ausmaß der Vermeidung von Erinnerungen und Gedanken an das Ereignis war dabei entscheidend für die Aufrechterhaltung von intrusiven Gedanken (Cohen & Roth, 1987; Steil, 1997). Davies & Clark (1998) konnten zeigen, dass der Versuch, traumarelevante Erinnerungen zu unterdrücken (bezogen auf einen Dokumentarfilm über einen schweren Brand), langfristig zu einem häufigeren Erinnern genau dieser Erinnerungen führte als der Versuch, freundliche Erinnerungen (bezogen auf einen Dokumentarfilm über einen Polarbär) wegzudrücken. Obwohl es den Probanden gelang, die unangenehmen Erinnerungen direkt nach dem Versuch zu unterdrücken, waren zu einem zweiten Messzeitpunkt die unangenehmen Erinnerungen verstärkt vorhanden, die Autoren nannten dies »Rebound«-Effekt.
Direkt verknüpft mit der Art und Weise, wie Menschen mit Intrusionen umgehen, ist die allgemeine Bewältigungsstrategie, mit der jemand versucht, Ereignisse emotional, kognitiv und verhaltensbezogen zu verarbeiten. Auch hier hat sich ein vermeidender Bewältigungsstil als eher ungünstige Strategie erwiesen (Solomon, Mikulincer & Flum, 1988; Amir, Kaplan, Efroni, Levine & Kotler, 1997; Warda & Bryant, 1998; Dunmore, Clark & Ehlers, 2001). Vermeidung von Gedanken, Gefühlen und Handlungen, die mit dem Trauma assoziiert sind – sei es als traumabedingte Reaktion oder als Bewältigungsstil –, hat ihre Ursache unter anderem in der Bedeutung,

die dem Geschehen gegeben wird, und der Bewertung der eigenen Fähigkeit, mit dem Ereignis umzugehen.
Die Art und Weise, wie ein Mensch das traumatische Geschehen sowie die traumabedingten Symptome bewältigt, hängt daher eng zusammen mit der subjektiven Interpretation der traumatischen Erfahrung sowie der erlebten Konsequenzen. Die Forschungsgruppe um Ehlers führt negative Interpretationen bezüglich der traumatischen Erfahrung auf das grundlegende Gefühl einer anhaltenden Bedrohung und die besonderen Merkmale des Traumagedächtnisses zurück. Sie gehen davon aus, dass dysfunktionale Kognitionen bezüglich der erlebten Veränderungen, im Besonderen der Intrusionen (Dunmore, Clark & Ehlers, 2001), zu einer zunehmenden Belastung führen, die wiederum eine Zunahme des Vermeidungsverhaltens bedingen können. Als weitere Variablen, die den Adaptationsprozess beeinflussen, zeigten sich in verschiedenen Studien auch Gedankenunterdrückung, Grübeln (Steil und Ehlers, 2000; Dunmore et al., 2001; Mayou, Ehlers & Bryant, 2002) und exzessive Rachefantasien, die als ablenkende Strategie zur Vermeidung der bedrohlichen Gedanken, Erinnerungen und Gefühlen gesehen werden können (Ehlers et al., 1998; Mayou, Bryant & Ehlers, 2001).
Die negativen dysfunktionalen Kognitionen, die negative Sicht auch auf andere Personen sowie andere Ereignisse, Charakteristika des Traumagedächtnisses sowie die Aktivierung und Aufrechterhaltung der Furchtstrukturen sind Komponenten, die im Rahmen von kognitiven Modellen entwickelt und in zahlreichen Untersuchungen auch hinsichtlich der therapeutischen Relevanz kognitiv-behavioraler Interventionen getestet wurden (Ballenger et al., 2000).
Offen bleibt, wie solche dysfunktionalen Interpretationen entstehen und ob sie sich infolge einer traumatischen Erfahrung entwickeln oder im Sinne einer Persönlichkeitsvariable auch schon vorher vorhanden waren und zur Entwicklung einer PTBS beitragen.
Einige Autoren sind der Meinung, dass negative Interpretationen der traumatischen Erfahrung ihren Ursprung in dem existenziellen Verlust von Sicherheit und Orientierung haben. Traumatische Erfahrungen können fundamentale Überzeugungen über sich selbst und die Welt bedrohen und verändern oder sogar zerstören (Janoff-Bultmann, 1985, 1992). Diese Überzeugungen beziehen sich einerseits darauf, wie die Welt an sich wahrgenommen und eingeschätzt

wird, z. B. als guter, sicherer und verlässlicher Ort, und andererseits auch darauf, wie ein sicheres und gutes Leben in dieser Welt durch das eigene Verhalten kontrollierbar und vorhersehbar gestaltet werden kann.

Menschen mit traumabedingten Störungen haben ihre Sicherheit, ihr Vertrauen ins Leben oft durch das Erleben eines massiven Kontrollverlustes verloren. Die Art und Weise, wie dieser Kontrollverlust attribuiert wird, hängt offenbar zusammen mit der Entwicklung einer posttraumatischen Symptomatik. Externale Ursachenzuschreibungen lösen bei einem negativen Ereignis eher Wut und Ärger aus, während internale Zuschreibungen eher zu Gefühlen der Schuld und Scham führen können und mit einer höheren Wahrscheinlichkeit traumabedingt zu erkranken verbunden sind. So ist als nächster bedeutender Prozess das Ausmaß an Selbstvorwürfen, die in Bezug auf den Verlauf des traumatischen Ereignisses entwickelt werden, zu sehen (Joseph, Brewin, Yule & Williams, 1991, 1993; Joseph, Williams & Yule, 1995; Ehlers & Clark, 2000). Wie verantwortlich sich jemand in Bezug auf das Ereignis fühlt oder aber auch tatsächlich verantwortlich ist – sei es durch Gleichgültigkeit, Unachtsamkeit, Fahrlässigkeit oder intentionales Verhalten –, spielt, neben dem Umgang mit der akuten Symptomatik, zum einen für den Verlauf, zum anderen aber auch aus Sicht der Autoren für die therapeutischen Schritte im Rahmen einer Akutintervention eine wichtige Rolle.

Delahanty et al. (1997) untersuchten die kurz- und langfristigen Auswirkungen schwerer Verkehrsunfälle in Abhängigkeit davon, ob die Betroffenen den Unfall selbst verantworteten oder nicht. Sie fanden eine signifikant höhere Ausprägung posttraumatischer Symptomatik bei der Gruppe von Personen, die den Unfall nicht verschuldet hatten. Dieses Resultat mag auf den ersten Blick erstaunen, aber in dieser Untersuchung zeigt sich, dass das Gefühl, einen schweren Unfall verursacht zu haben, verknüpft ist mit dem Aufrechterhalten der Annahme, die Welt sei kontrollierbar und dadurch verknüpft mit einem Mehr an Sicherheit. Leider sagen die Autoren nichts darüber aus, ob bei den untersuchten Unfällen Menschen zu schwerem Schaden oder zu Tode gekommen sind. Es ist zu vermuten, dass gerade in Bezug auf das Gefühl, Kontrolle gehabt zu haben, der faktische Ausgang des Ereignisses von entscheidender Bedeutung ist. Denn bei traumatischen Ereignissen, die den Tod von Menschen zur Folge

hatten, wurde ein Zusammenhang zwischen dem Ausmaß an Selbstbeschuldigungen und der Auftretenswahrscheinlichkeit einer PTBS gefunden (Pitman et al., 1991; Joseph, Hodgkinson, Yule & Williams, 1993; Kubany et al., 1995). Auch waren Schuld- und Schamgefühle verknüpft mit sozialem Rückzug, was dafür sprechen würde, dass es diesen Personen besonders schwer fällt, sich soziale Unterstützung zu suchen (Brewin, McCarthy & Furnham, 1989).
Grundsätzlich wird angenommen, dass Personen, die annehmen, sie könnten ihr Leben und ihre Umwelt stabil kontrollieren, auf unkontrollierbare Ereignisse mit den größten Anpassungsproblemen reagieren (Joseph, Yule & Williams, 1993; Joseph, Brewin, Yule & Williams, 1993; Joseph, Williams & Yule, 1995), während diejenigen, die davon ausgehen, dass jedem schreckliche Dinge passieren können, diese Ereignisse dann, wenn sie auftreten, auch besser bewältigen können. Interessant ist in diesem Zusammenhang die Frage, ob Menschen, die zum Beispiel durch ihren Beruf weit reichende Erfahrungen mit menschlicher Grausamkeit, aber auch mit Unfällen, Krankheit, Leid und Tod besitzen, auf Grund dieses Wissens eher geschützt sind, nach möglichen traumatischen Erfahrungen zu erkranken. Grundsätzlich scheint es nahe zu liegen, dass diese Berufsgruppen über Möglichkeiten verfügen, die Vielzahl von traumatogenen Ereignissen, mit denen diese konfrontiert sind, positiv zu integrieren. Eine Untersuchung von Violanti (2001) beschäftigt sich mit den Bewältigungsmechanismen von Polizeianwärtern in Abhängigkeit von niedrigem oder extremem Stress. Sie fanden, dass die Rekruten quasi am Ausmaß des Stressors wuchsen; denn, wie die Messung durch die Ways of Coping Check List (WCCL) (Folkmann & Lazarus, 1988) zeigten, werden umso effektivere Bewältigungsstrategien erstellt, je extremer der Stress war. Der Autor wirft in diesem Zusammenhang die Frage auf, ob nicht durch Interventionen, die davon ausgehen, dass die Einsatzkräfte durch ihre Tätigkeit belastet, also traumatisiert und krank sind, die prinzipielle Fähigkeit zur positiven Bewältigung der Tätigkeit verringert wird, da es zu einer »Umkodierung« der Überzeugungen bezüglich eigener Bewältigungsfähigkeit kommen kann.
Das Konzept der Hardiness (Wiederstandskraft) beschreibt genau diese Überzeugungen, die es einem Menschen möglich machen, ohne größere Angst und vertrauensvoll auch schwere Lebenskrisen zu

bewältigen (Kobasa, Maddi, Kahn, 1982; Maddi, 2004). Hardiness wird durch drei Bereiche charakterisiert: die subjektiven Überzeugungen von Eingebundensein, Kontrollmöglichkeiten und Weiterentwicklung, und wird als protektiver Faktor gesehen.
Der Versuch, die traumatische Erfahrung in das Weltbild, die Überzeugungen, den Glauben einzuordnen und das Geschehen zu verstehen, kann zu einer positiven Verarbeitung des Ereignisses führen. Vorausgesetzt ist hier natürlich eine Integration in vorhandene Überzeugungen, Handlungskonzepte und Werte- und Sinnvorstellungen, ein Vorgang, der unter dem Konstrukt Kohärenz subsumiert werden kann (Antonovsky, 1987, 1997). In einer der ersten Untersuchungen zum Kohärenzsinn konnten Frommberger et al. (1999) nachweisen, dass kognitive und emotionale Reaktionen auf einen Verkehrsunfall, unabhängig von der Schwere der Unfalls, mit dem Kohärenzsinn der betroffenen Personen zusammenhängen. Einige Tage nach dem Unfall konnte ein negativer Zusammenhang zwischen hohem Kohärenzsinn und posttraumatischer Symptomatik gefunden werden. Psychologische Variablen scheinen einen entscheidenden Einfluss auf die Verarbeitung traumatischer Erfahrungen und deren Auswirkungen zu haben, subsumieren die Autoren ihre Ergebnisse.
Als weiterer protektiver Faktor, der auch in der Resilienceforschung gefunden wurde, wird das Glaubenssystem einer betroffenen Person diskutiert. In einer Pilotuntersuchung von Brune et al. (2002) gingen die Autoren der Frage nach, inwieweit starke religiöse Glaubenssysteme einen positiven Effekt auf den Therapieverlauf und die posttraumatische Anpassung aufweisen. Sie fanden einen starken positiven Zusammenhang zwischen Therapienutzung, gelungener Anpassung und der Stärke religiöser Überzeugungen.
Eingangs wurde dargestellt, dass die peritraumatischen Reaktionen einen wichtigen Faktor darstellen, aus einigen dieser Reaktionen können sich posttraumatische protektive Faktoren entwickeln, die unmittelbar mit dem peritraumatischen Erleben und den neurobiologischen Abläufen verknüpft sind. Bei Ereignissen, die als traumatisch bezeichnet werden, kann es, wie bereits dargestellt, zu keiner nennenswerten Dämpfung der stressbezogenen Aktivitäten der limbischen Zentren kommen. Unter höchstem Stress feuert die Amygdala sozusagen gegen beruhigende kognitive Aspekte, die durch Cortex und Hippocampus vermittelt werden können (LeDoux,

1998). So wie die Zersplitterung in der Dissoziation wird nun das traumatische Erlebnis an sich aufgesplittert in das implizite Gedächtnis gespeichert und »es fehlen die Worte«, das Ereignis zu beschreiben. Anders wenn der Stress nachgelassen hat, entweder weil von dem auslösenden Ereignis keine wahrnehmbare Gefahr mehr ausgeht oder es bewältigt wurde. Klingen die Stressreaktionen in der Situation ab, kann das Ereignis explizit gespeichert und so als abgeschlossene Geschichte biografisch erinnert und erzählt werden. Erzählen, berichten und mitteilen sind in der Regel interpersonelle Vorgänge – und damit sind wir bei einem weiteren protektiven Faktor und gleichzeitig bei den auf ein Individuum einwirkenden Umweltfaktoren, den sozialen Beziehungen, angelangt. Das Offenlegen der traumatischen Erfahrung wurde von der Arbeitsgruppe um Pennebaker als protektiver Faktor diskutiert. Persönliche Offenheit und das schriftliche oder mündliche Berichten der traumatischen Erfahrung sowie der Gedanken und Gefühle, die damit verbunden sind, wurden von Pennebaker und Kollegen unter dem Konstrukt »Disclosure« zusammengefasst (Pennebaker, 1989). Bisherige Untersuchungen deuten auf gesundheitsfördernde Effekte durch ein Offenlegen traumarelevanter Aspekte hin, dies in erster Linie auf das körperliche, aber auch auf das psychische Befinden. Die stressreduzierende Wirkung wurde durch ein Design aufgezeigt, in dem gesunde Probanden emotional belastende Prozesse aufgeschrieben hatten. Studenten, die emotional belastende Inhalte berichten sollten, unterschieden sich in Bezug auf eine Kontrollgruppe zu mehreren Messzeitpunkten hinsichtlich der Verbesserung des allgemeinen psychischen Befindens und der Verbesserung der physischen Gesundheit und der Immunfunktionen (bezogen auf den ersten Messzeitpunkt vor dem Schreiben), was unter anderem auch zu einer Abnahme der Arztbesuche führte (Pennebaker, Kiecolt-Glaser, Glaser, 1988; Pennebaker & Francis, 1988, 1996; Pennebaker, 1993). Ähnliche Ergebnisse wurden auch bei Witwen, deren Männer durch Suizide oder Verkehrsunfälle verstarben (Pennebaker & O'Heeron, 1984), und bei Büroangestellten (Spera, Buhrfeind & Pennebaker, 1994) gefunden. Das bewusste Verschweigen belastender Erlebnisse hingegen führte zu negativen gesundheitlichen Effekten, sodass dem Nichtoffenlegen belastender Erfahrungen ein stärkerer schädigender Einfluss zugesprochen wurde als der Erfahrung selbst (Pennebaker, 1985;

Larson & Chastain, 1990). Allerdings muss kritisch angemerkt werden, dass diese Effekte bei gesunden Stichproben gefunden wurden. In klinischen Stichproben wird Disclosure zum einen im Rahmen kognitiv-behavioraler Therapieansätze eingesetzt und untersucht und zum anderen mit Hilfe des Disclosure-Schreibschemas von Pennebaker untersucht, hier fanden sich zum Teil gegensätzliche Ergebnisse. Bei körperlich erkrankten Personen wurde eine gesundheitsförderliche Disclosure-Wirkung (Smith, Stone, Hurewitz & Kaell, 1999) ebenso wie langfristig negative Effekte (Kelley, Lumley & Leisen, 1997) gefunden. Auch bei Stichproben mit Psychotherapiepatienten und traumatisierten Menschen müssen divergierende Ergebnisse diskutiert werden. So fand Routbort (1998), dass Frauen, die angaben, über eine erlebte Vergewaltigung frei sprechen zu können, weniger belastet waren als diejenigen, die schwer darüber sprechen konnten. Brown und Heimberg (2001) fanden hingegen keine gesundheitsfördernden Disclosure-Effekte bei vergewaltigten Frauen. Andere Untersuchungsergebnisse zeigen ähnlich unterschiedliche Bilder. Positive, neutrale, aber auch negative Effekte werden im Kontext schriftlicher Disclosures berichtet.

Die gesundheitsfördernde Wirkung von schriftlichem oder mündlichem Disclosure im therapeutischen Kontext, also dann, wenn ein unmittelbares Gegenüber vorhanden ist, sind ermutigender. Foa, Molnar & Cashman (1995) konnten einen Zusammenhang zwischen der Häufigkeit des offenen Erzählens der traumatischen Erfahrung und der Abnahme der traumabedingten Symptome feststellen. Anscheinend ist es aber so: Je schwerer die untersuchten Personen vor dem Beginn der Offenlegung belastet waren, desto geringer oder auch negativer war der Effekt des Disclosure[13].

Insgesamt kann man die unterschiedlichen Ergebnisse zu Disclosure folgendermaßen interpretieren: Die für eine positive Wirkung angenommenen Prozesse der Habituation, kognitiven Reorganisation und nachlassenden Fragmentierung negativer Erfahrungen können bei traumatischen Erfahrungen nur in einem sozialen Kontext zum Tragen kommen (Pennebaker, 1995; Foa & Riggs, 1995).

Soziale Prozesse, so vermuten Lepore und Kollegen (Lepore, 1996;

---

[13] Es ist vorstellbar, dass diese Ergebnisse darauf zurückzuführen sind, dass Disclosure – ähnlich wie Konfrontation – nur dann zu empfehlen ist, wenn eine traumabedingt erkrankte Person wieder ein ausreichendes Sicherheits- und Stabilitätsniveau erreicht hat.

Lepore, 1997; Kliewer, 1998), können gerade bei traumatischen Erfahrungen, die ja häufig mit Scham, Schuld, Trauer und Verzweiflung verknüpft sind, einen wesentlichen Einfluss auf die Offenlegung haben. Dies zum einen durch die unmittelbare Unterstützung der anwesenden Person, zum anderen aber auch dadurch, dass nach dem erstmaligen Mitteilen weitere soziale Ressourcen besser genutzt werden können. Es wird vermutet, dass durch offenes Erzählen die Integration und die soziale Unterstützung verbessert werden (Niederhoffer & Pennebaker, 2002). Befunde aus einer Untersuchung von Heffner-Johnson (2002), die zeigen konnten, dass die Personen, die über belastende Erinnerungen schreiben, mehr soziale Unterstützung erhalten als die, die über neutrale Themen berichteten, unterstützen diese Annahmen.

Die Wechselwirkung zwischen Individuum und Umwelt beeinflusst anscheinend zum einen die Möglichkeit, belastendes Material zu berichten, zum anderen erhöhen die Mitteilungen über traumatischen, Erfahrung das unterstützende Verhalten seitens derer, die zuhören. Diese Studienergebnisse sind, umgesetzt in die Konzeption und Durchführung früher Interventionen, interessant. Wie können von außen Menschen in die Lage versetzt werden, sich so stabil und sicher zu fühlen (und dies auch in der retrospektiven Beurteilung der Situation), dass »erzählen« möglich ist, ohne dass das Erregungsniveau oder die Alarmreaktionen zunehmen, sondern im Gegenteil der Gesamtorganismus eher zur Ruhe kommt.

Ob und wie über eine Erfahrung berichtet werden kann, ist abhängig von den unmittelbaren Reaktionen der betroffenen Personen, da diese Einfluss auf die Art und Weise haben, wie traumarelevantes Material gespeichert wurde, also ob es überhaupt in semantische Strukturen eingebunden wurde. Beruhigende, unterstützende stressreduzierende peritraumatische Interventionen, die vielleicht sogar schon nah am Geschehen die Möglichkeit der Narration der Erfahrung bieten, können – so ist zu vermuten – die posttraumatische Fähigkeit zu Disclosure günstig beeinflussen, was wiederum einen Einfluss auf die Verarbeitung des traumarelevanten Materials haben kann. Als letzter protektiver Faktor die sozialen Ressourcen, deren protektive Funktion zum Beispiel in Bezug auf das Berichten traumarelevanter Ereignisse eine Rolle spielen kann.

Forschungsergebnisse bezüglich eines Zusammenhanges zwischen sozialer Unterstützung und der Art und Weise, wie traumatische Erfahrungen bewältigt werden, finden über verschiedene traumatische Erfahrungen hinweg ähnliche Resultate. Betroffene mit einer PTBS oder anderen traumabedingten Störungen verfügen über weniger soziale Interaktionen, weniger angemessene Unterstützung sowie über weniger sichere Bindungen und Bindungserfahrungen wie Betroffene ohne chronifizierte traumabedingte Symptomatiken (Boscarino, 1995; Mikulincer, Florian & Weller, 1993; Dozier, Stovall & Albus, 1999; Maragkos, 2002, 2003).

Anders gesagt: Je mehr soziale Unterstützung vorhanden ist, desto geringer ist das Risiko, an einer traumabedingten Störung zu erkranken (Fontanta & Rosenheck, 1994, 1997; Solomon & Smith, 1994). Interessanterweise hat anscheinend eine wahrgenommene fehlende soziale Unterstützung einen größeren negativen Effekt als wahrgenommene vorhandene Unterstützung in Richtung eines positiven Effektes (Solomon, Mikulincer, Avitzur, 1988). Auch in der Meta-Analyse von Brewin et al. (2000) wurde das Fehlen von sozialer Unterstützung als bedeutsamer Risikofaktor ermittelt.

Ebenso wird eine Reihe weiterer Umweltfaktoren wie materielle Unterstützung, soziale und gesellschaftliche Anerkennung sowie konkrete Hilfe zur Gestaltung des Alltags als protektive soziale Faktoren genannt. Schon Green et al. beschrieben 1985 die Relevanz des sozialen Netzwerks, in dem das persönliche Umfeld, aber ebenso die kommunalen, gesellschaftlichen und kulturellen Rahmenbedingungen zur Wiederherstellung beitragen können. In ihrer Untersuchung unterschieden sie zudem zwischen dem Ausmaß der angebotenen und der tatsächlich wahrgenommenen Unterstützung und fanden, dass eine niedrige wahrgenommene soziale Unterstützung mit einer erhöhten traumabedingten Symptomatik einherging. Die Unterscheidung beinhaltet besonders im Hinblick auf das Angebot früher Unterstützungsmöglichkeiten interessante Aspekte. Die Art und Weise, wie ein Individuum auf Angebote aus dem persönlichen Umfeld wie auch aus dem öffentlichen Bereich reagiert, beeinflusst offensichtlich den protektiven Nutzen der sozialen Unterstützung (Gillespie, Duffy, Hackmann & Clark, 2002).

So ist die Frage, ob nicht eine Struktur zu preferieren ist, die nach einer Intervention in der peritraumatischen Phase erneut auf Betroffene zugeht und so dem sozialen Rückzug, der häufig im Gefolge einer traumatischen Erfahrung auftritt, entgegenzuwirken. Da nicht klar ist, ob die geringere Fähigkeit von an PTBS erkrankten Personen, soziale Unterstützung zu nutzen, eine bereits prätraumatisch vorhandene Personenvariable darstellt oder durch die traumabedingte Symptomatik erst ausgelöst wurde, scheint es sinnvoll, diese Überlegungen in die Konzeption präventiver Konzepte miteinzubeziehen. Dies besonders, da in zahlreichen Untersuchungen ein Zusammenhang zwischen der positiven Adaptation an traumatische Erfahrungen und der Motivation, vorhandene soziale Unterstützung zu nutzen, um die Inhalte traumatischer Erfahrungen zu besprechen, gefunden worden ist (Keane et al., 1985; King, King, Fairbank, Keane & Adams, 1998; Martin, Rosen, Duran, Knudson & Stretch, 2000).

Zusammenfassung

Ob eine Person an einer traumabedingten Störung erkrankt, hängt von verschiedenen Faktoren ab. Entscheidend für den Verarbeitungsprozess sind alle Schutz- und Risikofaktoren, die auf eine Person einwirken. Der Umgang mit der Trauer und Verzweiflung, aber auch mit den zunächst völlig natürlichen Symptomen wie Aufregung, Vermeidung und Erinnerungsdruck hat sich insgesamt als wichtiger Faktor für eine gelungene Anpassung erwiesen (siehe auch Butollo, Hagl und Krüsmann, 1999). Ob sich betroffene Personen weit gehend erholen oder eben nicht wieder in ihr Leben zurückfinden und eine traumabedingte Störung entwickeln, hängt neben dem Ausmaß des Stressors und den Bewältigungsmöglichkeiten der Einzelnen auch davon ab, wie die Umgebung reagiert und Unterstützung leisten kann.
Krisenintervention im Rettungsdienst sowie Notfallseelsorge und notfallpsychologische Konzepte in der peritraumatischen Phase sind hier als eine Form von sozialer Unterstützung zu sehen, die dem Betroffenen dazu verhelfen, die Situation gemäß ihren Bedingungen bestmöglich zu gestalten.
Nicht alle traumatisierten Menschen reagieren allerdings mit schweren Pathologien, ein Großteil der Betroffenen findet von allein den Weg ins Leben zurück, und es kann davon ausgegangen werden, dass diese Menschen nicht auf organisierte und strukturierte Unterstüt-

zung von außen angewiesen sind. Allerdings wäre es mehr als fragwürdig, mit psychotherapeutischen Hilfsangeboten abzuwarten, bis sich ausgeprägte Störungen manifestieren. Ein wesentlicher Schwerpunkt der psychosozialen Versorgung in den ersten Stunden und Tagen nach traumatischen Erfahrungen liegt daher in der Bereitstellung von Strukturen, die besonders belastete und gefährdete Personen identifizieren und Unterstützung anbieten kann. Welche Möglichkeiten sind hier bereits vorhanden oder werden diskutiert?

5. Überblick über Möglichkeiten früher Interventionen

Beschreibungen über die Möglichkeiten von Interventionen in der peritraumatischen und akuten Phase, also von präventiven frühen Interventionen, beziehen sich auf alltagsnahe Unfälle und Schadenslagen, aber auch auf Großschadenslagen und Katastrophen.
Diese Interventionen beinhalten die psychosoziale Notfallversorgung für überlebende Zeugen und Angehörige sowie die Versorgung von Einsatzkräften auch in den Tagen nach einem traumatogenen Einsatz und werden von Notfallpsychologen und -psychiatern, Notfallseelsorgern und Laienhelfern aus dem Bereich der Notfallmedizin durchgeführt.
Interventionen, die über einen einmaligen Kontakt hinausgehen, also frühe Interventionen in der akuten Phase, sind als Therapie anzusehen und sollten nur von dafür ausgebildeten Fachkräften durchgeführt werden und damit nicht unter dem Label PSNV subsumiert werden.
Über die Effektivität von Maßnahmen, die die Versorgung der primär betroffenen Menschen in der peritraumatischen Phase betreffen, also einer Versorgung, die häufig unter den Begriffen Krisenintervention im Rettungsdienst und Notfallseelsorge angeboten wird, liegen keine vergleichenden Interventionsstudien vor. Aussagen über einen möglichen Nutzen der Maßnahmen können lediglich aus dem allgemeinen Wissen psychotraumatologischer Abläufe abgeleitet werden. Die Konzepte, die im Bereich peritraumatischer Intervention entwickelt wurden, sind initial zum einen aus dem Bereich der Notfallmedizin (z.B. Müller-Cyran, 1995; Daschner, 2003; Bengel, 2004), zum anderen aus den Ansätzen der Notfallseelsorge entstanden (z. B. Fertig & v. Wietersheim, 1994; v. Wietersheim, 1995; Zippert, 2001; Müller-Lange, 2003).
In den letzten Jahren wurde eine Reihe von Ansätzen aus psychologischen und psychiatrischen Fachbereichen (z.B. Perren-Klinger, 2000; Butollo, 2002; Krüsmann, 2003; Teegen, 2003; Gschwend, 2003; Müller & Scheuermann, 2004) vorgelegt.

Erste Hinweise auf einen positiven Effekt von Krisenintervention nach traumatischen Ereignissen, dies in Form von allgemeiner sozialer Unterstützung, Information und Beistand, wurden zwar bereits Anfang der neunziger Jahre vorgestellt, allerdings wurden die Ansätze nicht systematisch weiterentwickelt und evaluiert (Joseph, Brewin, Yule & Williams, 1991; Joseph, Williams, Yule, 1992; Joseph, Yule, Williams & Andres, 1993).
Sucht man nach Interventionsansätzen, die in den Tagen nach einer traumatische Erfahrung durchgeführt werden, stößt man in erster Linie auf das so genannte Debriefing, das, ausgehend von einem amerikanischen Modell, zur Verhinderung einsatzbedingter Belastungen entwickelt wurde, auch weil Einsatzkräfte erwiesenermaßen ein höheres Risiko aufweisen, an einer PTBS zu erkranken als die Normalbevölkerung (Mitchell & Bray, 1990).
Debriefing, erstmals von Mitchell 1983 vorgestellt (*Critical Incident Stress Debriefing*), ist eine Gruppenintervention, die in den Tagen nach einem traumatogenen Einsatz durchgeführt wird und von Mitchell & Everly (1995) um wesentliche Komponenten (CISM) weiterentwickelt wurde.
1995 stellten Raphael, Meldrum und McFarlane fest, dass CISD mittlerweile die am weitesten verbreitete Methode zur Prävention einsatzbedingter Stressreaktionen ist. Zahlreiche Debriefing-Teams gründeten sich hauptsächlich in den USA, Kanada, Australien und Europa, hier vor allem in deutsch, französisch und skandinavisch sprechenden Nationen (Lueger-Schuster, 2004).
Mittlerweile hat sich eine Reihe von weiteren unterschiedlichsten Debriefingansätzen im Einzel- sowie Gruppensetting, für Einsatzkräfte (sekundär Traumatisierte), aber auch für direkt Betroffene, Bystander und Angehörige (primär Traumatisierte) etabliert. Sie werden unter dem Begriff *psychologisches Debriefing* zusammengefasst. Ob die Untersuchungen zur Wirksamkeit dieser einmaligen Interventionen methodisch zulässige Vergleiche zwischen diesen unterschiedlichen Interventionsbedingungen vornehmen, kann diskutiert werden, ebenso die Ausweitung eines Modells, das genuin und explizit für Einsatzkräfte entwickelt wurde, auf primär Traumatisierte.
Rose, Bisson & Wessely (2002) jedenfalls fanden in ihrer Meta-Analyse von acht randomisierten Untersuchungen im Einzelsetting kei-

nen nennenswerten Effekt des Debriefings. Diese Ergebnisse wurden in einer weiteren Analyse der Autoren (2003) bestätigt.[14]
Diese Ergebnisse sind nicht ermutigend, zum einen nicht in Bezug auf die Konzeptionen für eine Prävention im Einsatzwesen, zum anderen aber auch nicht hinsichtlich der Möglichkeiten, den Präventionsgedanken für direkt Betroffene durch Methoden des Debriefings aufzugreifen. Die Frage ist allerdings, inwieweit die Ausweitung der Methode »Debriefing« in ein Einzelsetting und in die Betreuung primär Betroffener allein aus theoretischen Gesichtspunkten heraus sinnvoll ist (Krüsmann, 2004).
Wir halten diese Vorgehensweise immer dann, wenn die traumatische Erfahrung mit persönlicher Trauer verbunden ist, für eher ungeeignet. Grundsätzlich kann man es für fraglich halten, eine Methode, die für Einsatzkräfte entwickelt wurde, auf primär betroffene Personen auszuweiten.
Die Untersuchungsergebnisse, die hier gefunden wurden, sollten unseres Erachtens nicht unkritisch auf die Situation im Einsatzwesen übertragen werden, auch weil das für Einsatzkräfte vorgestellte Gesamtmodell von Mitchell & Everly wesentlich mehr Komponenten als lediglich das Debriefing enthält (Krüsmann, 2003). Auch zeigen einige Untersuchungen, die sich auf den Einsatz im Gruppensetting beziehen, ein etwas besseres Bild.
Everly, Boyle & Lating (1999) konnten in ihren Metaanalysen, die den Einsatz von Debriefing im Gruppensetting untersuchten, eine signifikant positive mittlere Effektstärke nachweisen.
Andere Befunde bezüglich der Effektivität des Debriefings weisen aber auch hier in eine ernüchternde Richtung. In den Untersuchungen von Nachtigall, Mitte & Steil (2003) wird subsumiert, dass die vorliegenden Daten aus 14 publizierten Studien (Gruppensetting, primär und sekundär traumatisierte Menschen) zeigen, dass der Einsatz von Debriefing nicht zu signifikanten Verbesserungen im Vergleich zu unbehandelten Personen führt. Insgesamt kann man sagen, dass die Anwendung der Methode zum jetzigen Zeitpunkt aus wissenschaftlicher Sicht nicht ausreichend fundiert ist. Einige Autoren weisen aber auch darauf hin, dass sich die Ergebnisse einzelner Studien nur bedingt vergleichen lassen, da unterschiedliche Formen

---

[14] In keiner der in die Meta-Analyse eingeschlossenen Untersuchungen fand die Intervention in der peritraumatischen Phase statt.

des Debriefings zu unterschiedlichen Zeitpunkten nach unterschiedlichen traumatischen Erfahrungen bzw. bei unterschiedlichen Arten von Einsätzen untersucht wurden (Raphael & Dobson, 2001). Gerade das Timing halten sie für entscheidend in dem Sinne, dass eine zu frühe Intervention eine Beruhigung eher verhindert.

Nach Clemens und Lüdke (2000) kann Debriefing erheblich effektiver eingesetzt werden, wenn der Einsatz modifiziert, d. h. an die Bedürfnisse einer speziellen Gruppe adaptiert wird. Dies spiegelte sich auch in der von van Emmerik et al. (2002) durchgeführten Studie wieder. Klassisches Debriefing scheint weniger effektiv zu sein als weiterführende Varianten, die mehr die unterschiedlichen Bedürfnisse der zu betreuenden Personen im Blick haben.

Fullerton, Ursano, Vance & Wang (2000) untersuchten die freiwillige Inspruchnahme von Debriefing-Angeboten nach dem Flugzeugunglück in Ramstein. Zielgruppe war das medizinische Personal, das entweder direkt vor Ort im Einsatz war oder in den lokalen Notaufnahmen arbeitete (N = 254). Es zeigte sich, dass Frauen allgemein, Personen mit einem hohen Expositionsgrad und solche Personen, die bereits früher einen Katastropheneinsatz mitgemacht hatten, mit höherer Wahrscheinlichkeit an einem der Debriefings teilnahmen. Diese Selbstselektion entspricht immerhin zum Teil auch den Studien aus denen man weiß, dass genau diese Betroffenen ein höheres PTB-Risiko aufweisen.

Für Interventionen in der peritraumatischen Phase und in den Tagen danach lassen sich keine endgültigen Aussagen treffen[15], die methodische Qualität der Studien, auch hinsichtlich einer Kontrolle der Intervention bzw. derer, die die Intervention anbieten, macht eine Beurteilung schwierig. Auch kann die Hypothese aufgestellt werden, dass es eher die Einmaligkeit dieser Verfahrensweisen ist, die einen ungünstigen Effekt bewirken, und es scheint auch nahe liegend, dass gerade bei schweren Traumatisierungen ein kontinuierlicher strukturierter Übergang von Interventionen in der peritraumatischen Phase zu frühen Akutinterventionen geleistet werden sollte. Konzepte, die notfallpsychologische Strukturen mit integrierter weiterführender Behandlung andenken, werden u. a. von den Arbeitsgrup-

---

[15] Auch für den Einsatz von pharmakologischer Behandlung lassen sich zum jetzigen Zeitpunkt keine gesicherten Aussagen treffen, obgleich dieser zunehmend diskutiert wird (Morgan, Krystal & Southwick, 2003).

pen um Perren-Klinger (2000), Lueger-Schuster (2004) und Krüsmann (2005) vorgestellt.
Dyregov (2001) beschreibt auf dem Hintergrund seiner langjährigen Erfahrungen die basalen Bedürfnisse Hinterbliebener (in erster Linie Eltern nach dem Tod eines Kindes) folgendermaßen: Familien brauchen
- frühe Hilfe in der peritraumatischen Phase
- unangefragte Hilfsangebote von außen
- konkrete Informationen über den Ablauf des Ereignisses und mögliche psychische Reaktionen
- die Möglichkeit, mit anderen Betroffenen in ähnlichen Situationen Kontakt aufzunehmen
- langfristige Hilfe

Dabei stellt der Autor vor allem das Bereitstellen von langfristiger Hilfe heraus. Dies vor allem im Kontext eines plötzlichen unerwarteten traumatisierenden Todes, aber auch bei anderen Traumatisierungen wie zum Beispiel Vergewaltigungen und gewalttätigen Verbrechen. Um entsprechende Strukturen für alltagsnahe Traumatisierungen, aber auch im Kontext von Großschadensereignissen, bereitzustellen, werden folgende kommunale Strukturen eingefordert:
- ein formalisiertes Konzept zur Bereitstellung von peritraumatischer und langfristiger Unterstützung
- ein Koordinator für die Unterstützungsaktivitäten
- ein lokales Krisenteam und
- ein schriftlicher konkreter Interventionsplan

In einem solchen Konzept würden ehrenamtliche und professionelle Angebote ineinander greifen und so einen wichtigen Beitrag zur Prävention traumabedingter Störungen liefern. Der funktionierende Übergang von der peritraumatischen Unterstützung zu weiterführenden Angeboten ist dabei letztendlich in Deutschland strukturell nicht geklärt und obliegt dem Vorgehen der einzelnen Anbieter. Wünschenswert wäre ein System, das über einen geregelten Ablauf bezüglich des Einsatzes von PSNV und der Weitergabe der Betroffenen an ein professionelles Netz, zum Beispiel für eine Weiterführung der Unterstützung durch frühe Interventionen, verfügt.
Als Herangehensweise in der Behandlung von Akuten Belastungs-

störungen in den Tagen und Wochen nach einem traumatischen Ereignis sind allerdings insgesamt sehr wenige Konzepte veröffentlicht, einige Aussagen können aber über kognitiv/behaviorale Ansätze getroffen werden, die für die Therapie der Posttraumatischen Belastungsstörungen ausführlich getestet wurden.

Für die Behandlung einer manifesten PTBS stehen elaborierte lerntheoretische Behandlungsansätze zur Verfügung, nachzulesen zum Beispiel in dem Herausgeberband von Maercker (2003) und dem Manual von Ehlers (1999). Diese Ansätze konnten in einer Vielzahl von Untersuchungen ihre Effektivität unter Beweis stellen (Rothbaum, Meadows, Resick & Foy, 2000; Flatten, Wöller & Hofmann, 2001). Einige Autoren empfehlen darüber hinaus ein multimodales, mehrdimensionales Vorgehen, bei dem auf der Basis lerntheoretischer, aber, auch psychodynamischer Logik integrativ gearbeitet wird, dies auch um der Komplexität und existenziellen Dimension traumatischer Erfahrungen gerecht zu werden (Butollo, Krüsmann & Hagl, 2002; Petzold, Wolf, Landgrebe, Josić & Steffan, 2000; Fischer, 2000; Reddemann & Sachse, 2000).

Innerhalb der lerntheoretischen Vorgehensweisen haben sich die beiden Komponenten der modernen Verhaltenstherapie, Exposition und kognitive Umstrukturierung, als besonders wirksam für die einzelnen Symptombereiche traumabedingter Störungen erwiesen (Marks, Lovell, Noshirvani, Livanou & Trasher, 1998; Lovell, Marks, Noshirvani, Trasher & Livanou, 2001). Diese beiden Vorgehensweisen sind auch in der Therapie der Akuten Belastungsstörung die Kernelemente, um die sich die psychoedukativen Elemente aufbauen. Allerdings muss man feststellen, dass im Gegensatz zu der Datenflut bezüglich der Behandlung einer PTBS für frühe Interventionen nur wenige Untersuchungen vorliegen.

Das von Foa und Mitarbeitern (1995) entwickelte Programm, das aus vier bis fünf etwa zweistündigen Sitzungen besteht, wurde von der Autorin (M. K.) selbst evaluiert und es zeigten sich ermutigende Resultate.

Auch ein von Bryant und Mitarbeitern leicht modifiziertes kognitivbehaviorales Programm für Personen, die die Kriterien einer Akuten Belastungsreaktion erfüllten, konnte im Hinblick auf die Prävention Posttraumatischer Belastungsreaktion bestätigt werden.

In ihrer vergleichenden Untersuchung – verglichen wurden kognitivbehaviorale Therapie mit unterstützender Beratung (Bryant, Harvey, Dang, Sackville & Basten, 1998; Bryant, Sackville, Dang, Moulds & Guthrie, 1999) – konnten sie feststellen, dass durch den Einsatz von lerntheoretischen Interventionen das Auftreten von PTBS deutlich zurückging. Gemessen wurde unmittelbar nach der Behandlung sowie nach einem Zeitraum von sechs Monaten, verglichen wurden die drei[16] Interventionsgruppen, diese auch mit unbehandelten Personen aus anderen Verlaufsuntersuchungen. Die Autoren stellten allerdings fest, dass die Ergebnisse lediglich für Verkehrsunfallopfer sowie Verbrechensopfer Gültigkeit besitzen und nicht auf andere Traumapopulationen generalisiert werden können.

5.1 Zur Indikation peritraumatischer und früher Interventionen

Wie ein Mensch eine existenzielle Erfahrung, eine traumatische Erfahrung bewältigen kann, hängt – wie dargestellt – von der persönlichen Situation und Befindlichkeit, dem Rahmen der individuellen Ressourcen, den Ereignisfaktoren sowie den Reaktionen und Hilfsangeboten der Umwelt ab.
Die Frage, welcher Stressor bei welchem Menschen mit seinen individuellen Vorerfahrungen, persönlichen Merkmalen und sozialen Bedingungen welches Ausmaß an Veränderung nach sich zieht, ist nicht geklärt. Es ist sinnvoll, in einem vielschichtigen und prozessorientierten Rahmen zu denken, um den individuellen Bedingungen und Bedürfnissen der Klienten gerade in der akuten Phase gerecht zu werden. Wie aber ist dieses Wissen umzusetzen für die Beschreibung von Interventionen im peritraumatischen Kontext? Nur wenige Informationen und ein geringes Zeitfenster kennzeichnen diesen Arbeitsbereich, in dem sehr rasch entschieden werden muss, ob ein Interventionsangebot im peritraumatischen Setting angeboten wird oder nicht.
Ein erster Anhaltspunkt ist hier das Ereignis selbst, da grundsätzlich

---

[16] Die drei Gruppen unterschieden sich folgend: Eine Gruppe erhielt Exposition, eine weitere Gruppe Exposition und angstreduzierende Interventionen, und eine dritte Gruppe wurde unterstützend beraten.

von einem statistischen Zusammenhang zwischen Intensität oder Schwere und Dauer des Stressors und dem Ausmaß der posttraumatischen Symptomatik auszugehen ist. So kann die Frage gestellt werden, ob besonders extreme Erfahrungen als eine Indikation für eine frühe psychosoziale Versorgung zu benennen wären, obwohl die Verbindung traumatischer Stressor – posttraumatische Psychopathologie nicht zwingend ist. Tatsächlich ist eine solche Vorgehensweise – schaut man in die Praxis – durchaus üblich. So werden z. B. im Falle des plötzlichen Todes eines Kindes oder auch im Kontext von Suizid unabhängig von den Vorgängen um das Ereignis PSNV-Mitarbeiter vor Ort geschickt, um die Notwendigkeit unterstützender Maßnahmen abzuklären. Wie am Ort eines traumatischen Geschehens nun tatsächlich gearbeitet wird, soll in den folgenden Passagen erläutert werden.

5.2 Interventionen in der peritraumatischen Phase – eine Einleitung

Traumatische Ereignisse treten meist unerwartet und plötzlich auf, und die meisten Menschen fallen in eine Art Schockzustand, sie verlieren den Boden unter den Füßen, geraten außer sich oder erstarren in sprachlosem Entsetzen. Dies nicht nur im Kontext von Katastrophen, Großschäden und besonders bizarren oder Aufsehen erregenden Vorfällen, sondern ebenso bei den Unglücken und einsamen Dramen nahe am Alltag. Geschehnisse, von denen in der Regel nur Rettungskräfte, Polizei und Staatsanwaltschaft Kenntnis nehmen, die keine mediale Aufmerksamkeit nach sich ziehen und die dennoch für den persönlich Betroffenen die maximale Katastrophe darstellen können.
Erste und direkte Betrachter traumatischer Erfahrungen waren und sind in unserer Gesellschaft die Einsatzkräfte, die unmittelbar im Anschluss an das Ereignis Rettungs-, Bergungs- und Aufräumarbeit zu verrichten haben. Rettungskräfte, die ganz grundsätzlich die Geschehnisse, bei denen sie Zeugen waren, zu verarbeiten und oft auch unverletzte Angehörige und andere Personen vor Ort mit zu versorgen haben, und die zudem auch durch die Ausführung ihrer Hilfs-

maßnahmen auf den Verlauf eines Ereignisses direkt einwirken. Als zweiten »Helfer« vor Ort kann man traditionell den Seelsorger nennen. Seelsorger wurden über Jahrhunderte selbstverständlich zu schweren oder tödlichen Unfällen dazugeholt, um den Angehörigen oder Sterbenden seelsorgerischen Beistand zu leisten.
In den letzten Jahrzehnten hat sich nun ein breiter Erkenntnisstand bezüglich der langfristigen Folgen solch potenziell traumatisierender Ereignisse sowie über effektive Möglichkeiten, diese zu behandeln, entwickelt. Umfangreiche Forschungsergebnisse aus dem Fachbereich der Psychotraumatologie sowie die Bereitstellung von spezifischen Therapiestrategien führten zur gezielten Bereitstellung von Behandlungsmöglichkeiten im ambulanten sowie stationären Setting. Aber erst durch die Großschadenslagen und Katastrophen der vergangenen Jahre (Helmerichs, 2002; Müller-Cyran, 2005) wurde die Relevanz einer notfallpsychologischen Versorgung zunehmend von einer breiteren Fachöffentlichkeit sowie von den entsprechenden staatlichen Stellen erkannt und eine strukturierte Bereitstellung entsprechender Angebote initiiert (Butollo, 2002). Nach wie vor ist dabei aber die Bereitstellung von Schnittstellen in die ambulante und stationäre Krankenversorgung ein Problem, für das keine wirklich tragfähigen Lösungen in Sicht sind, dies sicher auch, weil es keine geregelte Kostenübernahme für psychologisch-psychotherapeutische Krisenintervention gibt.
Im Feld wurde die Notwendigkeit peritraumatischer Intervention wesentlich früher erkannt und umgesetzt, und dies ist nicht verwunderlich, vergegenwärtigt man sich die Präsenz von Rettungskräften und Seelsorgern am Ort des Geschehens (Müller-Cyran, 1997).
Seit Beginn der neunziger Jahre entwickeln sich Initiativen, für direkt Betroffene, aber auch für Zeugen und Angehörige sowie für Kräfte des Einsatzpersonals Unterstützungsangebote bereitzustellen, und es wurden Konzepte der Krisenintervention im Rettungsdienst, der Notfallseelsorge sowie der Stressbearbeitung und Prävention im Einsatzwesen entwickelt. Diese fanden rasche Verbreitung, und es hat sich seitdem ein vielfältiges Angebot im Bereich ehrenamtlicher und/oder seelsorgerischer Tätigkeit etabliert.
Diese ursprünglich in Form von Eigeninitiativen entwickelten Maßnahmen sind mittlerweile vielerorts konzeptionell in bestehende oder sich entwickelnde Strukturen der Psychosozialen Notfallversorgung

eingegliedert. Ausbildungsstandards zur Qualitätssicherung wurden entwickelt und die unterschiedlichen Ausbildungsmodelle angeglichen. Die Anbindung der einzelnen im Feld tätigen Personen an Organisationen, Träger und Teams ist dabei aber als sehr unterschiedlich zu bewerten, eins ist allerdings klar und unübersehbar: Suchte man zu Beginn der Bereitstellung von Krisenintervention im Rettungsdienst und Notfallseelsorge nach Katastrophen und Großschadenslagen noch händeringend nach Hilfspersonal, entwickelte sich die Szene in einem Ausmaß, dass schon wenige Jahre danach die Verantwortlichen nach Möglichkeiten suchten, sich in dem Überangebot an Hilfskräften zurechtzufinden. Die Geschichte des Witwers, der seine Frau verloren hatte und bei der Rückkehr – die von Angehörigen und Freunden des Trauernden gut vorbereitet worden war – von einem Helferteam am Flughafen erwartet, mit einem Einsatzfahrzeug unter Betreuung nach Hause gebracht wurde, wo dann ein Notfallpsychologe sowie ein Notfallseelsorger zur weiteren Versorgung des Eintreffenden bereitstanden – sodass Freunde und Angehörige in der Szenerie eher störten und, da anwesend, ebenfalls betreut wurden – könnte als gelungene Parodie bezeichnet werden, wäre sie nicht tatsächlich so geschehen.

Spätestens seit der Flutkatastrophe ist das Thema nun in aller Munde, in allen Medien und fast allgegenwärtig. Mittlerweile gibt es eine unüberblickbare Zahl von ehrenamtlichen Helfern, die – so scheint es – untereinander sehr stark um Betreuungsmöglichkeiten konkurrieren, und das Wort Trauma wird geradezu inflationär verwendet. Eine Überversorgung in der peritraumatischen Phase, die oftmals einhergeht mit einer Unterversorgung der tatsächlich akut erkrankten Personen, eine Verwischung des Konzeptes in Richtung Banalisierung des Ereignisses, kann über kurz oder lang zu einem Umkippen in der gesellschaftlichen und fachlichen Akzeptanz der gesamten Thematik führen.

Im Folgenden werden daher die Möglichkeiten und Chancen, die für Interventionen in der peritraumatischen Phase gelten können, dargestellt und diskutiert, ebenso aber auch die Grenzen und Risiken, die in diesem Arbeitsfeld liegen können, aufgezeigt. Grundsätzlich geht es dabei aus unserer Sicht niemals um ein »Interventionen ja oder nein«, sondern um ein »Wie«.

5.3 Ziel und Inhalte peritraumatischer Kriseninterventation – Übersicht

Die Ziele der Interventionen in der peritraumatischen Phase – also in den Stunden nach einem potenziell traumatisierenden Ereignis – lassen sich wie folgt beschreiben:

- Übersicht über die Lage verschaffen
  - Übergabe/Einweisung durch Einsatzkräfte des Rettungsdienstes
  - Absprache mit Einsatzkräften der Polizei
  - Auffindungssituation und Zustand der Verstorbenen

- Emotionale Stabilisierung unterstützen und sichere Räume schaffen
  - Exposition Unterbrechen
  - Kontinuierliche, verlässliche Präsenz
  - Beziehung ermöglichen

- Situation strukturieren und Transparenz der zu erwartenden Abläufe herstellen
  - Erklärung der derzeit relevanten Abläufe
  - Der betreffenden Person Entscheidungsspielräume öffnen

- Förderung innerer Ressourcen
  - Narrativ
  - Ausdruck von Assoziationen und Kognitionen, die durch das Ereignis ausgelöst werden
  - Keine Verstärkung von oder Konfrontation mit Emotionen
  - Schuldgefühle relativieren (Relationen herstellen zwischen dem Gefühl eigener Schuld und Versagens und den Kausalitäten, die zum Ereignis führten)

- Wiederherstellung der Handlungsfähigkeit fördern
  - Das Herbeiführen von Entscheidungen unterstützen
  - Der Betreute kann eigene Bedürfnisse wieder wahrnehmen und verwirklichen

- Abschiednehmen vom Leichnam
  - Konfrontation mit der Realität

- Einbeziehung der sozialen Ressourcen
  - Abklären, wen der/die Betroffene in dieser Situation bei sich haben möchte
  - Unterstützende Person verständigen, Modalitäten der Anfahrt und Zeitpunkt des Eintreffens abklären

- Prospektive Arbeit
  - Erklärung der nächsten Abläufe, Stunden und Tage
  - Psychoedukation
  - Hinweis auf weitere psychosoziale Unterstützungsmöglichkeiten

6. Ablauf der peritraumatischen Intervention

6.1 Ziele und Grenzen

Ziel der peritraumatischen Intervention ist es, akut psychisch traumatisierte und trauernde Menschen dabei zu unterstützen, ein besonders belastendes Ereignis, das häufig, aber nicht immer mit dem plötzlichen Tod im engeren sozialen Umfeld zu tun hat, ohne schwere gesundheitliche Folgebelastungen zu überstehen. Wichtig ist dabei besonders, dass die Betroffenen ihre inneren Ressourcen wahrnehmen und nutzen können und sich nahen Angehörigen und Freunden (»soziale Ressourcen«) anvertrauen können. Die psychosoziale Notfallversorgung nutzt die Chance, die am Anfang stehende Verarbeitung eines belastenden Ereignisses und den Beginn des Trauerprozesses mit wenig Aufwand zu stützen, damit der Betroffene es in seine Biografie integrieren kann, ohne daran schweren psychischen Schaden im Sinne einer Krankheit zu nehmen. Die psychosoziale Notfallversorgung arbeitet präventiv. Sie gehört zur sekundären Prävention (Maercker & Barth, 2004, S. 78 f.), die zeitlich so nah wie möglich mit Eintritt des traumatogenen Ereignisses einsetzt.
Der präventive Auftrag wird durch eine erste emotionale Stabilisierung des Betroffenen umgesetzt, die traumatogene Situation wird normalisiert, Orientierung vermittelt und die Wiedergewinnung der Handlungsfähigkeit unterstützt.
Die peritraumatische Intervention findet grundsätzlich einmalig beim Betroffenen statt. Die Begrenzung ergibt sich daraus, dass das peritraumatische Intervall bei alltagsnahen Geschehen wie z. B. der plötzliche Tod eines Erwachsenen mit internistischer Ursache, Suizid, Unfall mit Todesfolge etc. nach einigen, wenigen Stunden beendet ist[17]. In diesem Zeitintervall unmittelbar nach Eintritt des Ereignisses

---

[17] Bei größeren Schadenslagen, Katastrophen und anderen komplexen Situationen wie z. B. Vermisstensuche ist die Dauer des peritraumatischen Intervalls mit bis zu einigen Tagen anzugeben.

sind Betroffene Eindrücken ausgesetzt und in Vorgänge involviert, die maßgeblich den Modus der Bewältigung und die Möglichkeiten, das traumatogene Ereignis zu integrieren, bestimmen. Dazu gehört,
- das überraschende Auffinden eines Toten oder Zeuge des Todes (oder der Möglichkeit des Todes) eines anderen Menschen zu werden;
- der eigenen Hilflosigkeit bis zum Eintreffen der Einsatzkräfte aus Rettungsdienst, Polizei und Feuerwehr ausgesetzt und nur in seltenen Fällen in der Lage zu sein, Dinge zu tun, die später als hilfreich und die (Lebens-)Rettung unterstützend bewertet werden;
- dass Zeugen in ihren psychischen Bedürfnissen von Einsatzkräften nicht die Beachtung finden, die sie bräuchten, um aus dem Gefühl der Hilfs- und Orientierungslosigkeit herauszukommen;
- dass Betroffene notfallmedizinischen und polizeilichen Maßnahmen ausgesetzt sind, die sie nicht verstehen, einordnen und zu denen sie sich nicht verhalten können;
- dass in allen Fällen, in denen ein Mensch gestorben ist, strukturierte und bedarfsgerechte Angebote des Abschiednehmens vom Verstorbenen besonders im häuslichen Bereich irreversibel verstreichen, wenn nicht jemand entsprechend initiativ wird;
- dass jemand zur Verfügung steht, der die Erfahrung ermöglicht, nicht allein zu sein, die eigene Hilf- und Sprachlosigkeit aushält und der zum Zuhörer erster Versuche wird, das Ereignis ins Wort zu bringen;
- dass soziale Ressourcen aktiviert werden, die über die nächsten Tage, Wochen und Monate zur Verfügung stehen;
- dass bei Bedarf eine niederschwellige Brücke von der peritraumatischen Intervention zu weiterführenden Einrichtungen gebaut wird;
- dass der Betroffene spezifische Veränderungen im Denken und Fühlen einordnen und als angemessene Reaktion auf ein nicht normales Ereignis verstehen kann.

Das Setting der psychosozialen Notfallversorgung unterscheidet sich von dem der Akutintervention, die innerhalb der ersten vier Wochen nach der traumatogenen Exposition beginnt. Während in der psychosozialen Notfallversorgung sich der Mitarbeiter zum Betroffenen in das traumatogene Ereignis begibt (Geh-Struktur), kommt in der psychotraumatologischen Akutintervention der Betroffene in eine Beratungsstelle oder Praxis (Komm-Struktur). Nach der peritraumatischen Intervention greift die Handlungslogik der psychotraumatologischen Akutintervention, die eine andere Struktur und anders qualifizierte Mitarbeiter braucht. Während in der psychosozialen Notfallversorgung der Betroffene möglichst zeitnah nach dem Ereignis aufgesucht wird, vereinbart er im Rahmen der psychotraumatologischen Akutintervention selbstinitiativ einen Termin. In der psychosozialen Notfallversorgung liegt der Schwerpunkt der Intervention auf der Gestaltung der Initialisierung psychischer Prozesse, die die Verarbeitung des Ereignisses und seiner Auswirkungen zum Ziel haben. Die Intervention ist daher punktuell und umfasst wesentlich auch organisatorische Aspekte; in der Akutversorgung wird der Prozess über einen mehr oder weniger langen Zeitraum begleitet, die Gestaltung der (therapeutischen) Beziehung zwischen Betroffenem und seinem Ansprechpartner steht im Mittelpunkt dieses Prozesses. In den letzten Jahren ist die Tendenz zu beobachten, dass PSNV-Mitarbeiter, die ausgebildet sind, um im peritraumatischen Intervall (unter Berücksichtigung seiner Grenzen und Möglichkeiten) tätig zu werden, in unqualifizierter Weise länger andauernde Kontakte zu Betroffenen aufrechterhalten. Der Grund dafür ist einerseits darin zu suchen, dass nicht flächendeckend Einrichtungen für die psychotraumatologische Akutintervention vorgehalten werden bzw. ihre Kapazitäten unterhalb des Bedarfes liegen. Anderseits scheint ein Zusammenhang zu bestehen zwischen der Qualität der Ausbildung und der Einsichtsfähigkeit, die psychosoziale Notfallversorgung auf eine einmalige peritraumatische Intervention zu begrenzen: Wir erachten es als Ausdruck einer unzureichenden Ausbildung, wenn die Abgrenzung zwischen der peritraumatischen Intervention und der Akutintervention nicht gelingt.

Eine weitere Begrenzung der psychosozialen Notfallversorgung betrifft ihre Zielgruppen: Teilweise werden in undifferenzierter Weise nicht nur Hinterbliebene, akut psychisch traumatisierte und trauernde Menschen begleitet, sondern auch innerhalb des gleichen Ereignisses Einsatzkräfte aus Feuerwehr, Rettungsdienst und Polizei. Es besteht kein Zweifel darüber, dass Ereignisse im Kontext des plötzlichen

Todes zu Belastungen der Einsatzkräfte führen können. Allerdings erfordert ihre Bearbeitung umfassende Maßnahmen nicht nur im Bereich der sekundären, sondern auch der primären Prävention. Psychosoziale Notfallversorgung für die Zielgruppe von Einsatzkräften erfordert nicht nur andere Kompetenzen, sondern neben einer grundsätzlichen Beauftragung die Etablierung eigener Strukturen im Bereich des Einsatzwesens. Die psychosoziale Notfallversorgung für Trauernde, akut psychisch Traumatisierte und Hinterbliebene leidet und verliert an Qualität, wenn sie unterschiedslos allen Zielgruppen gleichermaßen angeboten wird. Keinesfalls sollten direkt Betroffene und Einsatzkräfte von der gleichen Person unterstützt werden.

Vom Trauma zur Trauer

Der Prozess, der in der psychosozialen Notfallversorgung stattfindet, kann mit der Formel »vom Trauma zur Trauer« beschrieben werden. Unter Trauma ist hier nicht eine Krankheit oder Diagnose zu verstehen, sondern Trauma umfasst die unmittelbaren Auswirkungen der Akuten Belastungsreaktion (vgl. Kap. 3.2, S. 48). Betroffene dissoziieren, sie haben das Gefühl, neben sich zu stehen, sie erleben die Szenerie als unwirklich, gleichsam wie im Kino, ihr Zeitgefühl ist aufgehoben oder verzerrt, sie wissen zwar, was passiert ist, allerdings fehlen die Gefühle, die zu diesem Wissen gehören, sie fühlen sich leer und sagen von sich selbst, dass sie noch gar nicht »realisiert« hätten, was geschehen sei. Die Formulierung, »noch gar nicht realisiert (zu) haben, was eigentlich passiert ist«, wird von Betroffenen selbst oft gewählt. Sie drücken damit aus, dass zum Realisieren, zur adäquaten Wahrnehmung der Wirklichkeit, offensichtlich konstitutionell die emotionale Bewertung dazugehört. Das kognitive Wissen um das, was geschehen ist, scheint nicht auszureichen, um das Ereignis in seiner Tragweite zu »realisieren«.
Betroffene, die in der beschriebenen Weise reagieren, sagen von sich, dass sie noch nicht trauern können oder dass sie »keine Tränen haben«. Sie leiden unter der Unmöglichkeit, ihre Trauer auszudrücken. Daraus entwickeln sich auch Schuldgefühle: »Was bin ich für ein Mensch, dass ich beim Tod meines Partners nicht weine.«
Die Akute Belastungsreaktion verstehen wir nicht als Ausdruck einer pathologischen Veränderung, sondern sie stellt eine Ressource Be-

troffener dar, um einen letzten Rest an Handlungsfähigkeit aufrechtzuerhalten. Die Akute Belastungsreaktion bewahrt das psychische System des Betroffenen vor dem Zusammenbruch. Diese Funktion belegen eindrucksvoll die Depersonalisation und Derealisation, zwei Aspekte der Dissoziation. Eine Realität, die als hochgradig bedrohlich erlebt wird, wird entschärft, indem sie durch einen psychischen Vorgang als Realität aufgehoben wird: De-Realisation. Die Szenerie wird als unwirklich, wie im Traum oder wie im Kinofilm erlebt. Die Person als wahrnehmendes und situativ bedrohtes Subjekt hebt sich selbst auf: De-Personalisation. Der Betroffene hat den Eindruck, »neben sich zu stehen«, wie der allgemeine Sprachgebrauch treffend formuliert. Die Akute Belastungsreaktion schützt durch den komplexen Vorgang der Dissoziation die Person vor einer maximal bedrohlichen Realität durch die Aufhebung einer der beiden oder beider Seiten: Person und Realität.

Im Rahmen einer effizienten peritraumatischen Intervention fühlt sich der Betroffene aufgehobener und sicherer, die Präsenz eines anderen Menschen, der in dieser Situation für ihn da ist, vermittelt ihm Halt und Orientierung. In der Folge bildet sich die Akute Belastungsreaktion, im engeren Sinn die Dissoziationen, zurück. Die vorher abgespaltenen Emotionen kommen stärker zum Tragen und werden gegebenenfalls durch Weinen in adäquater Weise ausgedrückt. Aus einem Menschen, der im Rahmen der Akuten Belastungsreaktion »neben sich steht«, »alles wie im Traum erlebt«, »keine Tränen hat«, wird ein Mensch, der trauert. Es findet ein Übergang statt von Merkmalen einer akuten psychischen Traumatisierung hin zum adäquaten Ausdruck von Trauer: wo Trauma war, ist Trauer geworden.

Orientierende Struktur der peritraumatischen Intervention

Der PSNV-Mitarbeiter geht in eine Situation hinein, um einen Betroffenen zu begleiten, der einem traumatogenen Ereignis ausgesetzt ist. Der Betroffene erlebt die extrem belastende Situation als Chaos, vertraute Strukturen lösen sich auf, er »verliert den Boden unter den Füßen«, hat keine Orientierung mehr und versteht nicht, was um ihn herum vorgeht. Nicht nur bei größeren und komplexen Ereignissen, sondern auch in der alltagsnahen psychosozialen Notfallversorgung wird der PSNV-Mitarbeiter in Situationen tätig, die sich zu-

nächst als unübersichtlich darstellen und denen Struktur fehlt. Deshalb benötigt er einerseits eine klare innere Vorstellung davon, worin sein Auftrag besteht und wie er ihn umsetzen kann. Andererseits nimmt er die konkreten Gegebenheiten der Situation und die Bedürfnisse des Betroffen wahr und geht so weit wie möglich auf sie ein. Die Chancen und Möglichkeiten der psychosozialen Notfallversorgung werden in jeder Intervention neu in Beziehung zur Einmaligkeit der Situation und der in ihr agierenden Menschen gesetzt. Es handelt sich daher weder um starre Algorithmen oder Handlungsabläufe, die in jeder Intervention auf die immer gleiche Weise umgesetzt werden, noch um eine völlige Offenheit und Beliebigkeit des Ablaufes.
Aus diesem Grund meinen wir, dass es riskant und missverständlich ist, in der psychosozialen Notfallversorgung mit festen und unflexiblen Schemata zu arbeiten: die Reaktionsweise und die Bedürfnisse Betroffener sind zwar nicht jeweils völlig unterschiedlich, aber sie sind auch nicht identisch und im Vorhinein berechenbar. Die Intervention und ihr Ablauf orientieren sich an den Bedürfnissen des Betroffenen, sie sind für die psychosoziale Notfallversorgung maßgeblich.
In der Intervention vermittelt der PSNV-Mitarbeiter die Möglichkeiten des Betreuungssettings und die Bedürfnisse des Betroffenen mit dem zentralen Anliegen der Intervention: die emotionale Stabilisierung des Betroffenen. Seine Destabilisierung durch die traumatogene Exposition wirkt sich in der Weise aus, wie im Rahmen des Konzeptes der Akuten Belastungsreaktion beschrieben. Die Symptome der Akuten Belastungsreaktion verstehen wir im peritraumatischen Intervall nicht als Ausdruck einer Traumatisierung mit Krankheitswert oder seinen Beginn, sondern als einen höchst kreativen psychophysischen Vorgang mit der Funktion, im Rahmen eines »Notprogrammes« ein immerhin minimales Niveau an Handlungsfähigkeit aufrechtzuerhalten. Die Akute Belastungsreaktion hat eine Schutzfunktion für die Psyche des Betroffenen und mobilisiert letzte Ressourcen.
Daher sind zunächst alle Maßnahmen, die den Betroffenen in der traumatogenen Situation stabilisieren, für die psychosoziale Notfallversorgung zu berücksichtigen. Wie es aus den genannten Gründen wenig sinnvoll erscheint, »peritraumatische Phasen« beim Be-

troffenen beschreiben und bestimmen zu wollen, so gibt es kein starres, grundsätzlich und immer gültiges Ablaufschema psychosozialer Maßnahmen. Den Ablauf der konkreten Maßnahmen stellen wir im Folgenden dennoch in einer Reihenfolge dar, die nicht beliebig oder willkürlich ist, sondern so oder in leicht variierter Form häufig umgesetzt wird und einer inneren Logik entspricht. Daraus ergibt sich eine Struktur, die der PSNV-Mitarbeiter für seine eigene Orientierung in die peritraumatische Intervention aufnimmt, damit er sie an den Bedürfnissen des Betroffenen ausgerichtet umsetzen kann:

- Unterbrechung der unmittelbaren traumatogenen (sensorischen) Exposition
- Aushalten und Teilen von Sprachlosigkeit, sprachlos machender Trauer; kontinuierliche Präsenz
- Narrativ: Erlebtes in Worte fassen
- Orientierung vermitteln
- Verabschiedung vom Verstorbenen
- Einbindung der sozialen Ressourcen
- Psychoedukation, Hinweis auf weiterführende psychosoziale Einrichtungen

Diese Aspekte der orientierenden Struktur in der peritraumatischen Intervention werden in den entsprechenden Kapiteln erläutert.

Wahrnehmung eines Betreuungsbedarfes durch Einsatzkräfte

Die Einsatzkräfte aus Rettungsdienst, Polizei und Feuerwehr kommen im Rahmen ihres regulären Arbeitsauftrages in Kontakt mit Menschen, die entsprechend den A-Kriterien des DSM-IV mit einem traumatogenen Ereignis konfrontiert wurden. Betroffene sind im peritraumatischen Intervall nur eingeschränkt in der Lage, für sich selbst zu beurteilen, ob sie von einer PSNV profitieren. Zudem sind Einrichtungen, die psychosoziale Notfallversorgung anbieten, in der Bevölkerung kaum namentlich oder von ihrem Tätigkeitsprofil her bekannt. Daher spielt neben der Selbstwahrnehmung eines Betreuungsbedarfes durch den Betroffenen selbst seine Fremdwahrnehmung durch Einsatzkräfte eine wichtige Rolle bei der angemessenen Indikationsstellung psychosozialer Notfallversorgung.

Die adäquate, psychotraumatologisch fundierte Beurteilung durch Einsatzkräfte aus Rettungsdienst, Polizei und Feuerwehr setzt entsprechende Basiskenntnisse voraus, die in der Ausbildung nicht immer verlässlich geschult werden (Müller-Cyran, 1997). Daher gehören regelmäßige Fortbildungen und Informationsveranstaltungen in Einrichtungen, deren Mitarbeiter im Kontakt mit betroffenen Menschen darüber entscheiden, ob eine psychosoziale Notfallversorgung veranlasst wird, zum Aufgabenfeld einer PSNV-Einrichtung. Einsatzkräften wird in Fortbildungen, Faltblättern und Aushängen bekannt gemacht, wann eine peritraumatische Betreuung indiziert ist. Grundsätzlich haben sich dabei zwei Vorgehensweisen bewährt:

1. Situationen, in denen eine Intervention grundsätzlich erwogen werden sollte, werden beschrieben bzw. definiert:
   - Hinterbliebene nach Suizid
   - Hinterbliebene nach dem Tod eines Kindes
   - körperlich Unverletzte nach Gewalterfahrung (z. B. Geiselnahme, Raub, versuchte sexuelle Gewalt etc.)
   - Angehörige während einer Vermisstensuche
   - Überbringen einer Todesnachricht
   - Betroffene nach Personenunfällen im Gleisbereich

2. Es lassen sich nicht alle real vorkommenden Situationen, in denen psychosoziale Notfallversorgung indiziert ist, beschreiben. Außerdem gibt es eine Vielzahl von Ereignissen, in denen eine Intervention abhängt von sozialen, psychischen und anderen Faktoren der bzw. des Betroffenen. Diese Faktoren müssten von Einsatzkräften identifiziert werden. Deshalb wird ergänzend zum Versuch, interventionsindizierende Situationen zu definieren, in einfacher Weise erläutert, woran ein Betreuungsbedarf sichtbar wird: z. B. »Hinterbliebene/r wirkt deutlich desorientiert, es sind keine sozialen Ressourcen greifbar, Hinterbliebener ist vereinsamt«.

In den Situationen, in denen die Indikation für die psychosoziale Notfallversorgung von der Einschätzung der Einsatzkräfte abhängt, fällt auf, dass Einsatzkräfte häufiger eine Betreuung anfordern, wenn der Betroffene weint. Auch in den definierten Situationen wird die

Betreuung wesentlich früher und dringlicher angefordert, wenn Betroffene weinen.

Ein Betroffener, der im Rahmen der Akuten Belastungsreaktion Emotionen abspaltet, wirkt nach außen auf Einsatzkräfte zunächst »normal« und »unauffällig«. Die hinter der scheinbaren und wahrnehmbaren Normalität liegende peritraumatische Dynamik ist Einsatzkräften nicht immer bekannt. Denn ausgelöst durch die traumatogene Exposition werden Emotionen abgespalten, damit die Handlungsfähigkeit erhalten bleibt. Anderenfalls würden die Emotionen den Betroffenen überfluten (»übermannen«) und die Handlungsfähigkeit in Frage stellen oder nehmen. Durch die Abspaltung der Emotionen wirken Betroffene zunächst äußerlich gefasst und ruhig. Auf Ansprache reagieren sie leicht verlangsamt und wirken kognitiv eingeschränkt, können jedoch z. B. einfache Auskünfte geben. Oft bemühen sie sich selbst um »Unauffälligkeit« und passen sich dem an, was sie von den Einsatzkräften als sozial erwartet empfinden. Dies führt bei psychotraumatologisch nicht geschulten Einsatzkräften zu dem Schluss, dass für den Betroffenen offensichtlich kein besonderer Betreuungsbedarf besteht.

Betreuungsbedarf bei einem U-Bahn-Fahrer

> Ein PSNV-Mitarbeiter wird zur psychischen Betreuung zu einem U-Bahn-Fahrer gerufen, vor dessen Zug ein Suizidant gesprungen war. Am Bahnsteig wird er von einer Einsatzkraft der Feuerwehr empfangen: »Das macht dem Fahrer nichts mehr aus, der hat das schon zum vierten Mal!« Der Fahrer sitzt auf dem Stuhl in seinem Fahrstand und wirkt geistig abwesend, jedoch »gefasst«. In der Betreuung stellt sich schnell das Gegenteil dieser Einschätzung heraus: Das Ausmaß des psychischen Traumas verstärkt sich massiv durch die mehrfache Wiederholung des Ereignisses. Der Fahrer wirkte zwar auf den ersten Blick relativ beherrscht (kompensiert). Als sich der Mitarbeiter mit ihm vom Bahnsteig entfernt (um ihm den Anblick der Leichenbergung zu ersparen) und sie in einen ruhigen Dienstraum gehen, stellt sich heraus, dass der U-Bahn-Fahrer massiv belastet ist.

Die psychotraumatologisch gelegentlich ignorant wirkende Haltung des Einsatzpersonals erklärt sich mit Blick auf die Tatsache, dass Affekte die Tendenz haben, sich zu übertragen. Einsatzkräfte spalten in einigen Einsatzsituationen ihre Emotionen ab, um selbst handlungsfähig zu bleiben. Wenn sie am Einsatzort Menschen wahrnehmen, die starke, bisweilen eindrucksvolle Affekte (z. B. Schreien, Weinen, Klagen) zeigen, bedroht dies ihre eigene Handlungsfähigkeit bzw. wirkt mindestens verunsichernd. Sie vermeiden die Emotionen, die sie bei den Menschen in ihrer Umgebung an der Einsatzstelle wahrnehmen. Daher wirken starke Affekte bedrohlich, denn sie führen zu einer Empathie und Nähe, die evtl. die eigene Handlungsfähigkeit, die aus der emotionalen Distanz zu resultieren scheint, einschränkt. Diese Dynamik verleitet zu der Annahme, dass ein Mensch, der weint, offensichtlich »Hilfe« und Beistand braucht. Ein Betroffener dagegen, der massiv traumatisch exponiert war, aber Emotionen abspaltet und »normal« wirkt, wird vom psychotraumatologisch nicht geschulten Beobachter übersehen.

Die Hilfe, die sich psychotraumatologisch ungeschultes Einsatzpersonal von einer peritraumatischen Intervention für den Betroffenen intuitiv erwartet, entspricht nicht unbedingt dem Ziel und Sinn einer peritraumatisch fundierten Intervention. Eine zentrale Erwartung liegt darin, dass der Betroffene nicht länger Affekte zeigt, z. B. mit Weinen aufhört. Psychosoziale Notfallversorgung wird simplifizierend auf »Trösten« reduziert, und Trösten bedeutet, dass der »Getröstete« mit dem Weinen aufhört – erst dann war »Trösten« erfolgreich. Dagegen steht die peritraumatische Auffassung der Situation: Ein Betroffener spaltet zunächst Affekte ab, weil ihn dies in einer bedrohlichen und extrem belastenden Situation stabilisiert und ihm ein wichtiger Rest an Handlungsfähigkeit erhalten bleibt. Im Rahmen der Intervention erfährt der Betroffene Halt, Stütze und Orientierung. Diese neue Erfahrung führt dazu, dass die zunächst abgespaltenen Emotionen zum Ausdruck kommen können. Der Betroffene fühlt sich sicher genug, um seine Gefühle wahrzunehmen und zuzulassen. Affekte werden sichtbar.

Der peritraumatisch ungeschulte Beobachter nimmt zunächst einen Betroffenen wahr, der auf den ersten Blick »unauffällig« wirkt. Wenn nun eine Betreuung einsetzt, dann kann es aus der dargestellten Dynamik heraus dazu kommen, dass der Betroffene Affekte zeigt. Für den Beobachter, der die Dynamik der Akuten Belastungsreaktion nicht kennt, sondern deutet, was er unmittelbar wahrnimmt, hat sich in und durch die Intervention der Zustand des Betroffenen augenscheinlich verschlechtert. Diese Haltung kann beim Beobachter

zu einer skeptischen Ablehnung psychosozialer Notfallversorgung führen.
Aus diesem Grund wird deutlich, dass strukturierte, peritraumatische Intervention wesentlich davon abhängt, wie das Einsatzpersonal, das die Betreuung veranlasst, für die psychotraumatologisch fundierte Wahrnehmung der Situation geschult ist. Wer das Weinen eines Betroffenen als einen ausreichenden Hinweis auf Betreuungsbedarf wertet, wird dem Anliegen einer bedarfsorientierten psychosozialen Notfallversorgung nicht gerecht. Denn Weinen stellt zunächst eine angemessene, adäquate Reaktion auf einen entsprechenden Anlass dar, z. B. den Tod eines nahen Angehörigen. Weinen drückt Trauer aus. Wer trauert, hat den Verlust eines für ihn wichtigen und bedeutsamen Menschen realisiert. Er spaltet Gefühle nicht ab, sondern kann sie zum Ausdruck bringen. Betreuungsbedarf besteht jedoch nicht bzw. weniger für den Trauernden als vielmehr für den Menschen, der Zeichen einer extremen Belastung zeigt (z. B. emotional betäubt und deshalb nicht in der Lage ist, zu weinen).

> Nach dem plötzlichen Tod eines Säuglings verständigt der Notarzt einen Mitarbeiter für die peritraumatische Intervention. Als der Mitarbeiter am Einsatzort eintrifft, kommt der Notarzt auf ihn zu und weist ihn in die Situation ein: dem Vater des toten Kindes gehe es so weit gut, er würde derzeit mit dem Bestatter telefonieren. Der PSNV-Mitarbeiter solle sich der Mutter annehmen, die sitze im Wohnzimmer und weine.

In dieser Kasuistik erscheint aus Sicht der Peritraumatologie eher der Vater des verstorbenen Kindes auffällig. Er telefoniert mit dem Bestatter im Wissen, dass sein Kind tot ist. Die Gefühle jedoch, die zu diesem Wissen gehören, sind abgespalten und werden nicht wahrgenommen. Die Mutter dagegen ist in der Lage, Affekte zu zeigen. Wann sonst als in dieser Situation hat die Frau allen Grund zu weinen?
Die peritraumatologische Schulung von Einsatzkräften erweist sich als wesentliche Grundlage für die Qualität einer bedarfsgerechten Intervention. Aus diesem Grund empfiehlt es sich, Einsatzpersonal entsprechend fortzubilden. Bewährt haben sich Fortbildungen, die ca. 1,5 bis 2 Stunden dauern. In den Fortbildungen wird einerseits über die Indikationen und die Arbeitsweise der Einrichtung und die Ausbildung ihrer Mitarbeiter informiert. Andererseits werden die

Einsatzkräfte ermutigt, die Betreuung bis zum Eintreffen eines PSNV-Mitarbeiters selbst zu übernehmen. Für die Betreuung werden ihnen konkrete Empfehlungen und Hinweise gegeben. In diesem Rahmen kann auf verbreitete Fehleinschätzungen im Kontext der Intervention und ihrer Indikation eingegangen werden. Fortbildungen mit diesem Aufbau haben sich auch deshalb bewährt, weil sie nicht nur darüber aufklären, wie »Experten« arbeiten, sondern die Handlungskompetenz der Einsatzkräfte selbst stärken und vertiefen. Die Teilnehmer der Fortbildung werden auf diese Weise aktiv in das Tätigkeitsfeld psychischer Betreuung einbezogen, identifizieren sich mit ihren Zielen und unterstützen die Intervention im Einsatz.
Je nach Größe des Einzugsbereiches der Einrichtung erfordern die regelmäßig durchgeführten Fortbildungen einen nicht zu unterschätzenden Aufwand, der sich jedoch zuverlässig in einer entsprechenden Qualität des Kontakts und der Kooperation an der Einsatzstelle bemerkbar macht.
Die psychosoziale Notfallversorgung stellt ein relativ neues Arbeitsfeld dar, das sich zu Beginn der neunziger Jahre etablierte und seitdem verbreitet und ausdifferenziert. Daraus leitet sich jedoch nicht ab, dass es psychosoziale Notfallversorgung – wenn auch in weniger reflektierter und systematisierter Form – nicht schon immer durch entsprechend wahrnehmende und engagierte Einsatzkräfte aus Rettungsdienst, Polizei und Feuerwehr gegeben hätte. Aus diesem Grund sind wir der Auffassung, dass Einsatzpersonal aus den genannten Bereichen mindestens in Basismaßnahmen psychosozialer Notfallversorgung ausgebildet werden sollte. Denn im psychosozialen Handeln kommt grundsätzlich ein humanitäres Anliegen zum Ausdruck. Humanitäres Handeln darf im Einsatzwesen nicht einigen wenigen Fachkräften der psychosozialen Notfallversorgung vorbehalten bleiben, sondern muss Bestandteil der beruflichen wie persönlichen Identität und des Profils von Einsatzkräften bleiben. Das Engagement in der psychosozialen Notfallversorgung bleibt nicht exklusiv und grenzt entsprechend engagierte Einsatzkräfte aus. Das Ausbildungskonzept der »Basiskrisenintervention« nimmt auf dieses Anliegen Bezug (Müller-Cyran, 1999).

Exkurs: Anwesenheit von Angehörigen bei der Reanimation

Bei Mitarbeitern des Rettungswesens setzt sich zunehmend die Erkenntnis durch, dass Angehörige von der Versorgung eines Patienten – auch im Falle einer Reanimation – nicht grundsätzlich auszugrenzen sind. Es war weit verbreitete Praxis, Angehörige bei der Reanimation des Patienten des Raumes zu verweisen mit dem Hinweis, es sei ihnen nicht zuzumuten, invasive Maßnahmen der Reanimation (Defibrillation, endotracheale Intubation, Legen periphervenöser Zugänge etc.) ansehen zu müssen. Die Ausgrenzung der Angehörigen wird mit dem Argument begründet, sie könnten seelisch Schaden nehmen. Ohne Zweifel hat die Durchführung einer effizienten Reanimation absolute Priorität und liegt im Interesse der Angehörigen. Notärzte, die überwiegend in Krankenhäusern tätig sind, sind nicht gewohnt, präklinisch – außerhalb der schützenden Krankenhausstruktur – in der relativen »Öffentlichkeit«, zum Beispiel einer Wohnung, tätig zu werden. Unter diesen Umständen ist es nahe liegend, dass anwesende Angehörige bei der Reanimation den Arzt bzw. das notfallmedizinische Team verunsichern. Das gilt besonders dann, wenn der Arzt in der Durchführung der Reanimation unerfahren oder das Team nicht aufeinander eingespielt ist. Wenn unter diesen Umständen der Arzt einen Angehörigen bittet, den Raum zu verlassen, ist dies gerechtfertigt und ausreichend begründet, wenn er bzw. das Team den Patienten effizienter versorgen können. Der Hinweis darauf, dass die Präsenz des Angehörigen ihm selbst psychisch schade, erübrigt sich, weil er falsch ist.
Der Ablauf bzw. der Algorithmus der Reanimation ist keine esoterische Geheimlehre, sondern kommunizierbar. Er wird z. B. von der American Heart Association und von der Bundesärztekammer beschrieben und unterliegt nicht dem freien Ermessen bzw. der Willkür des reanimierenden Arztes. Die Maßnahmen der Reanimation verlieren im Prinzip aufgrund der Anwesenheit eines Angehörigen nichts von ihrer Effizienz.
Das Rettungsdienst-Team begibt sich ohne jede Zeitverzögerung zum reanimationspflichtigen Patienten und beginnt nach einer kurzen, orientierenden Diagnostik, in der die Indikation für die Wiederbelebung gestellt wird, mit den lebensrettenden Maßnahmen. Dabei kann die Tür zu dem Raum, in dem sich der Patient befindet, ange-

lehnt gelassen werden. Eine angelehnte Tür ist ein nonverbaler Hinweis darauf, dass der Angehörige nach eigenem Ermessen bei der Reanimation anwesend sein kann. Die angelehnte Tür signalisiert, dass nichts zu Verheimlichendes hinter der geschlossenen Tür passiert. Angehörige, die in ihrer eigenen Wohnung von der Versorgung des Patienten ausgeschlossen werden und denen untersagt wird, einen Raum ihrer eigenen Wohnung zu betreten, entwickeln Phantasien zu den Vorgängen, die ihnen verborgen werden. Das kann bis zur Anzeige bei der Staatsanwaltschaft oder anderen forensischen Komplikationen führen, weil von den Hinterbliebenen vermutet wird, es sei bei der Reanimation »nicht mit rechten Dingen« zugegangen bzw. der Notarzt hätte etwas zu verbergen.
Wenn der Angehörige bei der Reanimation anwesend ist, wird er Zeuge invasiver präklinischer Maßnahmen. Dabei ist zu erwägen, dass er unter den Auswirkungen der Akuten Belastungsreaktion steht. Seine Wahrnehmungsfähigkeit ist deutlich eingeschränkt. Details der Vorgänge während der Reanimation ist er nicht in der Lage wahrzunehmen und später zu erinnern. Das gilt sowohl für notfallmedizinische Maßnahmen, die nicht beim ersten Versuch gelingen, wie auch für das, was im Team gesprochen wird. Bei der Anwesenheit eines Angehörigen während der Reanimation besteht kein Anlass, die sachliche, einsatzbezogene Kommunikation innerhalb des Teams den vermuteten Bedürfnissen des Angehörigen anzupassen. Nach zahlreichen Interventionen bei Betroffenen, die während der Reanimation anwesend waren, lässt sich übereinstimmend sagen, dass die notfallmedizinischen Maßnahmen nie als irritierend wahrgenommen werden, zumal wenn sie nach dem Ende der Reanimation mit einfachen Worten und verständlich erklärt werden. Kein Angehöriger hat die Maßnahmen als »brutal« bezeichnet oder tätlich notärztliche Maßnahmen ver- bzw. behindert. Das ganze Interesse des Angehörigen ist allein darauf gerichtet, dass die Reanimation Erfolg hat. Sie deuten die ihnen unbekannten medizinischen Vorgänge grundsätzlich günstig für die Prognose. Die stringente, routinierte und engagierte Arbeitsweise des notfallmedizinischen Teams und die aufwändige medizintechnische Ausstattung verstärken die Hoffnungen auf einen guten Ausgang. Der im Vorgarten landende Rettungshubschrauber oder auffällige und eindrucksvolle Einsatzfahrzeuge wirken als Garanten des medizinischen Erfolges. Sie

suggerieren eine Machbarkeit, die so nicht gegeben ist. So trivial die Feststellung wirkt, dass die Medizin den Tod nicht abgeschafft hat, so kommt diese Tatsache im konkreten Einzelfall bei Hinterbliebenen in ihrer schwer erträglichen Konsequenz zum Tragen. Konkret und belastend wird dies für das notärztliche Team, wenn es den Abbruch einer Reanimation – keine seltene Ausnahme – gegenüber dem Hinterbliebenen vertreten muss. Es ist Bestandteil der peritraumatischen Intervention, auf diese Zusammenhänge einzugehen, wenn sie vom Hinterbliebenen thematisiert werden.

Die Erfahrung aus der psychosozialen Notfallversorgung zeigt, dass die Anwesenheit des Angehörigen bei der Reanimation aus psychologischen Gründen dann vertretbar, angemessen und empfehlenswert ist, wenn der Angehörige dies selbst wünscht. Dies gilt auch für Kinder (Partscher & Dick, 2004). Für viele Hinterbliebene wird es in ihrer Trauer zu einem wichtigen Trost, den Sterbenden nicht allein gelassen zu haben und »geflohen« zu sein, sondern im Moment des Sterbens da gewesen zu sein. Dabei wird in der Regel das notärztliche Team durchgängig nicht als negativ oder »versagend« erlebt und erinnert, sondern als maximal engagiert.

> Eine Witwe, die bei der Reanimation ihres Mannes anwesend sein konnte, betonte mehrfach in der Betreuung, dass sie selbst gesehen habe, wie sehr sich die Rettungsdienstmitarbeiter um ihren sterbenden Mann bemüht hätten und er trotzdem nicht mehr zu retten war. Diese Wahrnehmung und Gewissheit wurde ihr zum Trost.

Aus notfallmedizinischer Sicht empfiehlt sich die Anwesenheit von Angehörigen bei der Reanimation, weil fremdanamnestische Angaben zum Patienten (z. B. Vorerkrankungen, Medikation, sonstige Angaben zur Vorgeschichte) nur erhoben werden können, wenn ein Angehöriger anwesend ist. Die Fragen an den Angehörigen können während der Versorgung des Patienten gestellt werden. Selten hat das rettungsdienstliche Team ausreichend viele Mitarbeiter, um einen zu entbehren, der außerhalb des Raumes Angehörige befragt.

Ob Angehörige während der Reanimation in die notfallmedizinischen Maßnahmen einzubinden seien, ist nicht einheitlich zu beantworten[18]. Psychotraumatologisch ist es sinnvoll und verantwort-

---

[18] Vgl. Empfehlung der GEPS für Einsatzkräfte bei der Reanimation von Säuglingen.

bar, dass Angehörige, die nicht deutlich agitiert wirken, eingebunden werden. Erregte Betroffene bewegen sich, gehen umher, verlassen den Raum und betreten ihn erneut. Sie steuern damit selbst, wie viel und was sie sehen können und wollen. Wenn jedoch ein Angehöriger eher stabil bei den rettungsdienstlichen Maßnahmen und beim Patienten verweilt, macht es Sinn, ihn aktiv an der Versorgung zu beteiligen, z. B. ihn eine Infusionsflasche halten zu lassen, ihn Medikamente des Patienten bringen zu lassen oder evtl. nachgeforderte Einsatzkräfte auf der Straße bzw. vor dem Haus einzuweisen etc. Denn eine zentrale Qualität des belastenden oder traumatischen Erlebens liegt in der Erfahrung von Hilflosigkeit. Durch das Einbinden in die Maßnahmen kann der Betroffene die Erfahrung machen, selbst aktiv helfend mitzuwirken. Er fühlt sich nicht überflüssig und verharrt in einer passiven Haltung, sondern erinnert später seine Handlungsfähigkeit auch unter für ihn schwierigsten Umständen.

Peritraumatische Intervention: vom Betroffenen gewünscht?

Psychosoziale Notfallversorgung hat immer Angebotscharakter. Der Betroffene entscheidet selbst, ob er eine Begleitung wünscht. Eine Intervention, die der Betroffene nicht als stützend und entlastend annimmt, macht keinen Sinn. So selbstverständlich diese Grundhaltung erscheint, so muss sie im Arbeitsfeld der psychosozialen Notfallversorgung in besonderer Weise bedacht werden.
Einrichtungen, die innerhalb von Komm-Strukturen tätig sind, stehen nicht vor dieser Frage, weil die Initiative vom Beratungssuchenden ausgeht. In diesem Rahmen stellt sich nur die Frage, ob und wie innerhalb der Beratung z. B. nondirektiv gearbeitet wird.
Die psychosoziale Notfallversorgung unterscheidet sich jedoch von diesem Setting. Denn einerseits sucht ein PSNV-Mitarbeiter den Betroffenen am Ereignisort auf. Er wird in dessen persönlichen, bisweilen intimen privaten Lebensumfeld tätig. Er tritt zusammen mit Einsatzkräften auf, deren Arbeit keinen oder nur mittelbar abgeleiteten Angebotscharakter trägt. Andererseits befindet sich der Betroffene selbst in einem psychischen Ausnahmezustand. Ein Aspekt dieses Ausnahmezustandes liegt im ausgeprägten Bedürfnis nach Normalität. Der Betroffene wünscht sich intensiv wieder in den Zustand zurück, der vor dem Ereignis bestand.

Schock und Normalität

Nach einem Zugunglück mit einer Vielzahl von Verletzten und Toten unterstützen überlebende Fahrgäste mit leichten oder ohne körperliche Verletzungen unter schwierigsten Bedingungen die zunächst noch nicht in ausreichender Anzahl eintreffenden Einsatzkräfte. Nachdem nach etwa einer Stunde die Überlebenden den Eindruck haben, es seien genügend Einsatzkräfte tätig, suchen sie – soweit möglich – ihr Gepäck aus den Trümmern und verlassen zu Fuß den Unglücksort. Sie organisieren sich selbst eine Möglichkeit für die Weiterreise und setzen die durch das Unglück unterbrochene Reise fort. Erst als sie Stunden später am Ziel ihrer Reise eintreffen, realisieren sie, ausgelöst durch die Medienberichterstattung, die sie erst jetzt zur Kenntnis nehmen, welchem Ereignis sie ausgesetzt waren und welches Ereignis sie überlebt haben. Ähnliches wird auch von Überlebenden eines Attentates auf eine Schnellbahn in Paris berichtet: Soweit es ihre Verletzungen zulassen, setzen sie zunächst ihre Fahrt zum Ziel fort und realisieren erst später die Tragweite des Ereignisses.

Das ausgeprägte Bedürfnis nach Normalität führt dazu, dass das Angebot von Einsatzkräften für die psychosoziale Notfallversorgung spontan abgelehnt wird, weil der Betroffene das Angebot nicht mit seinem Zustand und seinen Bedürfnissen in Bezug setzen kann. Die Tendenz, Gefühle abzuspalten, verstärkt dies.
Einrichtungen für die psychosoziale Notfallversorgung machen keine oder nur wenig Öffentlichkeitsarbeit. So ist es nicht realistisch anzunehmen, dass ein Betroffener die Art und Weise von Unterstützung, die ihm angeboten wird, wenn er vor die Frage gestellt wird, ob er eine »Notfallseelsorge« oder »Krisenintervention« wünsche, in seinem augenblicklichen Zustand adäquat einzuschätzen vermag. Die Funktion und Aufgabe der Einsatzkräfte, die der Betroffene um sich herum wahrnimmt, wirkt oft bereits verwirrend und verunsichernd auf ihn. Ein Betreuungsangebot kann die Verunsicherung verstärken. Je nach Formulierung und Haltung dessen, der das Angebot vorträgt, entsteht im Betroffenen der Eindruck, sein psychischer Zustand müsse so »schlimm«, auffällig oder schwierig sein, dass er eine psychische Betreuung brauche. Dies kann im ungünstigen Fall dazu führen, dass der Betroffene im Erschrecken darüber, dass er offensichtlich den Eindruck vermittelt, betreuungsbedürftig zu sein, zusätzlich verunsichert wird. Grundsätzlich ist zu bedenken,

dass jedes Angebot von psychosozialer Notfallversorgung verunsichernd wirkt, weil es signalisiert: Hier ist eine Situation eingetreten, die so schwer wiegend ist, dass Hilfe von außen notwendig ist. Hilfe von außen wirkt der Normalisierung zunächst entgegen.
Diese komplexe Situation rechtfertigt nicht, das Selbstbestimmungsrecht des Betroffenen außer Kraft zu setzen. Der Betroffene hat einen Anspruch darauf gefragt zu werden, ob eine Intervention für ihn veranlasst werden soll. Dabei kommt es allerdings wesentlich auf die gewählte Formulierung und den Modus des Fragens an. Das Angebot einer »psychologischen« oder »seelsorglichen Betreuung« dürfte für viele Betroffene nicht attraktiv sein, auch wenn sie diese später durchaus als heilsam und stützend erleben.
Deshalb bietet sich eine bewährte Alternative an: Viele Betroffene machen im peritraumatischen Intervall die Erfahrung, dass »niemand für sie da« sei, dass »niemand für sie zuständig« sei, dass sie sich allein und unbeachtet fühlen. An dieser negativen Erfahrung knüpft ein wichtiges Ziel der Betreuung an: Die Erfahrung wird möglich, dass in dem Chaos und Durcheinander jemand kontinuierlich und verlässlich für den Betroffenen da ist. Daher kommt es wesentlich darauf an, dass der Betroffene die Erfahrung machen kann, dass jemand »nur für ihn da ist«. Entsprechend macht es Sinn, diesen zentralen Punkt der peritraumatischen Intervention in der Frage um die Einwilligung des Betroffenen zu formulieren: »Ich kann, wenn Sie wünschen, jemanden für Sie verständigen, der für Sie da ist.« Diese Frage knüpft an die Erfahrung des Betroffenen an und vermeidet negative Konnotationen, die evtl. mit den Begriffen »psychologisch« oder »seelsorglich« verbunden sein mögen.
Dabei geht es nicht darum, die Identität dessen zu verschleiern, der interveniert. Im Lauf der Intervention wird die Identität geklärt. Der Betroffene soll jedoch nicht durch das Vortragen des Betreuungsangebotes zusätzlich in seinem Erleben verunsichert, irritiert oder gar pathologisiert werden.
Damit wird deutlich, dass die Erwartung, der Betroffene müsse oder könne selbst für sich eine psychosoziale Notfallversorgung veranlassen, weder berücksichtigt, was um den Betroffenen herum vorgeht noch was der Betroffene in diesem Zeitraum erlebt und wie er fühlt. Nicht nur für die Peritraumatologie, sondern auch für die Psychotraumatologie ist es charakteristisch, dass der Betroffene nicht

oder nur sehr eingeschränkt in der Lage ist, für sich eine angemessene Unterstützung zu organisieren (vgl. APA: DSM-IV: 308.3, Akute Belastungsstörung, F-Kriterium). Deshalb haben Einsatzkräfte bei der Wahrnehmung eines Betreuungsbedarfes und der Veranlassung einer Intervention eine zentrale Bedeutung.

6.2 Alarmierung

Die Alarmierung der PSNV-Einrichtung erfolgt unterschiedlich je nach System und seinen Strukturen. Da die Verständigung für die psychosoziale Notfallversorgung von Einsatzkräften veranlasst wird, kommen die Kommunikationswege zum Tragen, die Einsatzkräften üblicherweise zur Verfügung stehen. Einsatzkräfte werden von Mitarbeitern einer (Rettungs-, Feuerwehr-, Polizei-)Leitstelle disponiert. Um die Verständigung eines Mitarbeiters der PSNV so einfach und zugleich zuverlässig wie möglich zu gestalten, hat sich bewährt, die Alarmierung über die Leitstellen vorzunehmen.
PSNV-Mitarbeiter, die über wenig Erfahrung im Einsatzwesen verfügen, übersehen leicht, dass die Verlässlichkeit der Einrichtung mit der Verlässlichkeit ihrer Alarmierung beginnt. Die Schnittstelle zwischen der PSNV-Einrichtung und der alarmierenden Leitstelle erfordert daher ständige Pflege. Zum einen geht es darum, den Mitarbeitern der Leitstelle das Profil der Arbeit zu verdeutlichen, denn sie wirken als Filter zwischen den anfordernden Einsatzkräften und der PSNV-Einrichtung. Gerade bei psychiatrischen Fragestellungen wie z. B. die Einschätzung und Beurteilung akut psychotischer oder suizidaler Patienten kommt es gelegentlich zu Irritationen und Verwechslungen mit psychiatrischen Akutdiensten. Ein aufmerksamer und gut informierter Leitstellendisponent entlastet die PSNV-Einrichtung, wenn er derartige Fehlanforderungen herausfiltert. Ebenso wird er Anforderungen von Anrufern, die nicht im Einsatzdienst tätig oder nicht von einem plötzlichen Todesfall betroffen sind, jedoch einen Hausbesuch wünschen, nicht an eine Einrichtung zur psychosozialen Notfallversorgung vermitteln. Zum anderen gibt es Indikationen für die PSNV, die der Disponent bereits bei der Notrufaufnahme erkennen kann. Dies ist der Fall, wenn der Anrufer

einen massiven Notfall meldet (z. B. ein bewusstloses Kind) und besonders agitiert oder betroffen wirkt. Wenn in diesen Fällen der Disponent nach den anderen Rettungsmitteln (Notarztwagen, Rettungswagen etc.) auch die PSNV-Einrichtung verständigt, erhöht dies die Effizienz der Intervention, weil sie deutlich früher einsetzen kann. Leider erfolgt häufig die Alarmierung der PSNV-Einrichtung erst nach Abbruch einer erfolglosen Reanimation oder zum Abtransport eines Patienten in kritischem Zustand, weil erst dann das Einsatzpersonal vor Ort die zeitlichen Ressourcen hat, sich um das Anliegen der PSNV zu sorgen.

Anfahrt zur Einsatzstelle

Die Intervention erfolgt im »peritraumatischen Intervall«, das unmittelbar mit Eintritt des Ereignisses beginnt. Wie in der präklinischen Notfallmedizin stellt der Zeitfaktor einen zentralen Bestandteil der Qualität psychosozialer Notfallversorgung dar. Die hohe zeitliche und sachliche Dringlichkeit sowohl notfallmedizinischer (Wiederherstellung und Aufrechterhaltung von Vitalfunktionen), brandbekämpfender (Rettung von Menschen aus gefährdeten Bereichen, Rettung von Sachgütern) als auch polizeilicher (Gefahrenabwehr) Interventionen hat zur Folge, dass besonders zu Beginn eines Einsatzes keine Ressourcen vorhanden sind, um auf die psychischen Bedürfnisse Betroffener angemessen einzugehen. Dabei besteht eine ungünstige Korrelation zwischen dem Belastungspotenzial der traumatogenen Situation und der Beanspruchung der Einsatzkräfte: Umso massiver das Ereignis ist, das sich traumatogen auswirkt, umso mehr sind die ersten am Ereignisort eintreffenden Kräfte gefordert – und umso weniger findet sich jemand, der geeignet ist, die in der Priorität weniger dringlich einzustufende psychosoziale Notfallversorgung zu berücksichtigen. Nicht zuletzt aus diesem Grund empfiehlt es sich sowohl bei größeren Schadenslagen als auch bei alltagsnahen Einsätzen, frühzeitig einen Experten für die psychosoziale Notfallversorgung einzubeziehen, der zunächst über die Indikationsstellung befindet.

Wenn es sich um ein Ereignis außerhalb des häuslichen Bereiches (z. B. Selbsttötung durch Sprung aus der Höhe) handelt, ist zu erwarten, dass sich innerhalb der ersten (10–30) Minuten nach Eintritt des

Ereignisses wesentliche Veränderungen in der unmittelbaren Umgebung der Betroffenen ergeben, die relevant sind für die Verarbeitung des Erlebten.
Die Sinneseindrücke des Betroffenen im öffentlichen Raum sind vielfältig: Das Ereignis wird häufig von anderen Menschen bzw. Augenzeugen wahrgenommen, die hinzukommen und selbst auf die Belastung psychisch reagieren. Einsatzkräfte mit unterschiedlichen Rettungsmitteln treffen ein und werden tätig. Die Betroffenen bleiben zunächst weitgehend auf sich allein gestellt.
Ferner besteht Druck, Fahrwege (Straßen, Autobahnen, Gleisstrecken) wieder für den Verkehr wenigstens teilweise freizugeben. Dies alles führt dazu, dass sich innerhalb kurzer Zeit bei Ereignissen im öffentlichen Raum viel bewegt und verändert. Entsprechend wichtig ist es, hier möglichst frühzeitig für die peritraumatische Intervention präsent zu sein.
Im häuslichen Bereich dagegen verändert sich die Situation nach dem Abbruch bzw. Ende der notfallmedizinischen Maßnahmen selten so rasant wie im öffentlichen Bereich. Hier kann eine effiziente peritraumatische Intervention auch dann einsetzen, nachdem z. B. eine Reanimation erfolglos abgebrochen wurde. Für eine sinnvolle und effiziente peritraumatische Intervention sind im öffentlichen Bereich ca. 20 Minuten zwischen Eintritt des Ereignisses bis zum Beginn anzusetzen, im häuslichen Bereich 30 bis 40 Minuten. Dabei ist immer zu bedenken, dass Einsatzkräfte nur selten bereits mit ihrem Eintreffen am Einsatzort eine Intervention veranlassen. Im häuslichen Bereich wird überwiegend alarmiert, nachdem z. B. eine Reanimation frustran abgebrochen wurde. Häufig verstreicht (zu) viel Zeit, bis die Einsatzkräfte vor Ort die Intervention veranlassen.

Eintreffen an der Einsatzstelle

Entgegen der Erwartung mancher Einsatzkräfte begibt sich der PSNV-Mitarbeiter nicht unmittelbar nach seinem Eintreffen an der Einsatzstelle zum Betroffenen und beginnt sofort mit der Intervention. Denn ein hohes Gut für die Betreuung ist ihre Kontinuität. Der PSNV-Mitarbeiter unterscheidet sich in der Wahrnehmung des Betroffenen von anderen Einsatzkräften, die er bislang erlebt hat, dadurch, dass der PSNV-Mitarbeiter ihn spüren lässt, nur für ihn da zu sein und Zeit und Ruhe mitzubringen. Wenn nun der Begleiter immer wieder aufsteht und den Betroffenen kurz verlassen muss, um organisatorische Anliegen zu klären oder sich wichtige Informationen zu besorgen, kommt Unruhe in die Betreuung. Die Unruhe verstärkt bzw. fördert die Orientierungslosigkeit des Betroffenen und wirkt damit einem zentralen Anliegen der PSNV entgegen. Die Empfehlung, in einer kontinuierlichen Betreuung Ruhe zu vermitteln, kann nur unzureichend umgesetzt werden, wenn unvermutet Dinge zu klären sind, die eine wiederholte kurze Abwesenheit des Begleiters vom Betroffenen erzwingen.

Hier geht es um eine Güterabwägung: Die Klärung offener Organisations- und Sachfragen und eine verlässliche Information des Betroffenen liegen ebenfalls im Interesse einer strukturierten Intervention. Das Bedürfnis nach Kontinuität und Verlässlichkeit in der Präsenz des Begleiters muss vermittelt werden mit dem Bedürfnis nach Informationen und Orientierung. Um dennoch Irritationen und Störungen in der Betreuung auf ein Mindestmaß zu reduzieren, sollten möglichst alle offenen Dinge, die noch vor dem Beginn der Intervention zu klären sind, erledigt werden. Dies trifft vor allem auf Anliegen zu, die praktisch bei jeder Betreuung eine Rolle spielen und zu beachten sind.

Problematisch ist in diesem Zusammenhang für die Übergabe der Situation an den Begleiter der Umstand, dass derjenige Rettungsdienstmitarbeiter, der über eine Betreuungskompetenz und peritraumatisches Grundlagenwissen verfügt, sich sinnvollerweise beim Betroffenen aufhält. Er überbrückt dort die Wartezeit, bis der PSNV-Mitarbeiter eintrifft. Der PSNV-Mitarbeiter, der sich vor Ort zunächst einen Überblick verschafft und den direkten Kontakt zum Betroffenen noch nicht sucht, muss schließlich in Anwesenheit des Betroffenen vom betreuenden Rettungsdienstmitarbeiter eingewiesen werden. Eine Übergabe in Anwesenheit des Betroffenen wird vermieden, weil persönliche Wahrnehmungen und Einschätzungen nicht zur Sprache kommen können.

Im Rahmen der Intervention spielt die Orientierung des Betroffenen zu dem, was um ihn herum vorgeht und was auf ihn zukommt, eine wesentliche Rolle. Der Begleiter vermittelt die Orientierung. Dafür muss er selbst die Orientierung über die grundlegenden Vorgänge an der Einsatzstelle bekommen bzw. haben. Er verschafft sich einen

Überblick über die Einsatzstelle und achtet besonders darauf, welche Personen einer ersten stabilisierenden Intervention bedürfen. Zur Klärung dieser Frage ist es notwendig, einen genauen Eindruck darüber zu erhalten, was sich ereignet hat. Daraus leitet sich ab, wer in besonderer Weise traumatisch exponiert war. Die Einsatzkräfte sind zunächst die Ansprechpartner, um dies in Erfahrung zu bringen. Die Aufgabe der Einsatzkräfte aus Rettungsdienst und Feuerwehr besteht allerdings nicht darin herauszufinden, was sich ereignet hat. Die Aufgabe der Einsatzkräfte, besonders aus dem Rettungsdienst, liegt darin, erkrankte oder verletzte Personen zu retten und notfallmedizinisch zu versorgen. Hinweise von Einsatzkräften, wer aus ihrer Sicht eine Intervention benötigt, erfordern je nach psychotraumatologischem Wissens- und Erfahrungsstand kritische Berücksichtigung.

Sobald deutlich geworden ist, wer einer Intervention bedarf, muss der Begleiter abschätzen, ob er selbst gegebenenfalls mehrere Betroffene gemeinsam in einer Gruppe betreuen kann oder ob die Notwendigkeit besteht, mehrere Gruppen zu bilden, ob Fremdsprachige unter ihnen sind, mit denen er sich nicht verständigen kann, ob eventuell weitere PSNV-Mitarbeiter zu verständigen sind, die über spezielle Sprach- bzw. sonstige Kenntnisse und Kompetenzen verfügen, die er allein nicht abdecken kann (z. B. Umgang mit Gruppen von Kindern, Betreuung sexuell traumatisierter Frauen, persönliche, evtl. private Bekanntschaft mit dem/einem Betroffenen).

Je nach Situation ist auch zu erwägen, ob Einsatzkräfte einer Betreuung bedürfen, die entsprechend zu veranlassen ist. Wir meinen, dass die Rolle und das Profil des Begleiters allen Angehörigen des Rettungswesens bekannt sein muss. Eine Irritation darüber, für wen (d. h. für welche Zielgruppe: Einsatzkräfte oder »sonstige« Betroffene) der Begleiter an die Einsatzstelle kommt, führt zu vermeidbaren Irritationen.

Mitreisende als Ersthelfer

Ein PSNV-Mitarbeiter wird zu einem S-Bahn-Bahnhof gerufen, das Meldebild lautet »Person unter Zug«. Er trifft ca. 15 Minuten nach den ersten Einsatzkräften ein und findet auf dem Bahnsteig eine unter deutlichen Belastungen stehende junge Frau mit einem Kind im Kinderwagen vor. Bei der Frau steht eine Polizeibeamtin. Im Gleisbett liegt eine tote, abgedeckte Person, ein Zug (Betreuung des Lokführers?) ist jedoch nicht zu sehen. Der Notarzt bittet den PSNV-Mitarbeiter, die Frau zu betreuen. Bevor er mit der Betreuung beginnt, geht er auf andere Einsatzkräfte (Feuerwehr, Polizei) zu und versucht zu recherchieren, was sich ereignet hat. Dabei stellt sich Folgendes heraus: Eine S-Bahn hielt auf dem Bahnhof, es stiegen drei Personen, darunter die junge Frau mit dem Kinderwagen, aus der S-Bahn aus. Eine der aussteigenden Fahrgäste, eine offensichtlich stark alkoholisierte Frau, kommt ins Torkeln, als der Zug die Türen schließt und eben beginnt anzufahren. Die Frau gerät in die Lücke zwischen zwei Waggons und rutscht bzw. fällt in die Lücke hinein. Die beiden anderen aussteigenden Fahrgäste, die Frau mit dem Kinderwagen und ein Mann mittleren Alters, kommen der verunglückten Frau zu Hilfe und greifen sie an den Händen und an den Armen, während der Zug beschleunigt. Sie können nicht verhindern, wie die Frau zwischen die Waggons des immer schneller fahrenden Zuges rutscht und schließlich zu Tode kommt.

Dieses Ereignis ist für die beiden Beteiligten in besonderer Weise traumatisierend, weil sie der verunglückten Frau helfen wollten, sie an den Händen und am Arm hielten und neben ihr und dem beschleunigenden Zug herliefen und doch ihren Tod nicht verhindern konnten. Die Szene dauert nur wenige Sekunden. Der Lokführer bemerkt nichts von dem Zwischenfall und fährt den Zug weiter. Der PSNV-Mitarbeiter findet auf dem Bahnsteig nur mehr die Frau mit dem Kinderwagen vor, weil sie – durch den Kinderwagen gehindert – sich noch nicht entfernte. Der Mann, der in der Szene beteiligt war, ist nicht mehr aufzufinden. Der Besatzung des zuerst eingetroffenen Rettungswagens fiel der Mann zwar am Rande auf, jedoch mussten sie zunächst die verunglückte Patientin untersuchen, die tödliche Verletzungen erlitten hatte. Der PSNV-Mitarbeiter bittet einen Polizisten, den Mann zu suchen, der zudem ein wichtiger Zeuge ist. Bei ihm kommt das Bedürfnis zum Tragen, nach einem massiven, traumatogenen Ereignis die Normalität wiederherzustellen, indem man die Handlung wieder aufnimmt, in der man durch das plötzliche Ereignis unterbrochen wurde: in diesem Fall die Fortsetzung des Weges. Der Mann wird von Polizeibeamten in der Nähe des S-Bahnhofes ausfindig gemacht. In der Betreuung stellt sich heraus, dass er durch das Ereignis stark betroffen ist.

Besondere Vorsicht gilt der Wahrnehmung von Verwandtschafts- und Beziehungsverhältnissen durch die Einsatzkräfte, denn sie sind für die medizinische Versorgung des Notfallpatienten nicht relevant, für die Betreuung allerdings sehr. Die verwandtschaftliche Beziehung

Anwesender untereinander und zum Toten ist oft nicht in der Weise übersichtlich, wie dies spontan zu erwarten wäre. Auch wenn der PSNV-Mitarbeiter den Toten gesehen hat, fällt es schwer, das Alter eines Toten abzuschätzen, vor allem wenn man nicht weiß, ob und welche Vorerkrankungen ein Mensch vor seinem Tod hatte und wie er zu Lebzeiten aussah. Der Kontakt zwischen Begleiter und Hinterbliebenen wird irritiert, wenn die verstorbene Frau fälschlich als Mutter des Betroffenen bezeichnet wird, sich dann aber als seine Ehefrau herausstellt.

Nachbarin oder Mutter?

Der Rettungsdienst wird in eine Wohnung zu einem leblosen Säugling gerufen. Das Einsatzpersonal findet den Patienten, einen vier Monate alten Jungen, tot im Bett vor. Es werden Wiederbelebungsmaßnahmen durchgeführt, die schließlich erfolglos abgebrochen werden. In der Wohnung halten sich ein Kind, ein weiterer Säugling und eine Frau auf. Die Einsatzkräfte identifizieren die Frau fraglos als Mutter des verstorbenen Kindes, ihre deutliche Trauer- und Belastungsreaktion machen dies plausibel. Als kurz nach Abbruch der Reanimation eine weitere Frau, die sich als Nachbarin bezeichnet, die Wohnung betritt und ebenfalls deutliche Trauerreaktionen zeigt, wird die sich wehrende Frau, die sich jedoch nicht erklären kann, der Wohnung verwiesen. Kurze Zeit später klärt sich auf, dass die später hinzugekommene Frau, tatsächlich eine Nachbarin, die Mutter des verstorbenen Kindes ist, die wegen eines Arzttermins ihren Sohn bei der befreundeten Nachbarin zum Schlafen legte. Dort stirbt ihr Sohn durch Plötzlichen Säuglingstod.

Grundsätzlich wird in allen Fällen, in denen ein Mensch im häuslichen Bereich durch eine internistische Ursache gestorben ist, vor der Intervention die Auskunft eingeholt, ob der Notarzt zur Klärung der Umstände des Todes die Polizei verständigt oder ob er von einer »natürlichen Todesart« ausgeht. Nur im Fall einer »natürlichen Todesart« wird der Leichnam unmittelbar zur Bestattung freigegeben, die Polizei leitet keine Ermittlungen ein. Bei einer nicht natürlichen Todesart (z. B. nach Suizid, Unfall, Delikt) wie auch dann, wenn der Arzt, der die Leichenschau durchführt, sich nicht festlegen kann und auf »nicht aufgeklärt, ob natürliche oder nichtnatürliche Todesart« erkennt, ermittelt grundsätzlich die Polizei die Umstände des Todes. In diesen Fällen wird der Leichnam staatsanwaltschaftlich

beschlagnahmt, und Beamte der Kriminalpolizei untersuchen die Umstände des Todes.
Der würdige Zustand des Leichnams, für die Hinterbliebenen von größter Wichtigkeit, ist ein zentrales Anliegen der strukturierten peritraumatischen Intervention. Wenn die Todesart vom Arzt, der die Leichenschau durchführt, als »natürliche« erkannt ist, wird dem Hinterbliebenen angeboten bzw. wird er ermutigt, vom Verstorbenen Abschied zu nehmen. Damit der Trauernde sich in angemessener Würde vom Verstorbenen verabschieden kann, klärt der PSNV-Mitarbeiter, dass der Tote möglichst nicht am Boden liegt, sondern im Bett oder auf einer Couch oder Sofa, dass die Leiche auf dem Rücken liegt und abgedeckt ist, die Arme am Körperstamm liegen und – damit bei einsetzender Leichenstarre der Mund nicht offen steht – dem Toten ein Kopfkissen unter- bzw. ein zusammengerolltes Handtuch unter das Kinn gelegt wird.
Für die Reanimation muss der Patient auf einem harten Untergrund liegen bzw. von Mitarbeitern des Rettungsdienstes gelegt werden. Oft werden reanimationspflichtige Patienten im Bett oder auf einer Couch liegend vom Rettungsteam vorgefunden. Sie müssen vor Beginn jeder medizinischen Maßnahme auf den Boden gelegt werden. Einsatzkräfte lassen ihn dort nach Abbruch der Reanimation liegen. Nur solange Einsatzkräfte sich noch an der Einsatzstelle aufhalten, können sie gebeten werden, den Leichnam auf eine Couch bzw. ins Bett zurück zu legen. Dies ist für den PSNV-Mitarbeiter allein später nicht mehr möglich. Auch ist darauf zu achten, dass verbrauchtes medizinisches Gerät und diverses Verpackungsmaterial beseitigt sind.

Wenn der PSNV-Mitarbeiter nicht nur die Umstände, in denen der Hinterbliebene den Toten vorfinden soll, beachtet, sondern auch beim Toten kurz verweilt, hat das nicht nur die dargelegte sachliche Bedeutung. Er kann im kurzen Innehalten beim Toten sich vergegenwärtigen, dass der Tote selbst Anlass seines Tätigwerdens ist. In diesem kurzen Augenblick vor dem Beginn des persönlichen Kontaktes mit dem Hinterbliebenen schafft der PSNV-Mitarbeiter für sich einen wenn auch noch so kurzen Raum der Ruhe und Besinnung. Denn die Anfahrt zum Einsatzort, die Kontaktaufnahme zu den Einsatzkräften und das Verschaffen von Übersicht wendet die Aufmerksamkeit des Begleiters nach außen. Hier kann er sich kurz

sammeln und des Haltes versichern, den er benötigt, um dem Trauernden Halt zu sein.
Um einschätzen zu können, welche Vorstellung der Betroffene vom Kommen des PSNV-Mitarbeiters hat, ist es sinnvoll, die Einsatzkraft, die angefordert hat, zu fragen, wie der PSNV-Mitarbeiter beim Betroffenen angekündigt wurde.

6.3 Beginn der Betreuung: erste Kontaktaufnahme

Die erste Kontaktaufnahme des Begleiters mit dem Betroffenen wird so zurückhaltend und ruhig gestaltet, wie es die Umstände zulassen. Der PSNV-Mitarbeiter meidet den auffälligen, lauten und unachtsamen Auftritt beim Betroffenen. Er achtet auf die diskreten, eventuell nonverbalen Formen der Kontaktaufnahme. Im Zentrum seiner Wahrnehmung stehen der Betroffene und das, was unmittelbar um ihn herum vorgeht, seine nähere Umgebung.
Zu Beginn der Betreuung ist es für den Betroffenen häufig – in Abhängigkeit von der Ausprägung der Akuten Belastungsreaktion – zunächst ohne jede Bedeutung, wie der Begleiter heißt, welche Ausbildung er hat und mit welchem Selbstverständnis er kommt (z. B. ob als KIT-Mitarbeiter oder als Notfallseelsorger). Wichtig dagegen ist zunächst allein die Erfahrung des Betroffenen, dass nun jemand bei ihm ist, der verlässlich präsent bleibt. Aufgrund der Akuten Belastungsreaktion steht ihm die Fähigkeit, auf Sprache zu achten oder sich Namen und Gesichter einzuprägen und zu erinnern, nur eingeschränkt zur Verfügung. Als erste Begrüßung des Begleiters genügt häufig eine Vorstellung, die das Wesentliche der Intervention einfach und direkt ausdrückt, etwa: »Guten Tag, ich bin jetzt für Sie da.« Dies gilt insbesondere dann, wenn der Betroffene sein Gesicht mit den Händen bedeckt und nicht aufschaut, wenn der PSNV-Mitarbeiter in seine Nähe kommt. Es kann als Zeichen für eine ausgeprägtere Belastungsreaktion gedeutet werden, wenn der Betroffene derart in sich versunken scheint, dass er nicht wahrzunehmen in der Lage ist, was in seiner unmittelbaren Umgebung vor sich geht. Wenn hingegen der Betroffene sich dem ihm nähernden Begleiter zuwendet und ihn anblickt, empfiehlt sich eine kurze Vorstellung, die den Kon-

ventionen entspricht. Dazu gehören der Name und der Zweck, zu dem man gekommen ist. In diesem Zusammenhang bewährt sich auch ein direkter Bezug auf die Einsatzkräfte, die bereits vor Ort sind (oder waren), etwa: »Der Notarzt/die Rettungsdienstmitarbeiter meinten, es wäre gut, wenn jemand zu Ihnen käme, der Zeit mitbringt.«
Besonders für den Fall, dass der Begleiter vom Betroffenen explizit (z. B. durch Ansehen, Zuwenden, Ansprechen) wahrgenommen wird, ist eine Frage am Anfang der Intervention angebracht, die signalisiert, dass nichts gegen den Willen des Betroffenen geschieht, sondern ihn einsetzt als denjenigen, der selbst bestimmt und kontrolliert, was in seiner näheren Umgebung, eventuell in seiner eigenen Wohnung, vorgeht (z. B. »Ist es Ihnen recht, dass ich mich zu Ihnen setze?«). Damit erlebt der Betroffene den PSNV-Mitarbeiter anders als die Mitarbeiter des Rettungswesens und der Polizei, die das Einverständnis des Betroffenen zum Tätigwerden entweder voraussetzen (Rettungsdienst, Feuerwehr) oder nicht ausdrücklich benötigen (Polizei).
Nimmt der Begleiter dagegen wahr, dass der Betroffene wie abgeschnitten von den Vorgängen um ihn herum wirkt, empfiehlt es sich trotzdem, sich knapp mit der erwähnten Funktion (»ich bin jetzt für Sie da«) vorzustellen und sich zum Betroffenen zu setzen. Je weniger der Betroffene in der Lage ist, auf Vorgänge in seiner unmittelbaren Umgebung und auf Sprache zu achten, umso wichtiger ist die Kongruenz der Intention (Nähe und Halt vermitteln, unaufdringliche Präsenz) und Elementen nonverbaler Kommunikation (z. B. Jacke oder Mantel ausziehen und über den Stuhl hängen – signalisiert, dass der Begleiter »da bleibt«).
Sehr oft wirken Hinterbliebene zunächst sprach- und fassungslos angesichts dessen, was sie erleben müssen. Unter diesen Umständen liegt das Hauptgewicht der Intervention zu Beginn deutlich weniger auf Sprache als vielmehr auf sprachloser Präsenz. Es gilt, die Sprachlosigkeit angesichts des »Unaussprechlichen«, also angesichts dessen, was der Betroffene eben erleben musste und noch muss, auszuhalten. Der Betroffene nimmt durch den Schleier seines Zustandes wahr, dass jemand bei ihm ist. Diese Wahrnehmung gibt ersten Halt und ist wichtig für eine stabile und verlässliche Beziehung, die Grundlage jeder Intervention.
Das Aushalten der Sprachlosigkeit fällt dem Begleiter schwer. Die

Versuchung besteht, die Konfrontation mit der Hilf- und Sprachlosigkeit des Betroffenen durch Aktivitäten oder Fragen zu vermeiden. Die Sprachlosigkeit des Betroffenen ist häufig ein erster Durchgang in der Intervention, der kürzer dauert, als sein Zeitgefühl den Begleiter vermuten lässt.

Die Stille am Beginn der Intervention kann für den Begleiter eine Möglichkeit sein, für sich »anzukommen«: Er nimmt mit Präsenz und Aufmerksamkeit wahr und auf, wie der Betroffene gekleidet ist, wie das Zimmer eingerichtet ist, ob er Hinweise auf eine religiöse Orientierung (z. B. Kreuz an der Wand, Bücher) oder auf soziale Ressourcen (z. B. Fotografien von Kindern oder Enkeln) wahrnimmt. Auch kann er so einschätzen, in welche alltägliche Normalität hinein das Ereignis getreten ist: Z. B. ist in der Küche zu sehen, dass offensichtlich zwei Menschen hier vor kurzer Zeit beim gemeinsamen Essen waren.

Das Aushalten der Sprachlosigkeit wird auch durch die Anwesenheit von Mitarbeitern des Rettungswesens erschwert. Denn der PSNV-Mitarbeiter spürt einen gewissen Erwartungsdruck der Einsatzkräfte. Sie möchten von der Gelegenheit »profitieren«, in einer schwierigen Situation direkt wahrzunehmen und damit auch zu lernen, wie der »Experte« für die PSNV sich verhält, was er macht und vor allem: was er sagt. Das in sich selbst versunkene Schweigen des Betroffenen setzt den PSNV-Mitarbeiter unter Druck. Dies umso mehr, als sein Auftrag darin besteht zu »helfen«. Hilfe ist assoziiert mit Tun, wenigstens mit Reden. Wenn die Einsatzkräfte des Rettungsdienstes trotz aller notfallmedizinischer Maßnahmen nicht mehr helfen konnten, wird dem PSNV-Mitarbeiter eine »letzte« Form von Hilfe für die Hinterbliebenen delegiert, verbunden mit diffusen Erwartungen an einen positiven Effekt. Es ist in dieser Situation auch aufgeschlossenen Beobachtern schwer begreiflich zu machen, dass zunächst bereits die sprachlose und gleichwohl engagierte Präsenz erste und wichtigste Hilfe ist.

Notfallmedizinisches und polizeiliches Selbstverständnis treffen in der PSNV auf ein wesentlich anderes Selbstverständnis im Kontext der Begegnung mit Menschen im Rahmen eines Notfalles. Im Verhältnis zu dem, was zeitlich vorher und parallel zur PSNV im Wahrnehmungsfeld des Betroffenen vorgeht, handelt es sich bei dem, wie PSNV vom Betroffenen erfahren wird, um einen Paradigmenwechsel.

Das Paradigma der Notfallmedizin ist besonders dann, wenn es um die Wiederherstellung und Aufrechterhaltung von Vitalfunktionen geht, von entschlossen vorgetragenen Maßnahmen und invasiven, in Abwägung zur akuten vitalen Bedrohung des Patienten notwendigen, Maßnahmen geprägt. Es wird in Kauf genommen, dass bei einer den Richtlinien entsprechend durchgeführten cardio-pulmonalen Reanimation körperliche Verletzungen entstehen können. Die notfallmedizinischen Maßnahmen während der Reanimation sind invasiv penetrierend. Zur Beatmung des Patienten wird ein Tubus, ein etwa fingerdicker Schlauch, über den Mund in die Trachea (Luftröhre) platziert. Der Patient wird infundiert und defibrilliert.
Die meisten präklinisch durchgeführten Reanimationen verlaufen primär frustran, d. h., sie werden erfolglos eingestellt. Zurück bleibt der tote Patient – und sein Angehöriger, sein Arbeitskollege, sein Nachbar etc. Die Abwendung vom Patienten, der nach erfolgloser Reanimation oder notfallmedizinischer Versorgung gestorben ist, und die Zuwendung zum traumatisierten oder trauernden Menschen kennzeichnen den Paradigmenwechsel.
Während einige Rettungsdienstmitarbeiter durchaus den beschriebenen Paradigmenwechsel vollziehen und sich den Hinterbliebenen zuwenden, sehen sich andere dazu außer Stande. Der PSNV-Mitarbeiter, der häufig erst nach dem Abbruch der erfolglosen Reanimation verständigt wird und vor Ort eintrifft, stößt mit seinem Selbstverständnis, Auftrag und Arbeitsweise auf Mitarbeiter des Rettungsdienstes, die eben noch in der beschriebenen Weise reanimierten, bzw. auf Polizeibeamte, die auf der Grundlage des Polizeigesetzes des jeweiligen Bundeslandes bzw. der Strafprozessordnung arbeiten. Unterschiedliche Paradigmen, Arbeitsaufträge und Selbstverständnisse stoßen an der Einsatzstelle aufeinander, wenn ein PSNV-Mitarbeiter die Szene betritt. Sie zu vermitteln ist seine Aufgabe besonders am Beginn der Intervention. Dazu gestaltet er mit den Möglichkeiten, die er vor Ort antrifft, kreativ den Rahmen der Intervention.

Verlassen der Unfallstelle

Mit dem Meldebild »Person unter Tram« wird der PSNV-Mitarbeiter zur Betreuung eines Trambahnfahrers angefordert. Eine Frau hat das Gleisbett betreten, ohne die anfahrende Tram zu beachten, und ist von ihr erfasst worden. Mit den Beinen ist sie vorne unter der Tram eingeklemmt. Während zahlreiche Einsatzkräfte die Frau versorgen und sich bemühen, sie zu befreien, sitzt der Tramfahrer an seinem Platz. Beim Eintreffen des PSNV-Mitarbeiters sind keine Einsatzkräfte bei ihm. Von seinem Platz aus sieht er unmittelbar den Rettungsbemühungen der Einsatzkräfte zu, er schaut aus unmittelbarer Nähe auf das Gesicht der Patientin vor der Windschutzscheibe. Alle Fahrgäste sind aus der Tram ausgestiegen. Der PSNV-Mitarbeiter spricht den Fahrer an und bittet ihn, mit ihm in den hinteren Teil der Tram zu gehen, von wo aus die Rettungsmaßnahmen der Einsatzkräfte nicht unmittelbar und »aus der ersten Reihe« zu beobachten sind. Der Trambahnfahrer wirkt dankbar, dass er aufstehen und seinen Platz verlassen kann.

Eine erste Maßnahme der peritraumatischen Intervention besteht darin, die unmittelbare traumatogene Exposition zu unterbrechen. Besonders im öffentlichen Bereich beobachten Betroffene die Rettungsmaßnahmen, ohne selbst aktiv unterstützen oder sich sinnvoll an ihnen beteiligen zu können. Einsatzkräfte haben zu diesem Zeitpunkt noch keine Ressourcen, um sich des Betroffenen anzunehmen, sie wissen nicht immer um die Bedeutung, einen Betroffenen in dieser Situation »auf die Seite zu nehmen«. Damit ist der Betroffene seiner Hilflosigkeit in besonderer Weise ausgesetzt. Er kann den Ablauf bzw. die Sinnhaftigkeit des Ablaufs der Rettung nicht verstehen. Es prägen sich Bilder ein, die später in Form von Intrusionen belastend sein können.

Wenn es sich bei dem Patienten, um den sich Rettungskräfte bemühen, um einen Angehörigen handelt und der Betroffene deshalb die Maßnahmen beobachtet, weil er für den Patienten eine Zuständigkeit spürt, wird er eher das Bedürfnis haben, in der Nähe des Patienten bleiben zu können. In diesem Fall ist es nicht ratsam, ihn zur Seite zu nehmen, sondern ihm die von den Rettungskräften durchgeführten Maßnahmen mit einfachen Worten zu beschreiben und zu erklären.

6.4 Gestalten des Settings

Jede Beratung, Begleitung oder Intervention hat Voraussetzungen und Rahmenbedingungen, die geklärt werden müssen. Darunter fällt z. B., wer mit welcher Ausbildung wie lange und mit welchem Ziel berät, welche Kosten anfallen, wer sie trägt und wo die Begleitung stattfindet. Die Rahmenbedingungen der psychosozialen Notfallversorgung bezeichnen wir als Setting.
Das Setting in der peritraumatischen Intervention unterscheidet sich maßgeblich vom Setting einer Beratungsstelle oder anderen psychosozialen Angeboten innerhalb von Komm-Strukturen. Im Gegensatz zu den Angeboten in den Komm-Strukturen, in denen sich der Ratsuchende an die Einrichtung wendet und dorthin kommt, geht in der PSNV der Mitarbeiter zum Betroffenen (»Geh-Struktur«). Einige Aspekte des Settings in der peritraumatischen Intervention sind unabhängig vom jeweiligen Begleiter und Betroffenen grundsätzlich geklärt bzw. vorgegeben. Diese Aspekte des Settings werden in der Begleitung nur thematisiert, wenn der Betroffene sie aufgreift. Dazu zählt z. B., dass keine Begleitung dem Betroffenen in Rechnung gestellt wird, dass die Begleitung einmalig stattfindet und für die weitere Beratung an psychosoziale Einrichtungen im Rahmen der Komm-Strukturen verwiesen wird. Andere Aspekte des Settings müssen bzw. können vom Begleiter gestaltet werden: Dazu gehört zum Beispiel, wo er begleitet bzw. wie er den äußeren Rahmen der Begleitung gestaltet, wie lange er tätig wird und ob er eine bzw. welche weiterführende Einrichtung empfiehlt.

Bekleidung des PSNV-Mitarbeiters

Die Bekleidung des PSNV-Mitarbeiters gehört zum Setting, weil sie seine Rolle und Identität stützt und in der Intervention Abgrenzung ermöglicht. Der PSNV-Mitarbeiter kommt nicht als Privatperson zum Betroffenen, sondern im Rahmen eines dienstlichen Auftrages in entsprechender Funktion. In der Begleitung spielen die beiden Pole Nähe und Distanz eine wichtige Rolle. Eine Bekleidung, die die Funktion der sie tragenden Person unmissverständlich verdeutlicht und sie legitimiert, betont die Distanz. Für die Intervention

ist das förderlich, weil das Ereignis selbst, die Intimität von Trauer, der Ort (Wohnung des Betroffenen) und die Art der Präsenz in der PSNV die Nähe zum Betroffenen verstärken.
Sofern der PSNV-Mitarbeiter beruflich aus dem Rettungswesen kommt und die Arbeit im Rettungsdienst seine Identität in der psychosozialen Notfallversorgung prägt, hat es sich bewährt, die im Rettungsdienst übliche Schutzbekleidung auch in der peritraumatischen Intervention zu verwenden. Die Schutzbekleidung, die auch für die persönliche Sicherheit auf Straßen bei Dunkelheit gedacht und daher entsprechend auffallend gestaltet ist, wirkt in einer Wohnung zunächst deplatziert. Sie wird von den Einsatzkräften, die den Patienten medizinisch versorgten, ebenfalls getragen und ist daher beim Betroffenen bereits bekannt und eingeführt. Der Betroffene ist in der Lage, aufgrund der Bekleidung den PSNV-Mitarbeiter in seiner Identität eindeutig dem Rettungsdienst zuzuordnen.
Die Alternative besteht im Tragen ziviler, neutraler Bekleidung. Die meisten Mitarbeiter der Notfallseelsorge sind als Geistliche nicht in auffälliger Weise gekennzeichnet. Denn im Vordergrund der Intervention steht nicht die Person dessen, der die Intervention durchführt, sondern seine Funktion: Er ist für jeden Menschen da, der die Anwesenheit und Aufmerksamkeit eines anderen bedarf, unabhängig von seiner religiösen Zugehörigkeit und Orientierung. Beamte der Kriminalpolizei, die in der Todesermittlung tätig sind, sind grundsätzlich ebenfalls zivil bekleidet. Dies kann kurzfristig zu Irritationen beim Betroffenen führen, weil der privat gekleidete PSNV-Mitarbeiter durch sein Äußeres nicht unterscheidbar ist. Allerdings kennzeichnet er sich unmissverständlich durch sein Auftreten gegenüber dem Betroffenen.
Einige Seelsorger, die in der psychosozialen Notfallversorgung engagiert sind, passen sich in ihrer auffälligen Bekleidung den Einsatzkräften des Rettungswesens an. Dem steht nicht nur entgegen, dass die auffällige Bekleidung im Rettungswesen im häuslichen Bereich, also dort, wo die überwiegende Mehrzahl aller Interventionen stattfindet, deplatziert wirkt, wenn sie von Personen getragen wird, die sie in ihrer üblichen Berufsausübung nicht anlegen. Auch Betroffene sind verunsichert, wenn sie den Begleiter aufgrund seiner auffälligen Äußerlichkeit zunächst als Einsatzkraft des Rettungswesens identifizieren und dann feststellen, mit einem Seelsorger oder Psychologen

in Kontakt zu stehen. Diese Wahrnehmung verstärkt die chaotischen Eindrücke und den Mangel an Orientierung Betroffener im peritraumatischen Intervall. Ein dezent gestalteter Ausweis, den er an seine übliche Bekleidung anstecken kann, weist den PSNV-Mitarbeiter aus. Für die selteneren Interventionen im öffentlichen Bereich können Warnwesten mit Aufdruck vorgehalten werden, die über jede andere Bekleidung einfach und schnell anzulegen sind, die kostengünstig ausfallen und die Ansprüche an Sicherheitsnormen erfüllen.
Die Tendenz mancher Seelsorger, Psychologen und anderer Vertreter von Berufsgruppen, die sich in der psychosozialen Notfallversorgung engagieren, Attribute des Rettungswesens (z. B. Bekleidung mit Leuchtstreifen in grellen Farben, Helme) zu übernehmen, wird von einigen Angehörigen des Rettungswesens als unangemessen erlebt. Die Schnittstelle, die in der peritraumatischen Intervention zwischen dem Rettungswesen und seelsorglichem und psychosozialem Selbstverständnis vorhanden ist, nimmt Schaden, wenn die Identitäten nicht klar sind. Dies gilt natürlich gleichfalls dann, wenn die Arbeit von Mitarbeitern des Rettungswesens oder der Notfallseelsorge als »psychologische Betreuung« gewertet und – gerade in den Medien – bezeichnet wird.

6.5 Orte der psychosozialen Notfallversorgung

Im Gegensatz zu anderen Kontexten von Beratung und Begleitung, in die der Ratsuchende sich selbstständig begibt, sucht der PSNV-Mitarbeiter den Betroffenen an dem Ort auf, an dem er traumatisch exponiert wurde bzw. dem extrem belastenden Ereignis ausgesetzt war. Orte der Intervention sind überwiegend die Wohnungen von Betroffenen[19], seltener Straßen oder andere öffentliche Plätze, Arbeitsstellen, Krankenhäuser oder Dienststellen von Behörden. Markante Unterschiede bestehen zwischen dem Setting der PSNV in Wohnungen einerseits und auf Straßen, Gleisstrecken oder Bahnhöfen andererseits.

---

[19] In ca. 85 % aller Situationen

Psychosoziale Notfallversorgung in Wohnungen

Die meisten Interventionen finden in privaten Wohnräumen statt. Ereignisse, die eine Intervention im häuslichen Bereich erfordern, sind z. B. Todesfälle erwachsener Personen mit internistischer Ursache (z. B. Herzinfarkt), Selbsttötungen, Überbringen von Todesnachrichten, Tod von Kindern oder Gewalterfahrungen.

Die Wohnung ist eine ausgesprochen intime, von der Verfassung ausdrücklich geschützte[20], private Sphäre. Üblicherweise bestimmen die Bewohner, wer wann in die Wohnung eingelassen wird. Mit Ausnahme von z. B. Handwerkern oder Kaminkehrer etc. werden nur Menschen in eine Wohnung gelassen, zu denen eine persönliche Beziehung besteht. Diese sind dann oft eingeladen, d. h., ihr Kommen ist geplant und ausdrücklich gewünscht. Strafverfolgungsbehörden benötigen zum Betreten einer Wohnung gegen die Zustimmung der dort Wohnenden grundsätzlich eine richterliche Verfügung. Darin kommt zum Ausdruck, wie sehr die Wohnung als privater und intimer Ort geschützt und anerkannt ist, über den der Bewohner nach eigenem Willen verfügt.

Wenn ein Mensch krank wird oder unter Schmerzen leidet, geht er zum Arzt seiner Wahl oder bittet einen Arzt zu kommen. Im akuten Notfall, bei dem es um »Leben und Tod« geht, ist alles, was bisher geschildert wurde, schlagartig anders und außer Kraft gesetzt. Was der Betroffene jetzt erlebt, unterscheidet sich von allem, was jemals innerhalb seiner vier Wände vorgegangen ist: Er wird Zeuge, wie ein naher Angehöriger, ein geliebter Mensch, überraschend vital gefährdet ist. Der Notruf, den er veranlasst, führt dazu, dass ihm fremde Menschen in eindrucksvoller Weise in seiner Wohnung tätig werden. Der vital bedrohliche Zustand des Patienten lässt den Rettungsdienstmitarbeitern keine Zeit, im Rahmen gesellschaftlicher Konventionen den Angehörigen zu begrüßen, sich vorzustellen, um ausdrückliche Einwilligung zu fragen etc. Sie begeben sich eilig zum Patienten, um unmittelbar mit der Reanimation zu beginnen, denn die Prognose des reanimationspflichtigen (klinisch toten) Patienten verschlechtert sich in den ersten Minuten nach Eintritt des Herz-Kreislaufstillstandes rapide und wird nach ca. 10–15 Minuten ohne

---
[20] Vgl. Art. 13 GG; »Elementarer Lebensraum« (BVerfGE 42, 212, 219).

Behandlung infaust. Die Reanimation erfordert in den ersten Minuten die gesamte Aufmerksamkeit des Rettungsteams[21]. Der Betroffene ist nicht mehr »Herr im eigenen Haus«. Er verliert nicht nur die Kontrolle darüber, was um ihn herum und in seiner Wohnung vorgeht, sondern er versteht auch nicht mehr, was vor sich geht und wer in seiner Wohnung tätig wird.

In diese Situation hinein kommt der Mitarbeiter der PSNV. Er sorgt für einen Rahmen, in dem eine effiziente Intervention möglich wird. Die gestaltungsfähigen Variablen in dieser Situation muss er kennen, um sie offensiv zu nutzen. Ebenso muss er wissen, wo der Gestaltungswille und die Gestaltungsmöglichkeiten an Grenzen stoßen. Der Rahmen für die Gestaltungsmöglichkeiten unter den beschriebenen Umständen ist eng gesetzt.

Die Wohnung, die er vorfindet mit ihrer Einrichtung und den Möbeln, mit ihren Gerüchen und den Spuren von dem, was gerade, als alles noch normal war, lässt sich praktisch nicht verändern. Allerdings bieten die meisten Wohnungen mehrere Räumlichkeiten, in denen betreut werden kann. Wenn es zu einer Todesermittlung durch Kriminalbeamte kommt, müssen Hinterbliebene den Raum, in dem sich der Leichnam befindet, verlassen. Für Interventionen in Einzimmer-Appartements muss das Appartement verlassen werden. Damit die Betreuung nicht in der Öffentlichkeit des Flures eines Wohnhauses stattfindet, muss man entweder auf eine benachbarte Wohnung oder ein entsprechendes Einsatzfahrzeug der PSNV-Einrichtung oder der Polizei ausweichen (z. B. VW-Bus).

Häufig halten sich Betroffene bei Interventionen im häuslichen Bereich in der Küche auf[22]. Die Begleitung beginnt zunächst dort, wo der Betroffene sich aufhält. Die Küche eignet sich für die Intervention deshalb gut, weil die Sitzposition auf Stühlen angemessen ist, Wohnzimmer mit niedrigen und weichen Sitzgelegenheiten erschweren die Intervention.

Ein wichtiges Element des in Grenzen gestaltbaren Settings ist die Sitzposition des Begleiters zum Betroffenen. Je nach Gegebenheiten

---

[21] In der Regel bestehend aus Notarzt, -ärztin und Rettungsassistent und/oder Rettungssanitäter.

[22] In den Protokollen der Intervention wird erfasst, ob in der Wohnung oder im öffentlichen Bereich betreut wird, jedoch nicht so detailliert, dass ersichtlich wäre, wie viel Prozent der Betreuungen im Wohnzimmer bzw. in der Küche stattfinden.

erweist es sich als günstig, wenn sich Begleiter und Betroffener nicht gegenüber oder nebeneinander, sondern in einem offenen, ca. 90-Grad-Winkel zu einander sitzen. Die Entfernung soll dabei so gewählt werden, dass der Begleiter zwar zum Betroffenen ungezwungen, evtl. mit einem leichten Vorbeugen, Körperkontakt aufnehmen kann (z. B. Hand auf Schulter oder Oberarm legen), der Betroffene sich aber nicht durch zu große Nähe bedrängt oder beeinträchtigt fühlt.

Da das Ereignis plötzlich und unerwartet eingetreten ist, läuft gelegentlich, von Betroffenen und Einsatzkräften unbeachtet, Radio oder Fernseher. In der Ungleichheit dessen, was medial vermittelt zu hören und/oder zu sehen ist, und dem, was sich real gerade ereignet, liegt gelegentlich eine befremdliche, surreal wirkende Spannung. Mit einer Bitte kann der Begleiter eine derartige Störungsquelle durch Ausschalten des Gerätes beseitigen.

Im Winter sind manche Wohnungen überheizt und schlecht gelüftet. Nach einer entsprechenden Bitte kann man hier für Abhilfe sorgen. Wenn mehrere Einsatzkräfte vor Ort sind, bleibt die Tür zu dem Raum, in dem die Intervention stattfindet, geschlossen, um Störungen und Ablenkungen fernzuhalten. In der Stille knarzende Lederjacken, eingeschaltete Funkgeräte, wie sie Polizeibeamte häufig bei sich tragen, und Telefonate, die Einsatzkräfte mit dem Mobiltelefon führen, irritieren, weil die Routine der Abwicklung einer »Leichensache« (regulärer Sprachgebrauch der polizeilichen Todesermittlung) zur persönlichen Betroffenheit Hinterbliebener in Spannung steht. Wenn Störungen nicht zu erwarten sind oder gering bleiben, bleibt die Tür angelehnt bzw. offen, um in Kontakt mit der Realität außerhalb des Raumes der Intervention zu bleiben.

Eine Schwierigkeit stellen gelegentlich Einsatzkräfte dar, die ohne weitere bzw. geklärte Funktion die Intervention beobachten wollen, sich jedoch nicht unmittelbar einbringen. Sie aufzufordern, den Raum zu verlassen, führt zu Irritationen und empfiehlt sich nur im Ausnahmefall. Es hat sich bewährt, anwesende Einsatzkräfte einzuladen, ebenfalls beim Betroffenen Platz zu nehmen. Durch diese Geste werden sie in die Intervention eingebunden. Manche Einsatzkräfte nehmen die Einladung an und lassen sich einbinden, häufiger jedoch verlassen sie auf die Einladung hin den Raum – beide Ergebnisse fördern einen guten Rahmen der Betreuung.

Gelegentlich sind bereits zu Beginn hinzugerufene Verwandte, Freunde oder Nachbarn beim Betroffenen. Sie sollen keinesfalls zur Seite gedrängt, sondern in ihrer stabilisierenden Funktion für den Betroffenen bestärkt werden (zur Bedeutung und Rolle der sozialen Ressourcen vgl. unten).

Das Gestalten des Settings ist nicht auf den Beginn der Intervention beschränkt, sondern die Notwendigkeit ergibt sich immer wieder, den Rahmen der Betreuung zu verändern. Zum Beispiel rufen Angehörige oder Freunde an, die mitbekommen haben, dass »etwas passiert« ist. Sie bieten an zu kommen oder andere Angehörige zu informieren. Nachbarn klingeln an der Tür und erkundigen sich, bieten Hilfe an. In Absprache mit dem Betroffenen werden sie integriert. Alle Auskünfte, die der PSNV-Mitarbeiter z. B. an der Wohnungstür an Nachbarn gibt, sind inhaltlich mit dem Betroffenen abgesprochen.

Intervention auf Straßen und öffentlichen Plätzen

Die Häufigkeit von peritraumatischen Interventionen auf Straßen und öffentlichen Plätzen liegt bei ca. 8%. Sie stellen den Begleiter vor andere Anforderungen in Bezug auf die Gestaltung des Settings der Intervention als Interventionen im häuslichen Bereich. Der Rückgriff auf Erfahrungen und Kompetenzen aus der Beratung im Setting von Komm-Strukturen fällt für Interventionen im häuslichen Bereich leichter als für Interventionen auf Straßen und öffentlichen Plätzen. Während im häuslichen Bereich das Setting wesentlich gestaltet wird, z. B. durch das Schließen einer Tür oder die Sitzposition zum Betroffenen, gibt es im öffentlichen Bereich eine größere Anzahl von Faktoren, auf die kein Einfluss genommen werden kann. An Einsatzstellen in der Öffentlichkeit lässt sich die Intervention bedeutend schwerer von der Umgebung absetzen. Es muss erst eine Räumlichkeit besorgt werden, die eine Intervention zu intensivieren hilft.

Die Ereignisse, die im öffentlichen Raum auftreten, führen zum Einsatz von anderen Rettungsmitteln als im häuslichen Bereich. Ein Verkehrsunfall oder der Brand eines Wohnhauses erfordert eine größere Zahl von Einsatzkräften als der plötzliche Tod einer erwachsenen Person im häuslichen Bereich mit internistischer Todesursache.

Die unterschiedlichen Rettungsmittel, die zum Einsatz kommen, beanspruchen bei einem PSNV-Mitarbeiter, der die Abläufe der Rettungsmaßnahmen nicht kennt, eine gewisse Aufmerksamkeit. Die Landung eines Rettungshubschraubers, eine Drehleiter der Feuerwehr, die in Stellung gebracht wird, oder die Angehörigen eines Spezialeinsatzkommandos der Polizei, die sich auf einen Einsatz vorbereiten, ziehen für jemanden, der derlei Szenerien nicht kennt, die Aufmerksamkeit auf sich. Diese Faktoren führen dazu, dass es schwer fällt, zu der nötigen Ruhe und Konzentration zu finden. In diesen Situationen und der ihr eigenen Dynamik besteht der zentrale Auftrag zunächst darin, einen sicheren und möglichst stabilen äußeren Rahmen für die Intervention zu schaffen. Die psychosoziale Notfallversorgung im öffentlichen Raum verliert ihre Funktion und Bedeutung, wenn kein Minimalrahmen sichergestellt werden kann.

Die Gestaltungsfähigkeit des PSNV-Mitarbeiters begegnet am Einsatzort den spezifischen Möglichkeiten der jeweiligen Situation. Begleiter mit jahrelanger Einsatzerfahrung im Rettungswesen (besonders Rettungsdienst und/oder Feuerwehr) haben hier deutliche Vorteile, denn sie kennen die Abläufe und Ansprechpartner an komplexen Einsatzstellen. Sie wissen, wie der jeweilige Einsatzleiter gekennzeichnet ist und welche Rettungsmittel wie eingesetzt werden. Daher ist es empfehlenswert, PSNV-Mitarbeiter ohne Einsatzerfahrung im Rettungswesen (z. B. Seelsorger/innen) bei Interventionen im öffentlichen Bereich Einsatzkräfte zur Unterstützung zuzuordnen.

Unübersichtliche Situation nach Verkehrsunfall

Bei einem Verkehrsunfall auf der Autobahn werden vier Menschen lebensbedrohlich verletzt, zwei von ihnen sterben während der notfallmedizinischen Versorgung. Der Verkehrsunfall führt zu einem Brand der verunglückten Fahrzeuge. Der Fahrer eines LKW, der Gefahrgut transportiert und in den Unfall verwickelt ist, bleibt körperlich unverletzt. Ein größeres Aufgebot an Feuerwehrangehörigen bringt den Brand unter Kontrolle. An der Einsatzstelle landen zwei Rettungshubschrauber und ein Hubschrauber der Polizei. Es gelingt in den ersten zwanzig Minuten der Anwesenheit von zwei PSNV-Mitarbeitern nur schwer, sich einen Überblick über die Situation zu verschaffen, Interventionsschwerpunkte in Absprache mit der Einsatzleitung der Feuerwehr, des

Rettungsdienstes und der Polizei festzulegen, festzustellen, wer die Verstorbenen kennt bzw. zu ihnen gehört, und mit dem LKW-Fahrer, der massiv unter den Auswirkungen einer Akuten Belastungsreaktion steht, Kontakt aufzunehmen, weil dieser erregt und schwer zu bremsen an der Einsatzstelle hin und her läuft.

Die Personen, die zu betreuen sind, und die Orte, an denen betreut wird, müssen mit den Einsatzleitern des Rettungsdienstes, der Feuerwehr und der Polizei abgesprochen werden. Das setzt voraus, dass man sie unter der Vielzahl von Einsatzkräften sicher identifiziert. Psychosoziale Notfallversorgung kann in diesen Situationen nur dann gelingen, wenn sie sich als integraler Bestandteil der Abläufe im Rettungswesen versteht und von allen Einsatzkräften verstanden wird.

Von manchen Einsatzstellen geht eine Gefahr aus (z. B. giftiges Rauchgas, bewaffneter Täter, Einsturzgefährdung eines beschädigten Gebäudes etc.). Ein PSNV-Mitarbeiter muss Gefahren an der Einsatzstelle erkennen und sie unbedingt meiden. Er kann von anderen Einsatzkräften vor Gefahren nicht immer gewarnt werden. Sie gehen davon aus, dass der PSNV-Mitarbeiter selbstständig das Gefährdungspotenzial kennt und einschätzen kann. Grundsätzlich gilt, dass kein PSNV-Mitarbeiter sich im Gefahrenbereich aufhält.

> Beim Vollbrand eines mehrgeschossigen Wohnhauses werden evakuierte und in Sicherheit gebrachte Bewohner begleitet. Ein PSNV-Mitarbeiter, der versucht, die Arbeit mehrerer anderer PSNV-Mitarbeiter zu koordinieren, betritt mehrfach den unmittelbaren Gefahrenbereich, der dadurch entsteht, dass das Haus einsturzgefährdet ist (Veränderung der Statik durch Brand und Löschwasser). Herabstürzende Gebäudeteile verfehlen den Begleiter nur knapp. Obwohl der PSNV-Mitarbeiter über gewisse Einsatzerfahrung aus der Mitarbeit in einer freiwilligen Feuerwehr verfügt, ist er in der Situation nicht mehr in der Lage, Gefährdungsbereiche zu identifizieren und zu meiden.

Die Einsatzleitung (besonders der Polizei) muss wissen, wenn Betroffene zur Begleitung von der Einsatzstelle entfernt werden bzw. wer wo betreut wird. Denn häufig sind Betroffene auch wichtige Zeugen des Ereignisses. Polizeibeamte müssen ihre Identität feststellen, die Personalien aufnehmen und gegebenenfalls eine Befragung/Vernehmung durchführen. Auch kann es sein, dass akut psychisch traumatisierte Menschen desorientiert sind, sich selbstständig von der Einsatzstelle entfernen und sich dadurch selbst gefährden oder weiteren Schaden zufügen. Diese Personen müssen gesucht werden – der Ärger der suchenden Einsatzkräfte ist verständlich, wenn sich herausstellt, dass der Gesuchte betreut wird.

6.6 Das Narrativ in der peritraumatischen Intervention

Das Aushalten von Sprachlosigkeit, sprachlos machender Trauer und Entsetzen stellt einen wesentlichen Durchgang in der peritraumatischen Intervention dar. Die Sprachlosigkeit, die oft am Anfang der Intervention steht, steht nicht im Widerspruch zum Sprechen und Erzählen. Im Narrativ soll das Erlebte und Erlittene – soweit in der Nähe zum Ereignis möglich – ins Wort gebracht werden. Das Verbalisieren des gerade Geschehenen ermöglicht es dem Betroffenen, das Erlebte in einen Prozess der Integration zu überführen. Das Geschehene kapselt sich nicht traumatisch ab, sondern kann als Bestandteil der eigenen Biografie und Lebensgeschichte integriert werden. Die Integration eines extrem belastenden Ereignisses oder einer traumatischen Erfahrung bedarf der Fähigkeit, das Erlittene zu verbalisieren. Dies muss nicht immer und gegenüber jedem geschehen und gelingen, es geht um eine grundsätzliche Befähigung zur Sprache. So wichtig einerseits die Fähigkeit und die Geduld des PSNV-Mitarbeiters sind, Sprach- und Hilflosigkeit des Betroffenen zu teilen, so wichtig ist es andererseits, dem Bedürfnis nach Sprachfähigkeit und Mitteilen einen angemessenen Raum zu geben. Das Aushalten von sprachlos machender Trauer und Entsetzen wird dann inadäquat, wenn der Betroffene sich bemüht, in der Beziehung zum PSNV-Mitarbeiter seine Erfahrung zur Rede zu bringen und dieser ihn nicht wahrnimmt. Die Fähigkeit, zwischen den Polen von Aushalten der Sprachlosigkeit und dem Ermöglichen des Narrativs unterscheiden zu können, kennzeichnet eine Kernkompetenz in der psychosozialen Notfallversorgung. Beide Pole bedingen einander. Sie folgen nicht einem phasenhaften Ablauf der Intervention, sondern durchdringen sich. Einigen Worten kann Schweigen folgen, im späteren Verlauf der Intervention kann es für den PSNV-Mitarbeiter unvermittelt dazu kommen, dass der Betroffene emotional realisiert, was das Ereignis, dem er gerade ausgesetzt ist, für seine Biografie bedeutet und er nur noch die stützende Präsenz eines anderen Menschen braucht, die Worte überflüssig oder unangemessen werden lässt. Umgekehrt wird Schweigen belastend, wenn Erfahrung Worte sucht, die sich nicht einstellen. Schweigen wird sogar peinlich, wenn Sprache dran ist, Sprache wird peinlich, wenn Schweigen dran ist. Beide Aspekte der Beziehungsgestaltung alternieren, sie bedingen sich und stehen nicht in einer Hierarchie oder zeitlich notwendigen Abfolge zueinander.

Der verbalen Kontaktaufnahme geht oft ein Blickkontakt des Betroffenen zum Begleiter voraus. Das kurze gegenseitige Anschauen steht am Ende eines Durchganges von Sprachlosigkeit und Schweigen, die objektiv kürzer dauert, als man sie subjektiv wahrnimmt (selten länger als ein paar Minuten). Im ersten, zögerlichen Blickkontakt prüft der Betroffene, ob der Begleiter da ist, ob seine Aufmerksamkeit außerhalb der Beziehung zu ihm beansprucht oder abgelenkt ist. Der Betroffene ändert vielleicht diskret seine Körperhaltung. Während er in der Sprachlosigkeit in sich selbst versunken ist, das Gesicht oft in den Händen vergräbt bzw. von der Außenwelt abgeschottet wirkt, öffnet er sich mit der Blickaufnahme in seiner Körperhaltung und Körpersprache zum Begleiter hin. Wenn der Begleiter den Blick des Betroffenen auffängt, signalisiert er seine Präsenz.

Häufig steht am Anfang eines Gespräches eine konkrete Frage des Betroffenen zur Situation. In der Frage kann zum Ausdruck kommen, dass der Betroffene die Vorgänge um sich herum nicht einordnen kann. Die Antwort zielt zunächst weniger auf eine detaillierte Erläuterung der Vorgänge, sondern vermittelt eine knappe Orientierung. Dabei benennt die Antwort auch den Anlass für das gesamte Geschehen, nämlich den Tod der betreffenden Person. Was dem PSNV-Mitarbeiter evidente Tatsache ist, ist gegenüber dem Betroffenen vielleicht noch von niemandem explizit geäußert worden: der Tod seines Angehörigen.

Es ist keine Seltenheit, dass erst in einer Intervention, die 30 bis 60 Minuten nach Abbruch einer erfolglosen Reanimation beginnt, das erste Mal formuliert wird, was sich ereignet hat. Der Grund dafür liegt einerseits darin, dass die Einsatzkräfte sich scheuen, gegenüber dem Hinterbliebenen Begriffe wie »tot« oder »sterben« zu verwenden. Dahinter verbirgt sich die Befürchtung, die Verwendung dieser Begriffe sei »hart«, »brutal« oder »gefühllos«. Die Karikatur einer Formulierung, mit der ein Notarzt dem Hinterbliebenen den Tod des Patienten mitteilt, lautet: »Der Patient hat auf die Reanimation nicht angesprochen.« Diese medizinisch korrekte Formulierung verschleiert für den, der die medizinische Fachsprache nicht kennt, was eigentlich passiert ist: der Patient ist tot. Keine Formulierung kann jemals in der Lage sein, die Härte und den Schmerz, die im Inhalt der Nachricht liegen, durch eine entsprechende Wortwahl zu mildern, es sei denn, die Nachricht selbst wird verschleiert.

Wenn der Betroffene aufblickt und noch von inneren Prozessen beansprucht ist, die ihn daran hindern, Worte zu finden, er jedoch die verbale Kommunikation aufnehmen will, unterstützt ihn eine offen formulierte Frage, um zur Sprache zurückzufinden. Folgende Formulierungen bieten sich an: »Ich bin erst später zu Ihnen gekommen – möchten Sie mir erzählen, was passiert ist?« oder: »War Ihr Mann krank?« Die Frage nach einer Vorerkrankung knüpft an eine medizinische Annäherung an, die für einen PSNV-Mitarbeiter, der aus dem (notfall-)medizinischen Kontext kommt, authentisch ist, für einen Seelsorger eventuell weniger.

Topos der psychosozialen Notfallversorgung: Schuldgefühle

Vorbemerkung:
Unterschied von Schuldgefühl und »schuldlosem Schuldigwerden«[23]
Beinahe in jeder Intervention thematisieren Betroffene Schuldgefühle oder Aspekte realer Schuld. Schuld und Schuldgefühle sind ein Topos, ein immer wiederkehrendes Grundthema der peritraumatischen Intervention. Man kann zwischen Schuldgefühlen und Aspekten realer Schuld, dem »schuldlosen Schuldigwerden«, unterscheiden. Schuldgefühle entwickeln Betroffene, obwohl kausal kein Zusammenhang zwischen dem Ereignis und seinem Eintreten und einer Handlung oder Unterlassung nachvollziehbar ist. Aspekte realer Schuld kommen zum Tragen, wenn ein Mensch »schuldlos schuldig« wird: In

---
[23] In der paradoxen Formulierung bildet sich das Dilemma des Betroffenen ab, der das Ergebnis seines Handelns (Fahrlässigkeit, Unterlassung etc.) zwar verursacht, jedoch nicht intendiert hat.

der paradoxen Formulierung kommt zum Ausdruck, dass der Betroffene nicht vorsätzlich handelt (wie zum Beispiel beim Tötungsdelikt oder Mord), sondern durch Unterlassung, Fahrlässigkeit oder Mangel an Aufmerksamkeit mittelbar eine Situation verursacht, durch die ein anderer Mensch körperlich schwer Schaden nimmt oder stirbt. Wir schlagen vor, zwischen Schuldgefühlen und »schuldlosem Schuldigwerden« zu unterscheiden. Denn Schuldgefühle und »schuldloses Schuldigsein« erfordern jeweils unterschiedliche Reaktionsweisen in der Intervention.

Die Konfrontation in der psychosozialen Notfallversorgung mit dem Thema Schuld lässt alle Beteiligten Grenzen erfahren: persönliche, menschliche und institutionelle. Die psychosoziale Notfallversorgung ist weit davon entfernt, das Phänomen Schuld und Schuldgefühl etwa verstehen, bearbeiten oder gar bewältigen zu können. Wie die Konfrontation mit Tod grundsätzlich eine Transzendenzerfahrung darstellt, so auch die Beschäftigung mit den Schuldgefühlen und der Schuld von Betroffenen: Es gibt hier keine abschließenden, grundsätzlich richtigen, etwa als Tipps formulierbare Erkenntnisse, die das Thema griffig und leicht handhabbar machen könnten. Mit Blick auf mögliche Angebote in der peritraumatischen Intervention stellen wir im Folgenden einige Unterscheidungen vor. Dabei handelt es sich um ein Modell, das seine Qualität und Berechtigung aus dem Kriterium bezieht, die Praxis der psychosozialen Notfallversorgung in der Konfrontation mit Schuld und Schuldgefühlen reflektieren zu können.

Schuldgefühle

> Während der Betreuung erzählt die Witwe, deren Mann eben in der gemeinsamen Wohnung offensichtlich durch ein kardiales Geschehen verstorben war, dass ihr Mann höchst ungern zum Arzt gegangen war, nie freiwillig einen Fuß in ein Krankenhaus gesetzt hätte, jedoch seit einigen Jahren unter Bluthochdruck litt. Heute Morgen habe er über ein Stechen in der Brust geklagt, das ihr von Anfang an nicht geheuer vorgekommen sei. Auch ging es ihm insgesamt nicht recht gut. Sie seien gemeinsam zum Einkaufen gegangen und bei der Gelegenheit an einer Apotheke vorbeigekommen. Die Witwe macht sich massive Schuldvorwürfe, weil sie doch ihren Mann hätte überreden können, mit ihr zusammen wenigstens in die Apotheke zu gehen und dort den Blutdruck

zu messen. Sie meint, dass ihr Mann eine Überlebenschance gehabt hätte, wenn bei der Messung des Blutdruckes in der Apotheke etwas aufgefallen wäre, das zur sofortigen Krankenhauseinweisung geführt hätte.

Ein Ehepaar besucht gemeinsam eine Aufführung im Theater, die zu einer Uhrzeit endet, zu der sie noch – wenn sie sich beeilen und sehr zügig gehen – die S-Bahn für den Heimweg erreichen. Auf die nächste S-Bahn hätten sie vierzig Minuten warten müssen. Tatsächlich erreichen sie im letzten Moment die S-Bahn. In der S-Bahn kommt es bei dem Mann zum Herzstillstand, ein Notarzt wird gerufen und der Mann muss wiederbelebt werden. Auch ein PSNV-Mitarbeiter wird noch während der Reanimation verständigt. Kurz nachdem er eingetroffen ist, werden die Wiederbelebungsmaßnahmen erfolglos abgebrochen. Die Witwe macht sich massive Vorwürfe, dass nur deswegen, weil sie die S-Bahn noch hätte erreichen wollen, ihr Mann den Herzanfall bekommen habe. Sie macht sich schuldig für den Tod ihres Mannes, weil sie zur Eile gedrängt habe.

In den beiden Kasuistiken wird deutlich, dass Hinterbliebene einen Zusammenhang herstellen zwischen dem, was sie getan haben (ihren Mann zur Eile angetrieben, vgl. Kasuistik 2), oder dem, was sie nicht getan haben (ihren Mann dazu zu bewegen, in der Apotheke Blutdruck zu messen, vgl. Kasuistik 1), und dem Tod ihres Partners, der durch ein internistisches Geschehen (in beiden Fällen mit großer Wahrscheinlichkeit kardialen Ursprungs) verursacht wurde. Die Voraussetzung für die Schuldgefühle liegt darin, dass eigenes Handeln oder Unterlassen von Betroffenen in einen kausalen Zusammenhang mit dem Eintreten des Todes gebracht wird. Sie bezichtigen sich nicht des Mordes, zu dem konstitutionell der Vorsatz und ein Motiv gehören. Überhaupt geht es nicht um eine Einschätzung im Rahmen einer juristischen Betrachtungsweise, sondern um ein spontanes und starkes Gefühl subjektiver Schuld, das die Betroffenen in ihrem Denken und Fühlen beherrscht[24]. Eher handelt es sich um eine tragische Dimension des Geschehens: Trotz der Liebe zu ihrem Partner

---

[24] Wenn die Todesumstände dazu führen, dass die Polizei, besonders die Kriminalpolizei, wegen nichtnatürlicher oder unklarer Todesart Ermittlungen aufnimmt, kommt doch eine potenziell judikable Ebene in das Geschehen, die für Betroffene mit starken Schuldgefühlen zusätzlich verunsichernd wirkt und zu einem Bedürfnis nach Abgrenzung von den ermittelnden Staatsorganen führt. Umgekehrt kann die Situation groteske Züge annehmen, wenn Kriminalbeamte aus den Schuldgefühlen der Hinterbliebenen einen Tatverdacht ableiten oder konstruieren.

fühlen sie sich schuldig an seinem Tod, den sie nicht nur nicht wollten und den sie betrauern, sondern den sie mit allen Kräften der Welt verhindern wollten. Der Tod tritt plötzlich und in dieser Weise unvorhersehbar ein. Sie sind, weil sie Zeugen sind, in den Vorgang des Sterbens direkt involviert. Die Kehrseite der Schuldgefühle liegt in der Vorstellung, den Tod des geliebten Menschen verhindern zu können. Diese Vorstellung unterstellt eine Machbarkeit und Macht über den Tod, die real nicht vorhanden ist und die, wie an anderer Stelle dargestellt, auch die moderne (Notfall-)Medizin nicht hat. Die eigene bzw. die grundsätzliche Machtlosigkeit des Menschen gegenüber dem Tod relativiert den subjektiven Eindruck, vorhandene Möglichkeiten der Machtausübung über den Tod nicht genutzt zu haben. Mit der grundsätzlichen Einsicht in die Machtlosigkeit bzw. in die funktionale Hilflosigkeit ist den Schuldgefühlen der – zumindest logisch-rationale – Boden entzogen.

Selbstverständlich eignet sich diese Überlegung nicht, um sie gegenüber einem Menschen, den die Schuldgefühle belasten, ausführlich zu entfalten. Kaum ein Betroffener dürfte in der Akuten Belastungsreaktion der Rationalität der Argumentation folgen. Trotzdem weist die Überlegung eine Richtung, aus der Entlastung für den Betroffenen kommen kann: der konkrete Hinweis darauf, dass auch auf kardiologischen Intensivstationen Patienten am Herzinfarkt sterben, entlastet von einem Gefühl der Verantwortung und Macht über den Tod. In der Kasuistik 2 ist das Verhalten des Notarztes gegenüber der Witwe bemerkenswert. Nach einem kurzen Hinweis des PSNV-Mitarbeiters sprach er die Witwe in seiner Rolle und Autorität als Notarzt an und versicherte ihr, dass ihr Mann entweder spontan im Bett oder bei der nächsten geringsten körperlichen Anstrengung den Herzstillstand hätte erleiden können. Da er vorher keine Symptome hatte, gab es keinen Anlass, einen Arzt aufzusuchen. Er bestätigte, dass aus notfallmedizinischer Sicht der Einsatz optimal abgelaufen sei und dass ihr Mann trotz mehrerer Defibrillationen nicht zu retten gewesen sei. Die zugewandte und sachliche Art, in der der Arzt von den Grenzen des medizinisch Machbaren sprach, führte dazu, dass die Frau deutlich entlastet wirkte. Der PSNV-Mitarbeiter, selbst kein Arzt, hätte vielleicht das Gleiche in ähnlichen Worten formulieren können, die Rolle, Autorität und Authentizität des Arztes, der selbst den Patienten wiederzubeleben versucht, bewirkte hier jedoch mehr.

Die Funktion des PSNV-Mitarbeiters in diesem Kontext bestand lediglich darin, die Schuldthematik bei der Frau wahrzunehmen, auf den Arzt zuzugehen, ihm kurz den Hintergrund zu erläutern und ihn zu bitten, sich die Zeit zu nehmen und mit der Hinterbliebenen zu sprechen.

Ein PSNV-Mitarbeiter, der aus dem Kontext der Notfallmedizin kommt, tut sich sicherlich leichter als jemand, der aus einem seelsorglichen oder psychosozialen Berufsfeld stammt, weil ihm die medizinische Sprache vertrauter ist und er die Pathophysiologie kardialen Geschehens kennt. Er benötigt keine differenzierten kardiologischen Kenntnisse, sondern zunächst die Wahrnehmung, dass die Schuldthematik für den Betroffenen eine große Rolle spielt und es sachliche Argumente gibt, die die Schuldgefühle relativieren helfen. PSNV-Mitarbeiter aus psychosozialen Berufsfeldern vertreten gelegentlich die Auffassung, der adäquate Umgang mit Schuldgefühlen bestehe darin, sie stehen zu lassen. Wir meinen, dass eine sachliche Relativierung der Schuldgefühle im peritraumatischen Intervall deswegen gerechtfertigt ist, weil die sachlich unbegründeten Schuldgefühle den Übergang vom Trauma zur Trauer kontaminieren und den Trauerprozess überlagern und zusätzlich komplizieren. Eine Trauer, die überlagert ist von dem Eindruck, der Tod dessen, den man betrauert, wäre durch eigenes Handeln vermeidbar gewesen, kreist um diese Vorstellung und läuft Gefahr, an dieser Stelle hängen zu bleiben.

Eine weitere Ursache für teilweise massive Schuldgefühle liegt darin begründet, dass Betroffene, die unmittelbar Zeuge eines Ereignisses sind, bei dem ein Mensch lebensgefährlich verletzt wird oder stirbt, unmittelbar unter den Auswirkungen einer Akuten Belastungsreaktion stehen. Die Akute Belastungsreaktion wirkt sich negativ auf die kognitiven Fähigkeiten und das Gedächtnis aus. Daraus resultiert, dass früher gelernte lebensrettende Maßnahmen, die außerhalb der Auswirkung der Akuten Belastungsreaktion erinnerbar sein mögen, in der Akutsituation nicht zur Verfügung stehen.

Eine Frau, deren Mann während des gemeinsamen Nachmittagskaffees bewusstlos wird und im Sterben liegt, greift kaum zielbewusst zum Telefonhörer, wählt die Notrufnummer »112« und beginnt dann mit Ersthelfermaßnahmen der Wiederbelebung. Sie nimmt zwar sofort wahr, dass ihr Mann mit dem Tod ringt. Die Zyanose (graublaue Einfärbung der Haut, die durch eine Unterversorgung des Blutes mit Sauerstoff verursacht wird) und die finale Schnappatmung sind eindrucksvolle Boten des Todes, die auch ein medizinischer Laie sofort als vital bedrohliche Zeichen einstuft. Diese Wahrnehmung löst die Akute Belastungsreaktion aus. Die Frau klingelt in ihrer Not vielleicht an der Tür ihrer Nachbarn, ruft ihre Tochter an, die sie nicht erreicht, dann den Hausarzt, der ihr sagt, sie müsse bei der Rettungsleitstelle anrufen. Erst jetzt ruft sie unter der Notrufnummer 112 die Rettungsleitstelle an, die entsprechende Rettungsmittel auf den Weg schickt. Dabei geht Zeit verloren. Wenige Minuten Verzögerung verschlechtern die Prognose für eine erfolgreiche Reanimation. Disponenten, die in Rettungsleitstellen arbeiten und Notrufe entgegennehmen, wissen, dass Anrufer teilweise nicht mehr fähig sind, ihre Adresse oder eine Rückrufnummer[25] zu nennen. Wer je als Ersthelfer zu einem kurz zuvor geschehenen Verkehrsunfall dazu gekommen ist, hat selbst erlebt, wie schwer es mit einem Mal sein kann, die ansonsten so einfach einzuprägende Notrufnummer zu wählen und dann auch noch den präzisen Ort des Geschehens zu wissen und zu melden. Die Alarmierung von Einsatzkräften steht am Anfang der Rettungskette; Verzögerungen, die hier auftreten, sind nicht mehr aufholbar und können fatale Konsequenzen für die Überlebenswahrscheinlichkeit von Patienten haben.

Im Rahmen einer Begleitung, in der der Betroffene Halt, Sicherheit und Orientierung erfährt, löst sich die Akute Belastungsreaktion und mit ihr auch die eingeengte Wahrnehmung. Der Ablauf der Ereignisse, der eventuell noch nicht abgeschlossen ist, kommt in die Wahrnehmung – und damit auch Irritationen über das eigene Verhalten, das rückblickend als nicht optimal oder sogar als Versagen beurteilt wird. Daraus ergeben sich Schuldgefühle. Diese Schuldgefühle können mit einem allgemein verständlichen Hinweis auf die Dynamik der Akuten Belastungsreaktion relativiert werden: Viele Menschen stehen unter dem Eindruck eines solchen extrem belastenden Ereignisses nicht in der Weise zur Verfügung, wie sie es normalerweise von sich gewohnt sind. Man steht neben sich, kann sich an wichtige Telefonnummern nicht mehr erinnern, braucht erst einige Minuten, bis man sich sortiert hat. Manchen Menschen geht es

---

[25] Besonders problematisch bei Anrufen von einem Mobiltelefon aus, bei dem die Rufnummerunterdrückung eingeschaltet ist

so, dass sie das Gefühl haben, wie fremdgesteuert zu handeln, selbst nicht mehr der Urheber dessen zu sein, was man tut. Die Erfahrung von Ichfremde wirkt in der Erinnerung besonders irritierend. Eine ruhig vorgetragene, allgemeinverständlich, ohne Fremdworte formulierte psychotraumatologisch-edukative Relativierung befreit von dem Gefühl, versagt zu haben und damit schuldig geworden zu sein. Denn das eigene Verhalten, das kurz später bereits unverständlich und befremdlich wirkt, wird auf diesem Hintergrund verständlich und kann eingeordnet werden. Es kann bezogen, im wahrsten Sinne des Wortes »relativiert« werden auf psychotraumatologisches Wissen (das leider nur viel zu wenigen Menschen, die in solche Situationen kommen, bekannt ist).

Unverzeihliche Fehler

Nach einem Banküberfall, bei dem ein bewaffneter Täter einen fünfstelligen Euro-Betrag geraubt hat, macht sich der Kassierer, ein etwa fünfzigjähriger Mann, der in dem Geldinstitut in der Ausbildung von Kassierern tätig ist und sie darin unterrichtet, wie sie sich bei Überfällen zu verhalten haben, massive Vorwürfe, dass er selbst sich nicht an das gehalten habe, was er Auszubildenden für diese Situation seit Jahren lehrt. Er habe versäumt, die Polizei per verstecktem Alarm zu verständigen, habe einen unnötig hohen Betrag aus der Kasse genommen und dem Täter überlassen und weitere aus seiner Sicht schwer wiegende, »unverzeihliche« Fehler gemacht. Der PSNV-Mitarbeiter informiert ihn über die Auswirkungen der Akuten Belastungsreaktion, die in der als lebensbedrohlich erlebten Situation – der Täter hantierte mit einer Schusswaffe, die er auf den Kassierer richtete – dazu führten, dass man vor allem das eigene Leben und das der Kunden schützen wolle. Dies sei ihm gelungen. Der Kassierer hatte bis dahin nie etwas von den akuten psychischen Auswirkungen von Überfällen auf das Personal gehört und kündigte an, aufgrund seiner konkreten Erfahrung seinen Unterricht in Zukunft modifizieren zu wollen.

Schuldgefühle mit komplexem Hintergrund

Ein 31-jähriger Mann, der mit einem Freund in Österreich eine eintägige Bergtour machte, verunglückte und kam zu Tode. Ein PSNV-Mitarbeiter muss der Witwe die Todesnachricht überbringen, die mit einem 10 Monate alten Säugling zu Hause auf die Rückkehr ihres

Mannes wartet. In der Betreuung macht sie sich massive Vorwürfe: Ihr Mann und sie haben vor der Geburt ihres Kindes leidenschaftlich gerne gemeinsam Bergtouren unternommen. Seit der Geburt des Kindes war dies nicht mehr möglich. Zum ersten Mal hat ihr Mann für diesen Tag mit einem Freund eine Bergtour verabredet. Als er am Morgen sehr früh aufstand, sagte er zu seiner Frau, dass er eigentlich doch lieber zu Hause bleiben und den Tag mit seiner Frau und dem Kind verbringen wolle. Er sei kurz davor gewesen, die Verabredung zur Bergtour abzusagen. Sie habe ihm jedoch gut zugeredet, weil sie wusste, wie sehr er die Berge liebte, wie gerne er in die Berge ging und wie gut die Gelegenheit heute sei, die Tour mit einem vertrauten Partner zu gehen. Schließlich habe er die Bergtour doch nicht abgesagt, sondern sei gegangen. Die Witwe plagt das Gefühl, verantwortlich für den Tod ihres Mannes zu sein, sie sagt, sie habe ihn in den Tod geschickt.

Die in der Kasuistik zur Darstellung gebrachten Schuldgefühle der Witwe lassen sich durch kein rationales Argument relativieren. Auch wenn der PSNV-Mitarbeiter selbst der Auffassung wäre, dass es sich hier um nichts weiter als einen unglücklichen Zufall handele, wird die Witwe nicht in der Lage sein, seine rationale Sichtweise zu übernehmen. Er kann ihre Schuldgefühle nicht relativieren, die Witwe wird sie in ihren Prozess der Trauer mit hineinnehmen müssen. Der PSNV-Mitarbeiter sollte in dieser Situation seine Möglichkeiten, den Trauerprozess der Witwe durch rationale Argumentationen positiv beeinflussen zu können, nicht überschätzen. Er leistet eine wichtige Aufgabe, wenn er die Angemessenheit der Schuldgefühle relativiert und die Verzweiflung der Witwe aushält, ihre sozialen Ressourcen aktiviert und dafür Sorge trägt, dass sie sich nach Freigabe des Leichnams von ihrem Mann in Würde verabschieden kann.

Schuldgefühle nach Suizid

Der Leichnam eines Mannes, der im Morgengrauen im Gleisbett der S-Bahn im Umland gefunden wurde, kann gegen 10.00 Uhr identifiziert werden. Ein Abschiedsbrief weist darauf hin, dass es sich um eine Selbsttötung handelte. Etwa eine Stunde später überbringt ein PSNV-Mitarbeiter mit zwei Polizeibeamten die Todesnachricht an die Witwe, die bereits bei der Polizei eine Vermisstenmeldung aufgegeben hatte. Im Verlauf der Intervention macht sie sich massive Vorwürfe: Ihr Mann habe nach einem Streit die Wohnung am Nachmittag des Vortages verlassen. Er hatte eine psychiatrische Behandlung vor 8 Wochen abgebrochen, nachdem er vorher mehrfach den Arzt gewechselt hatte. Vor etwa eineinhalb Jahren beging er einen Suizidversuch ebenfalls durch Sprung vor einen Zug, den er schwer verletzt überlebte. Seitdem war er in psychiatrischer Behandlung. Sie berichtet, dass die häufigen Konflikte mit ihrem Mann es ihr schwer gemacht hätten, in ihm nicht nur einen gefährdeten psychiatrischen Patienten zu sehen, für den sie eine Art pflegerische Zuständigkeit habe. Als ihr Lebenspartner, der ihr durch seine Depression eine schwere Last aufbürdete, fühlte sie sich allein gelassen, durch seine Suizidalität unter Druck gesetzt und oft hilflos und überfordert. Auf die Todesnachricht reagiert sie in keiner Weise erleichtert. Die Witwe wirft sich vor, die nach wie vor bestehende Suizidgefahr nicht ernst genug genommen zu haben. Obgleich sie über den Krankheitsverlauf ihres Mannes einige psychiatrische Kenntnisse erworben habe, sei sie nicht in der Lage gewesen, den Streit gestern mit ihrem Mann zu entschärfen. Sie habe zu wenig Rücksicht auf seine Erkrankung genommen, vor allem habe sie ihn nicht zurückgehalten, als er wütend die Wohnung verließ. Seitdem er die Wohnung verlassen hatte, sei sie in ständiger Aufregung gewesen, habe bei Freunden nach ihm telefoniert und auch bereits die Polizeiinspektion verständigt, bei der sie eine Vermisstenanzeige aufgeben wollte.

Die Witwe erweist sich nach einer Zeit des Weinens und der Sprachlosigkeit gut zugänglich. Sie bemerkt selbst, wie schwierig die Situation ihres Mannes war, nachdem er die psychiatrische Behandlung abgebrochen hatte und wie sie dies überforderte. Sie sagt auch, dass sie ihren Mann, mit dem sie seit 15 Jahren zusammenlebte und mit dem sie ein gemeinsames Kind hat, schwer als psychiatrischen Patienten mit der entsprechenden emotionalen Distanz betrachten könne. Sie sieht, dass sie sich überforderte. Die zunächst heftig vorgetragenen Schuldgefühle lassen nach, sind sicher nicht abschließend thematisiert. Sie können sich nun der Frage zuwenden, wie sie ihren Sohn empfangen wird, mit dessen Heimkehr nach der Schule in ca. 20 Minuten zu rechnen ist.

Die Schuldgefühle von Hinterbliebenen nach Suizid sind geprägt von dem Eindruck, dass der suizidale Angehörige in der letzten Zeit fremd wurde, sich abkapselte und nicht mehr erreichbar schien – und man sich zu wenig um ihn und seinen Zustand gekümmert habe. Häufig hat er den Suizid mehr oder weniger verschlüsselt angekündigt, erst retrospektiv werden die Ankündigungen erkannt und verständlich. Hier entstehen die Schuldgefühle daraus, dass die Ankündigungen nicht entsprechend gedeutet wurden. Hätte man – so lauten die Selbstvorwürfe – genauer hingehört oder hätte man die sinistren

Andeutungen ernst genommen, wäre der Suizid eventuell zu vermeiden gewesen (Otzelberger, 1999). Bei Patienten, die sich im Rahmen einer psychotischen Erkrankung suizidieren und nicht stationär im Krankenhaus waren, sondern sich zu Hause aufhielten, entstehen die Schuldgefühle aus einem globalen Gefühl von Überlastung und der immer nur eingeschränkten Möglichkeit der Überwachung des Patienten. Gelegentlich entwickeln suizidale Patienten, die zunächst in ihrer Entscheidung ambivalent waren, sich aber dann konkret auf die Ausführung des Suizides festlegen, eine auch von Fachleuten schwer einschätzbare trügerische Ruhe oder »Ruhe vor dem Sturm« (Sonneck, 2000, S. 167). Schuldgefühle resultieren auch hier aus der im Nachhinein als falsch bewerteten Einschätzung oder Verkennung der Suizidalität.

Schuldvorwürfe gegen andere

> Eine Familie wird betreut, deren fünfjährige Tochter in der Nacht nach einem akuten Fieberanfall verstorben war. Die Mutter des Kindes fragt, warum der Arzt, der wenige Stunden vor dem Tod des Kindes einen Hausbesuch machte, das Kind nicht in ein Krankenhaus einwies. Die Mutter berichtet von dem Hausbesuch des Arztes wenige Stunden vor dem Tod des Mädchens auch dem ermittelnden Kriminalbeamten. Er veranlasst, dass der Leichnam des Mädchens rechtsmedizinisch untersucht wird. Der PSNV-Mitarbeiter bemerkt auch bei Freunden der Hinterbliebenen starke Schuldvorwürfe gegen den Arzt.

Man muss in der Kasuistik wohl davon ausgehen, dass eine adäquate Einschätzung der Situation durch den Arzt, der eine Einweisung in ein Krankenhaus hätte veranlassen können, die Prognose des Kindes erheblich verbessert hätte, das Kind vielleicht hätte überleben können. Grundsätzlich ist jedoch äußerste Vorsicht angebracht, derartige Bewertungen von Betroffenen zu übernehmen oder gar fachmännisch zu kommentieren (»das hätte der Arzt aber anders einschätzen müssen«). Dafür gibt es nicht nur medizinische Gründe, die für den Nichtarzt von hoher Komplexität sind, sondern vor allem psychosoziale. Denn der Tod des Patienten ist irreversibel eingetreten, keine Schuldzuweisung kann den Verstorbenen wieder lebendig machen. Wie Schuldgefühle Trauer kontaminieren können, so tun dies auch Schuldvorwürfe. Wir meinen daher, dass Schuldvorwürfe in der psychosozialen Notfallversorgung nicht verstärkt werden sollten. Wo Schuld oder Versäumnisse vorliegen, ist es die Aufgabe kriminalpolizeilicher Todesermittlung, diese festzustellen und bei Bedarf zur Anzeige zu bringen.

Reale Schuld: schuldlos schuldig werden

> Ein Mann, Ende 30, kommt mit seinem Auto nach Hause. Vor dem Reihenhaus spielt unmittelbar neben dem Carport seine 2 1/2-jährige Tochter auf einem Dreirad. Der Vater winkt seiner Tochter zu und parkt rückwärts in den Parkplatz vor dem Haus ein. Irgendwie gerät die Tochter unter ein Rad des PKWs und wird lebensgefährlich verletzt.
>
> Bei hochsommerlichen Temperaturen hält sich eine allein erziehende Mutter mit ihrem knapp 2 Jahre alten Sohn im Wohnzimmer ihrer Wohnung im 4. Stock auf. Die Fenster sind bei der Hitze alle geöffnet. Als das Telefon in der Diele der Wohnung klingelt, nimmt sie ihren Sohn mit in die Diele. Während des Telefonates, das einige Minuten dauert, geht der Sohn wieder in das Wohnzimmer zurück, klettert – wie die kriminalpolizeilichen Ermittlungen später ergeben – auf eine Kommode und hangelt sich von dort aus entlang eines Heizungsrohres zum Fenster. Der Junge fällt aus dem Fenster und verstirbt an seinen schweren Verletzungen.
>
> Eine dreiköpfige Familie befindet sich im Auto auf dem Weg in den Urlaub. Sie fahren die Nacht hindurch. Die Frau hat auf dem Beifahrersitz den Gurt geöffnet, weil sie schwanger ist, und den Sitz flach gestellt, um besser schlafen zu können. Das dreijährige Kind liegt ebenfalls nicht angeschnallt quer auf der Rückbank und schläft. In dem Auto ist nur der Mann angeschnallt. Am frühen Morgen kommt das Auto auf der Autobahn ins Schleudern und überschlägt sich. Die Frau stirbt bei dem Verkehrsunfall, ebenso das Kind, das aus dem Auto herausgeschleudert wird. Nur der Mann überlebt den Unfall mit einer leichten Bagatellverletzung.

In allen drei Kasuistiken haben die Betroffenen den Tod oder die schwere Verletzung ihrer Angehörigen nicht intendiert, sondern durch Unterlassung, Mangel an Aufmerksamkeit oder »Fahrlässigkeit« herbeigeführt. Dem PSNV-Mitarbeiter kommt es nicht zu, darüber ein Urteil zu fällen. Das bleibt Sache eines Gerichts. Der PSNV-Mitarbeiter nimmt wahr, dass hier Menschen »schuldlos

schuldig« geworden sind. In dieser Situation brauchen sie besonders einen Menschen, der ihr Schicksal aushält, ohne es zu verleugnen oder zu bagatellisieren.
Bereits an der Einsatzstelle ist in diesen Situationen zu beobachten, dass Menschen, die auf eine solch tragische Art in den Tod oder die schwere Verletzung eines Angehörigen involviert sind, von Einsatzkräften der Polizei und des Rettungsdienstes auf sonderbare Weise gemieden und ausgegrenzt werden. Niemand nimmt unnötig Kontakt mit ihnen auf. Der Polizeibeamte belässt es zunächst bei einer knappen Feststellung der Personalien, der Rettungsdienstmitarbeiter überzeugt sich kurz vom körperlichen Zustand des Betroffenen. Hier ist eine Dynamik zu beobachten, die das christliche Verständnis von Schuld berührt: Wer Schuld auf sich lädt, nimmt sich aus der Beziehung zu anderen Menschen und Gott heraus (Rahner, 1976). Er sondert sich ab bzw. wird von der Gemeinschaft »abgesondert« und isoliert. Der etymologische Hinweis, nach dem »Sünde« und »sondern« den gleichen Wortstamm haben, unterstützt dieses Verständnis[26]. Für die psychosoziale Notfallversorgung ergibt sich daraus die Haltung, der starken Tendenz zur sozialen Isolation eines auf diese Weise schuldlos schuldig gewordenen Betroffenen zu widerstehen und die Nähe dieses Menschen auszuhalten. Dabei wird man feststellen, dass der Betroffene es einem leicht macht, den Kontakt mit ihm nicht herzustellen oder ihn bald wieder abzubrechen. In dieser Situation kann der Aspekt der Schuld nicht geleugnet oder bagatellisiert werden, andererseits ist es nicht die Aufgabe des PSNV-Mitarbeiters, Verantwortung festzustellen und zu benennen. Wie oben bereits erwähnt, gibt es in unserer Gesellschaft dafür vorgesehene Strukturen und Institutionen. Aus psychosozialer Sicht sollte der Betroffene die Erfahrung machen können, dass nicht jeder Mensch sich von ihm distanziert und den Kontakt minimiert oder abbricht, sondern dass es zumindest einen Menschen gibt, der trotz seiner Geschichte und Tragik in seiner Nähe ist, dem er sich zumuten darf und der »zu ihm steht«. Der Kontakt zum Betroffenen wird weniger durch lange Erörterungen der Schuldfrage gestaltet und gehalten als durch organisatorische und andere sehr konkrete Fragen.

---

[26] Diese etymologische Ableitung kann in Kluge, Friedrich: Etymologisches Wörterbuch der deutschen Sprache, bearbeitet von Elmar Seebold, Berlin: de Gruyter, 1999, nicht verifiziert werden.

Wie jeder Betroffene braucht auch er Orientierung und Verständnis für das, was in seiner Umgebung vor sich geht. Das Abschiednehmen vom Verstorbenen spielt eine wesentliche Rolle. Leider sind Kasuistiken bekannt, in denen trotz aller Bemühungen sehr kompetenter und einsatzerfahrener PSNV-Mitarbeiter es nicht gelang, einen tragfähigen und halbwegs stabilen Kontakt herzustellen und der Betroffene mit dem, was geschehen war, nicht leben konnte und sich wenige Tage nach dem Ereignis suizidierte. Andererseits konstellierte sich in der Betreuung, die in der ersten Kasuistik dargestellt ist, eine Situation, in der der Vater des verunglückten Kindes seiner Frau in Anwesenheit des PSNV-Mitarbeiters erzählen konnte, was geschehen ist. Seine Frau nahm ihn in die Arme und trug die Situation gemeinsam mit ihrem Mann. In keiner anderen Einsatzsituation kommt der PSNV-Mitarbeiter mit den begrenzten Möglichkeiten der Situation nachhaltiger in Kontakt, kaum eine Situation in der psychosozialen Notfallversorgung ist persönlich fordernder.
Am Abschluss der Intervention ist es in diesen Situationen besonders geboten, die Betroffenen zu motivieren, sich an eine Beratungsstelle zu wenden.

6.7 Abschied vom Leichnam

In der psychosozialen Notfallversorgung kann sich ein Übergang vom Trauma zur Trauer vollziehen. Betroffene bemerken an sich selbst, dass sie »keine Gefühle haben«, dass sie den Tod noch nicht realisieren und nicht trauern können. Wenn die Möglichkeit besteht, dass sie sich vom Leichnam in Ruhe und Würde verabschieden können, nehmen sie sinnlich wahr und »begreifen«, dass der Mensch, der eben noch gelebt hat, jetzt tot ist. Mit der Verabschiedung vom Leichnam werden viele Betroffene zu Trauernden.
In jedem Todesfall muss ein Arzt, der eine Leichenschau durchführt und eine Todesbescheinigung ausstellt, tätig werden (Peschel, 2005). Wenn der Arzt, der die Leichenschau durchführt, den Leichnam zur Bestattung freigibt (»natürliche Todesart«), können Hinterbliebene sich in Ruhe und ohne Zeitdruck vom Leichnam verabschieden. Eine natürliche Todesart liegt dann vor, wenn die Identität des Ver-

storbenen zweifelsfrei feststeht (z. B. durch ein Ausweisdokument belegt werden kann) und ein »Tod aus krankhafter Ursache, der völlig unabhängig von rechtlich bedeutsamen äußeren Faktoren eingetreten ist« vorliegt (Schwerd, 1992, S. 193). Um auf eine natürliche Todesart zu erkennen, muss der die Leichenschau durchführende Arzt die eigentliche Todesursache nicht feststellen. Der Hinterbliebene verständigt selbstständig einen Bestatter, der Leichnam kann zunächst im häuslichen Bereich bleiben[27].

Wenn in der Leichenschau eine »nichtnatürliche Todesart« (z. B. nach Suizid, Unfall, Delikt, ärztlicher Behandlungsfehler) vorliegt oder der Arzt sich nicht festlegen kann, ob eine natürliche oder nichtnatürliche Todesart vorliegt, ermittelt grundsätzlich die Staatsanwaltschaft. Der Arzt verständigt die Polizei. Beamte der Kriminalpolizei untersuchen die Umstände des Todes und verfassen einen Bericht, der der Staatsanwaltschaft vorgelegt wird. Diese entscheidet anhand des Berichtes über weitere Maßnahmen oder gibt den Leichnam zur Bestattung frei. Bis zur Freigabe bleibt der Leichnam beschlagnahmt. Die Staatsanwaltschaft veranlasst bei Bedarf eine Obduktion bzw. rechtsmedizinische Untersuchung des Leichnams. Wie bereits in der Leichenschau geht es auch in der Obduktion nicht primär darum, die genaue Todesursache in Erfahrung zu bringen, sondern eine Fremdeinwirkung auszuschließen. Staatsanwaltschaftlich beschlagnahmte Leichname werden nicht alle, sondern nur zu einem geringen Teil, bei Vorliegen entsprechender Hinweise, rechtsmedizinisch untersucht bzw. obduziert. Auch in den Fällen, in denen der Leichnam rechtsmedizinisch untersucht oder obduziert wurde, ist das Abschiednehmen für die Hinterbliebenen nach der Freigabe zur Bestattung möglich.

Immer wieder tritt die Situation auf, dass ein Arzt in einer Leichenschau nach Todesfall im häuslichen Bereich sich nicht auf eine natürliche Todesart festlegen kann, weil er z. B. Angaben zu den Vorerkrankungen des Verstorbenen von den Hinterbliebenen mitgeteilt bekommt, sie aber nicht anhand von Unterlagen des behandelnden Arztes verifizieren kann. Das bedeutet, dass zunächst unklar bleibt, ob eine natürliche oder nichtnatürliche Todesart vorliegt. Auch in

---

[27] Die jeweiligen Regelungen der Bestattungsgesetze in den Bundesländern sind zu beachten. In Bayern kann der Verstorbene bei Vorliegen einer natürlichen Todesart 24 Stunden zu Hause bleiben.

diesem Fall ermitteln Beamte der Kriminalpolizei und behandeln den Todesfall zunächst wie eine nichtnatürliche Todesart. Besonders in diesen Situationen treten bei Hinterbliebenen Irritationen auf: Ihr Angehöriger ist nach einer langen Krebserkrankung oder im hohen Alter gestorben, und – so ihre Sicht – es treten Polizeibeamte auf, als ob ein Mord geschehen wäre. Ein wesentlicher Aspekt der Vermittlung von Orientierung und Normalisierung der Situation im Rahmen der psychosozialen Notfallversorgung liegt darin zu erklären, warum die Kriminalpolizei tätig wird und dass es sich nicht um einen seltenen Ausnahmefall handelt, sondern dass diese Vorgehensweise routinemäßig stattfindet.

Bei nichtnatürlichen und nicht aufgeklärten Todesarten veranlassen die Beamten der Kriminalpolizei die Abholung des Leichnams. In ihrem Ermessen liegt die Entscheidung, ob bzw. in welcher Form Hinterbliebene sich vom Leichnam verabschieden können. Als die psychosoziale Notfallversorgung in München neu eingeführt wurde, waren einige Beamte der Kriminalpolizei, die Todesermittlungen durchführen, zunächst irritiert, wenn PSNV-Mitarbeiter sie im Auftrag der Hinterbliebenen baten, ein Abschiednehmen zuzulassen. Mit diesem Anliegen der Hinterbliebenen ist bis dahin ähnlich umgegangen worden wie in weiten Bereichen der (Notfall-)Medizin: Hinterbliebenen wird entgegnet, sie sollten den Verstorbenen »so in Erinnerung behalten, wie er zu Lebzeiten war«. Diese Floskel hört sich zunächst plausibel an und viele Hinterbliebene folgen diesem Rat, zumal er von Ärzten oder Polizisten kommt, die berufsmäßig mit Tod zu tun haben und denen deshalb unterstellt wird, dass sie sich mit den Bedürfnissen Trauernder auskennen. Erst später im Verlauf der Trauer – und dann zu spät – wird deutlich, dass es für einen Trauernden geradezu paradox ist, den geliebten Toten ausschließlich als Lebenden in Erinnerung behalten zu müssen. Manchen Hinterbliebenen gelingt es, den versäumten Abschied durch eine symbolische Handlung später nachzuvollziehen. Im ärztlichen wie im behördlichen Bereich wird heute weit gehend das Bedürfnis Hinterbliebener, Abschied zu nehmen, respektiert und berücksichtigt.

In seltenen Fällen haben Kriminalbeamte aufgrund ihrer Ermittlungsarbeit Gründe dafür, dass eine Verabschiedung nicht möglich ist. Die Gründe können nicht immer gegenüber dem PSNV-Mitarbeiter oder den Hinterbliebenen genannt werden.

Hinterbliebene fragen häufig von sich aus, ob sie den Verstorbenen sehen können, bevor er vom Bestatter abgeholt wird. Gelegentlich wird der Wunsch nicht geäußert. Die Verabschiedung stellt einen intimen Vorgang dar, der nicht beliebig hinausgezögert und für später aufgehoben werden kann. Die Verabschiedung in der Leichenhalle (Aussegnungshalle) ist grundsätzlich möglich. Allerdings findet sie dort in einer Öffentlichkeit statt, die der Intimität und Würde des letzten Abschiedes nicht dient. Die Atmosphäre dieser Räumlichkeiten unterstützt den Abschied der Hinterbliebenen nur bedingt. In den Fällen, in denen eine Verabschiedung in ruhiger Umgebung vorher nicht möglich war, ist das Abschiednehmen in der Leichenhalle immerhin eindeutig besser als völlig darauf zu verzichten, bleibt aber ein Kompromiss. Der Abschied vom Verstorbenen sollte dort stattfinden, wo gemeinsam gelebt wurde: nach Möglichkeit in der Wohnung, die der persönliche Lebensraum des Verstorbenen war. Der Hinterbliebene, der nicht von sich aus den Wunsch äußert, sich vom Verstorbenen zu verabschieden, wird gegen Ende der Intervention darauf aufmerksam gemacht, dass die Verabschiedung mit der entsprechenden Würde und Intimität nur noch so lange möglich ist, bis der Bestatter den Toten abholt. In Anbetracht der Bedeutung, die das Verabschieden für die Trauer des Hinterbliebenen hat, erscheint es angemessen, dem Hinterbliebenen nicht nur neutral anzubieten, sich zu verabschieden, sondern ihn dazu zu ermutigen.

Abschiednehmen

> In einer Kurve auf einer Landstraße verliert ein Jugendlicher die Kontrolle über sein Auto. Das Auto überschlägt sich und prallt gegen einen Baum. Der Fahrer verstirbt an der Unfallstelle an schwersten Schädel-Hirn-Verletzungen. Angehörige der Feuerwehr leiten den Verkehr an der Unfallstelle vorbei. Offensichtlich erkennt ein Fahrer, der die Unfallstelle passiert, das verunglückte Auto und ruft über sein Mobiltelefon bei der Familie des Verunglückten an. Einige Minuten später kommen die Mutter und ein Bruder (23 Jahre alt) des Verunglückten an den Unfallort. Ein PSNV-Mitarbeiter wird von den Einsatzkräften zur Betreuung der Hinterbliebenen verständigt. Als er an der Unfallstelle eintrifft, bittet ihn die Mutter dringend, dass sie zu ihrem toten Sohn dürfe und sich von ihm verabschieden wolle. Sie habe ihren Wunsch bereits den Einsatzkräften mitgeteilt, die ihr aber die Auskunft gaben, dass das

nicht möglich sei. Der PSNV-Mitarbeiter sagt der Frau zu, dass er sich ihres Anliegens annehme, und informiert sich über den Zustand des Leichnams. Der Leichnam ist mittlerweile aus dem Autowrack befreit worden und liegt mit einem weißen Laken abgedeckt einige Meter neben dem verunglückten Fahrzeug. Der PSNV-Mitarbeiter informiert den Polizeibeamten, der den Unfall aufnimmt, über den Wunsch der Mutter. Der Polizist hat keine Einwände. Anschließend bittet der PSNV-Mitarbeiter den Einsatzleiter der Feuerwehr, zwei Einsatzfahrzeuge so zu stellen, dass der Leichnam vom vorbeigeleiteten Verkehr aus nicht zu sehen ist. Dann bereitet er den Leichnam für die Verabschiedung vor, indem er die schweren Verletzungen im Kopfbereich mit einem weißen Tuch gesondert abdeckt, darüber legt er das weiße Laken, das den gesamten Leichnam abdeckt. Der Leichnam liegt auf dem Rücken, außer den Verletzungen am Kopf ist der Tote weit gehend unverletzt. Dann geht er zur Mutter und zum Bruder des Verstorbenen. Er weist sie darauf hin, dass der Tod aufgrund schwerer Kopfverletzungen eingetreten ist. Er begleitet sie zum Leichnam und deckt das Laken auf. Beide, die Mutter und ihr Sohn, weinen zunächst, dann beugt sie sich zu ihrem toten Sohn und nimmt seine Hand. Nach ein paar Minuten bittet die Mutter den PSNV-Mitarbeiter, der Seelsorger ist, ihren Sohn zu segnen. Der PSNV-Mitarbeiter spricht ein kurzes freies Gebet, anschließend das Vaterunser, dann eine Segensformel über den Leichnam. Er deckt den Leichnam wieder zu und begleitet die Mutter mit ihrem Sohn nach Hause, wo weitere Angehörige informiert werden müssen.

Als häufiger Einwand gegen das Abschiednehmen vom Leichnam wird der Fall geltend gemacht, dass der Tote sichtbare Verletzungen trägt und »entstellt« sei. Zunächst sei klargestellt, dass es sich hier um relativ seltene Ausnahmefälle handelt. Bei den meisten Todesfällen, in denen psychosoziale Notfallversorgung zum Tragen kommt, ist ein Mensch aufgrund einer internistischen Todesursache gestorben, von »Entstellung« kann keine Rede sein. Dennoch kann es zu Situationen kommen, in denen ein PSNV-Mitarbeiter mit dem dringlichen Wunsch von Hinterbliebenen konfrontiert wird, von einem Leichnam Abschied zu nehmen, der aus der distanzierten Sicht von Einsatzkräften nicht als »ansehnlich« bezeichnet werden kann. Für diese Fälle benötigt der PSNV-Mitarbeiter eine klare Meinung. Wir vertreten die Auffassung, dass ein Abschiednehmen dann und so lange verantwortbar bleibt, wie der Leichnam Züge unverwechselbarer Individualität trägt (diese kann bei fortgeschrittener Verwesung oder starker Verbrennung bzw. Verkohlung nicht mehr mit dem

Auge sichtbar sein) und der PSNV-Mitarbeiter, der den Hinterbliebenen begleitet, sich selbst dies zutraut[28]. Ein PSNV-Mitarbeiter, der befürchtet, den Anblick eines Leichnams nicht ertragen zu können, kann den Hinterbliebenen nicht bei der Verabschiedung begleiten. Die Begleitung des Hinterbliebenen erachten wir als Voraussetzung dafür, dass die Abschiednahme für den Betroffenen nicht zusätzlich traumatisierend wirkt.

Ein immer wieder vorgetragener Einwand lautet, dass das Abschiednehmen unter schwierigen Bedingungen den Hinterbliebenen nicht zuzumuten sei. Wir meinen, dem Hinterbliebenen, der sich vom Leichnam verabschieden möchte und daran mit dem Motiv der Schonung gehindert wird, wird über den Tod des Angehörigen hinaus und für seine Trauer und Biografie deutlich mehr zugemutet, als wenn man ihn vermeintlich schonen wollte. Viele Hinterbliebene, die von Angehörigen Abschied genommen haben, der durch Verletzungen zu Tode gekommen ist, bestätigen uns, dass sie ihren Angehörigen nicht unter ästhetischen Kriterien betrachtet hätten. Für sie gilt nicht die Unterscheidung von »schönem« oder »weniger schönem«, gar »entstelltem« Leichnam, sondern allein die Tatsache, dass sie den geliebten Angehörigen zum letzten Mal haben sehen können.

Unfallspuren

> Bei einem Verkehrsunfall verstirbt ein 17-jähriges Mädchen an schweren Schädelverletzungen. Der Unfall ereignet sich ca. 60 Kilometer vom Wohnort des Mädchens entfernt. Als ein PSNV-Mitarbeiter der Mutter die Todesnachricht überbringt, äußert diese den dringenden Wunsch, ihre Tochter zu sehen. Der PSNV-Mitarbeiter macht den Ort ausfindig, an den der Leichnam verbracht wurde, und bespricht mit dem zuständigen Polizeibeamten die Vorgehensweise. Er fährt mit der Mutter zur Aussegnungshalle eines kleinen Friedhofs in der Nähe der Unfallstelle. Dort treffen sie einen Polizeibeamten, der ihnen den Zutritt zum Leichnam möglich macht. Als die Mutter vor ihrer toten Tochter steht, die deutlich sichtbare Verletzungen im Bereich des Gesichtsschädels aufweist, und sie betrachtet, wendet sie sich zum PSNV-Mitarbeiter und sagt: »War meine Tochter nicht schön?«

---

[28] Aktuelle Erfahrungen mit Hinterbliebenen, die einen Angehörigen nach der Flutkatastrophe vom 26.12.2004 in Südostasien verloren haben, bestärken uns in der Auffassung, das Abschiednehmen vom Leichnam immer und grundsätzlich – unabhängig vom Zustand des Toten – zu ermöglichen, wenn die Hinterbliebenen dies ausdrücklich wünschen.

Das Abschiednehmen kann eventuell eine Traumatisierung auslösen, wenn die Rahmenbedingungen nicht genügend bedacht sind. Unter Beachtung der folgenden Hinweise überwiegt der positive Impuls, der von der Abschiednahme für die Trauer ausgeht, die Gefahr einer Traumatisierung des Hinterbliebenen:
- Der Hinterbliebene nimmt nur dann Abschied, wenn er dies wünscht.
- Der PSNV-Mitarbeiter geht zunächst allein zum Leichnam, überzeugt sich von seinem würdigen Zustand und sorgt dafür, dass Verletzungen abgedeckt sind.
- Das Abschiednehmen wird mit dem Betroffenen vorher besprochen. Die Formulierung »ich weiß nicht, ob Sie Ihren Angehörigen sofort erkennen« oder »Ihrem Angehörigen sieht man die Folgen des Unfalls an« bereiten den Hinterbliebenen vor. Man sollte jede Formulierung, die auf Ästhetik abhebt, vermeiden (z. B. »Ihr Angehöriger sieht nicht so schön aus«).
- Religiöse Bedürfnisse werden respektiert und berücksichtigt, eventuell wird vorher ein Seelsorger verständigt.

Eine Kerze, die angezündet wird, ist für viele Hinterbliebene, auch wenn sie sich nicht christlich gebunden fühlen und die Kerze als Hinweis auf die Tauf- oder Osterkerze wahrnehmen, ein angemessenes Symbol.

6.8 Die sozialen Ressourcen

Der Betroffene ist nicht die hilflose Person, der alles Handeln und Entscheiden abzunehmen oder vorzugeben wäre. Das betrifft zentral die Frage, welche Menschen der Betroffene in dieser Situation um sich haben möchte, von welchen Menschen seiner sozialen Umgebung er sich getragen und er sich geborgen fühlt. Einsatzkräfte und das soziale Umfeld von Betroffenen haben die Tendenz, die Notfallversorgung in die Hände von »Profis«, von ausgebildeten und erfahrenen Fachleuten zu legen. Das ist zweifellos berechtigt, darf jedoch nicht dazu führen, die Möglichkeiten und die Nachhaltigkeit der Unterstützung aus dem sozialen Umfeld zu unterschätzen.

Nach einer Katastrophe reisen Überlebende und Betroffene im Flugzeug in ihre Heimat zurück. Beim Eintreffen am Flughafen werden sie im nicht allgemein zugänglichen Bereich von PSNV-Mitarbeitern empfangen. Manche halten auch dann die Betroffenen in einer »Betreuung« auf, obwohl sie im öffentlichen Bereich von Angehörigen abgeholt werden und deutlich und klar den Wunsch vortragen, so schnell wie möglich zu ihnen gehen zu wollen. Die PSNV-Mitarbeiter respektieren hier nicht den Wunsch der Betroffenen, sie überschätzen ihre Bedeutung für die Betroffenen und entwerten deren soziale Ressourcen.

Menschen, die man als »soziale Ressourcen« bezeichnen könnte, Verwandte, Freunde und Nachbarn, stehen über die peritraumatische Intervention hinaus den Betroffenen zur Seite, über die Beerdigung hinaus für die nächsten Wochen, Monate und Jahre. In ihrem sozialen Umfeld können sich Betroffene aufgehoben und geborgen fühlen, sie bekommen die Art und Intensität von Unterstützung, die für sie angemessen ist. In der PSNV dürfen diese Ressourcen keinesfalls übersehen, unterschätzt oder vernachlässigt werden. Grundsätzlich ist nahe stehenden Menschen im Kontakt zum Betroffenen der Vorrang zu lassen. Es kommt immer wieder vor, dass Einsatzkräfte nach erfolglosen Reanimationen oder Todesfeststellungen im häuslichen Bereich einen einzelnen Hinterbliebenen wahrnehmen, für den sie PSNV veranlassen. Bis der PSNV-Mitarbeiter die Einsatzstelle erreicht, sind Angehörige, Freunde oder Nachbarn bereits beim Betroffenen. In diesen Situationen, in denen vor dem Eintreffen eines PSNV-Mitarbeiters soziale Ressourcen des Betroffenen bereits aktiviert sind, tritt er besonders zurückhaltend und defensiv auf. Er achtet sorgsam darauf, nahe stehende Menschen in ihrer Rolle, für den Betroffenen da zu sein, nicht zu irritieren oder ihnen ihre Bedeutung zu nehmen. Denn sowohl für den Betroffenen wie für seine Freunde und Verwandten hat er einen Expertenstatus: Er gilt zu Recht als Fachmann für die Betreuung akut psychisch Traumatisierter und Trauernder – entsprechend tritt er auf und entsprechend wird er wahrgenommen. Angehörige, Freunde oder Nachbarn sind durch die Situation, in die sie sich beim Betroffenen begeben, häufig selbst verunsichert. Sie haben oft keine oder wenig Erfahrung im Umgang mit trauernden und betroffenen Menschen. Sie reagieren dankbar auf den Auftritt einer Fachkraft, die sie in ihren eigenen Betreuungsbemühungen und in ihrer Unsicherheit entlastet.

Allerdings wird die Fachkraft nur im peritraumatischen Intervall einmal tätig, die Entlastung wirkt also nur kurzfristig. Nachdem die Fachkraft sich verabschiedet hat, ist die Verunsicherung bei den Freunden oft umso größer, weil sie wahrgenommen haben, wie der »Profi für Trauer und Begleitung« sich auskennt und wesentlich sicherer als sie selbst in der Situation auftritt, auch wenn sie es sind, die den Betroffenen bereits seit Jahren oder Jahrzehnten kennen. Der PSNV-Mitarbeiter ermutigt und bestärkt als »Experte« die sozialen Ressourcen in ihrer Bedeutung für den Betroffenen. Damit beachtet er sie, er wertet sie auf und stärkt sie. Besonders in komplexen Situationen wie zum Beispiel nach Suizid, Tötungsdelikten, Tod eines Kindes oder Unfällen bietet er nicht nur dem Betroffenen Ansprechpartner an, an die er sich mit seinen Fragen wenden kann, sondern auch den Freunden und Verwandten.

Anwesenheit der Familie

> Beim Eintreffen in der Wohnung findet der PSNV-Mitarbeiter außer der Witwe auch ihre Tochter, den Schwiegersohn und ein Enkelkind (ca. 20 Jahre alt) vor, außerdem zwei Beamte der Schutzpolizei. Einige Minuten vor ihm ist der Arzt eingetroffen, der die Leichenschau durchführt. Der Arzt kommt nach etwa 10 Minuten zu dem Ergebnis, dass eine natürliche Todesart vorliegt, und gibt den Leichnam zur Bestattung frei. Er und die beiden Polizeibeamten verlassen die Wohnung. Der PSNV-Mitarbeiter klärt die Anwesenden darüber auf, wie mit dem Leichnam und dem Bestatter zu verfahren sei, und antwortet auf einige Fragen, die vor allem die Tochter und der Schwiegersohn stellen. Es ergibt sich ein kurzes Gespräch, das er unter vier Augen mit dem Schwiegersohn führt. In diesem Gespräch bittet der Schwiegersohn zunächst den PSNV-Mitarbeiter darum, ein Beruhigungsmittel für die Witwe zurückzulassen. Der PSNV-Mitarbeiter erklärt, dass er grundsätzlich keine Medikamente mit sich führt und dass der Witwe durch ein Beruhigungsmittel nicht geholfen sei, sondern vielmehr durch die Anwesenheit von ihm und seiner Familie. Er nimmt ihm die Sorge vor einem befürchteten Zusammenbruch seiner Schwiegermutter, nennt ihm einen Ansprechpartner, an den er sich wenden könne, wenn er Fragen habe, und dankt ihm für sein Engagement in dieser Situation. Nach insgesamt knapp 25 Minuten verabschiedet er sich.

Nur in seltenen Fällen erweisen sich die Nahestehenden als völlig überfordert und gar hinderlich. Eine Frau, die nach dem Tod ihres

Vaters bei ihrer Mutter bleibt, trauert selbst um ihren Vater. Sie muss sich nicht »zusammenreißen«, »sich beherrschen« oder »besonders stark sein«. Sie kann auch dann Trost für ihre Mutter sein, wenn sie mit ihr zusammen weint, sie gemeinsam trauern und sie sich gegenseitig in ihrer Trauer stützen. Den größten Dienst für ihre trauernde Mutter erweist die ebenfalls trauernde Tochter, in dem sie ihre Mutter nicht allein lässt. Das gilt im übertragenen Sinn auch für andere Menschen im sozialen Umfeld, die mehr oder weniger immer auch selbst durch den plötzlichen Tod betroffen sind.
Die Bitte an den Arzt oder PSNV-Mitarbeiter um ein Beruhigungsmittel für den Betroffenen ist als Hinweis zu werten, dass sich die Angehörigen verunsichert und überfordert fühlen. Selbstverständlich führt ein PSNV-Mitarbeiter keine Medikamente mit sich. Die Bitte um ein beruhigendes Medikament für den Betroffenen wird hinfällig, wenn den Angehörigen die Angst genommen wird, dass sich unkontrollierbare, bedrohliche Zustände entwickeln könnten.

6.9 Dauer und Ende der Betreuung

Die Dauer der Betreuung ergibt sich aus der Anfangszeit und der Endzeit der Intervention. Die Intervention beginnt, wenn der PSNV-Mitarbeiter beim Betroffenen präsent ist (nicht also bei Eintreffen an der Einsatzstelle). Der Zeitraum, der vom Eintritt des Ereignisses über die Verständigung des PSNV-Mitarbeiters vergeht, weiter durch die Anfahrt zur Einsatzstelle und die erste Orientierung vor Ort, sollte so lang wie nötig und so kurz wie möglich sein (vgl. dazu oben: Alarmierung, Anfahrt zur Einsatzstelle etc.). Die Dauer dieses Zeitraums liegt nur eingeschränkt im Ermessen und der Gestaltbarkeit des Begleiters. Das Ende der Intervention allerdings liegt in seinem Ermessen.
Die Qualität der Intervention ist nicht proportional zu ihrer Dauer, die längere Intervention ist nicht die bessere. Darüber muss sich ein PSNV-Mitarbeiter im Klaren sein. Wer sich durch einen Kurs für die Mitarbeit in der psychosozialen Notfallversorgung qualifiziert, den beschäftigt zunächst eher die Frage, ob es ihm gelingt, einen angemessenen Zugang zum Betroffenen zu bekommen. Er konzent-

riert sich stark auf die Gestaltung der Anfangssituation und schenkt dem Ende der Notfallversorgung nicht die gleiche Aufmerksamkeit. Mit zunehmender Einsatzerfahrung stellt sich heraus: Der Einstieg in die Intervention fällt weniger schwer, wenn die grundlegenden Voraussetzungen für ein angemessenes Setting erfüllt sind und der Mitarbeiter über Betreuungserfahrung verfügt. Die Intervention zum angemessenen Zeitpunkt zu beenden erfordert jedoch jedes Mal aufs Neue eine differenzierte Wahrnehmung des Betroffenen und der Situation sowie eine Klarheit darüber, wo die persönlichen Möglichkeiten und Grenzen wie auch die der peritraumatischen Intervention liegen.

In der Intervention wird aus dem traumatisierten Mensch zunehmend ein trauernder. Der Trauernde hat eine natürliche Kompetenz, Menschen seiner Umgebung an sich zu binden. Diese Dynamik führt, wenn sie vom Begleiter nicht reflektiert wahrgenommen wird, tendenziell dazu, die Dauer der Intervention auszudehnen. Diese Tendenz wird zusätzlich verstärkt und kann sich fatal auswirken, wenn der PSNV-Mitarbeiter einen wesentlichen Teil seiner Gratifikation für sein Engagement aus der Anerkennung und Wertschätzung des Betroffenen beziehen muss. Im Lauf der Betreuung kann es dazu kommen, dass der Betroffene Dankbarkeit und Anerkennung über die Präsenz oder Arbeitsweise des PSNV-Mitarbeiters äußert. Ein Kompliment darf der PSNV-Mitarbeiter annehmen, er darf von ihm jedoch nicht abhängig werden. Wenn in ihm das Bild entsteht, dass die psychosoziale Notfallversorgung nur dann »gut« oder »erfolgreich« verlaufen sei, wenn er vom Betroffenen positiv gewürdigt wird, entsteht eine Abhängigkeit, die den Zielen der psychosozialen Notfallversorgung zuwiderläuft.

> Im Rahmen einer psychosozialen Notfallversorgung nach dem Tod des Mannes durch Herzversagen bedankt sich die Witwe nach etwa zwei Stunden beim PSNV-Mitarbeiter: »Wenn Sie nicht gekommen wären, weiß ich nicht, wie ich das hätte überstehen sollen. Alle anderen (sie meint damit die Einsatzkräfte des Rettungsdienstes) waren ja sofort danach (nach der Feststellung des Todes des Ehemannes) gleich wieder weg, nur Sie sind bei mir geblieben. Sie wissen ja gar nicht, wie dankbar ich Ihnen dafür bin, dass Sie die Zeit für mich haben – Sie sind der Einzige, der mir jetzt hilft!«

Der PSNV-Mitarbeiter, der die Intervention beenden will, fühlt eine Verpflichtung, die Intervention zeitlich auszudehnen, um weiter »gut« zu bleiben. Er fühlt sich durch das Lob gebunden, es fällt ihm schwer, der Witwe die nötige Grenze zu setzen.

Eines der zentralen Ziele der Intervention ist die Wiedererlangung der Handlungsfähigkeit: Der Begleiter nimmt wahr, ob und in welchem Maß die Handlungsfähigkeit des Betroffenen zunimmt. Wenn der Betroffene beginnt, den PSNV-Mitarbeiter als Gegenüber wahrzunehmen, ist das ein Hinweis darauf, dass die Einengung der Wahrnehmung, ein von außen gut beobachtbarer Hinweis auf die Akute Belastungsreaktion, sich weitet. Häufig geschieht dies dadurch, dass der Betroffene sich nach dem Namen des PSNV-Mitarbeiters erkundigt. Während sein Name und seine Person am Anfang in Anbetracht dessen, was geschehen ist, noch keine Rolle gespielt haben, ist die Frage nach dem Namen oder nach seinem Beruf ein deutlicher Hinweis darauf, dass der Betroffene nun wieder über Kapazitäten verfügt, sich für sein Gegenüber zu interessieren. Der Betroffene möchte vom PSNV-Mitarbeiter wissen, wer er sei, dass er in dieser Situation sich Zeit für ihn nehme. Die Frage zeigt das Bemühen, einordnen und verstehen zu können, was um ihn herum vorgeht.

Als ein weiteres Zeichen sich öffnender Wahrnehmung kann das Angebot verstanden werden, ein Glas Wasser oder einen Kaffee zu trinken. In diesem Angebot kommt zusätzlich zum Ausdruck, dass der Betroffene, dessen Handlungsunfähigkeit und emotionale und kognitive Verlangsamung und Lähmung sich lösen, seine Gastgeberrolle übernimmt. Dieses Angebot entlässt ihn aus der Rolle des Hilflosen, der sich in seiner eigenen Wohnung nicht mehr orientieren kann, und setzt ihn ein als autonomen und souveränen »Hausherrn«. Der PSNV-Mitarbeiter, der das Angebot eines Kaffees oder eines Glases Wasser annimmt, übernimmt damit die Rolle des Gastes und unterstützt damit die Wiedergewinnung von Handlungsfähigkeit und Autonomie. Die Frage nach dem Namen oder dem Beruf und das Angebot eines Getränkes sind daher ein deutlicher Hinweis darauf, dass die Intervention zu ihrem Ende kommt. In dem Maß, in dem der Betroffene selbst handlungsfähig wird und seine sozialen Ressourcen greifen, wird der Begleiter verzichtbar. Die verantwortete und effiziente PSNV entlässt den Betroffenen in seine Selbstständigkeit und Autonomie und macht sich selbst überflüssig.

Ein 72 Jahre alter Mann, der soeben seine Frau verloren hatte, bietet, nachdem der Arzt und die Polizisten die Wohnung verlassen hatten, dem PSNV-Mitarbeiter einen Kaffee an. Bis dahin wirkte der Witwer gefasst und emotional eher distanziert. Als er den Kaffee bereitet, das Kaffeepulver und den Filter aus dem Schrank holt, unterbricht er plötzlich, setzt sich auf den Stuhl neben den PSNV-Mitarbeiter und beginnt, das erste Mal seit dem Tod seiner Frau zu weinen. Er sagt, ihm sei eben, wie er begonnen habe, den Kaffee zuzubereiten, deutlich und spürbar geworden, dass es bisher immer seine Frau gewesen war, die den Kaffee machte.

Der PSNV-Mitarbeiter beendet die peritraumatische Intervention, wenn er wahrnimmt,
- dass die »sozialen Ressourcen« des Betroffenen in Form von Verwandten und Freunden zur Verfügung stehen,
- dass der Betroffene zunehmend in der Lage ist, seine Umgebung wahrzunehmen, sich orientieren kann und seine Handlungsfähigkeit zunimmt,
- dass der Betroffene dies wünscht.

Nach einer Dauer von 90 bis 120 Minuten sind rund 80% aller peritraumatischen Interventionen beendet. Wenn der PSNV-Mitarbeiter länger vor Ort bleibt, sollte er sich selbst über die Gründe dafür im Klaren sein. Mögliche Gründe sind
- dass die kriminalpolizeilichen Ermittlungen vor Ort noch laufen;
- der beschlagnahmte Leichnam noch nicht abgeholt wurde und Hinterbliebene mit dem Leichnam nicht allein gelassen sein möchten;
- keine sozialen Ressourcen zur Verfügung stehen und der Betroffene stark desorientiert wirkt oder dass mit dem Eintreffen von Nahestehenden in absehbarer Zeit gerechnet werden kann;
- starker Andrang von Medien, vor denen der Betroffene geschützt werden sollte.

Zur Verdeutlichung der bisherigen Ausführungen nun Kasuistiken von Einsätzen eines Kriseninterventionsteams in München.

6.10 Betreuung einer Witwe nach internistischer Todesursache

Die Integrierte Leitstelle der Branddirektion München (Ilst), die alle Rettungsmittel (u. a. Notarzteinsatzfahrzeug »NEF«, Rettungswagen »RTW«, Rettungshubschrauber, Kindernotarzt) im Bereich des Rettungsdienstbereiches München (Stadt und Landkreis) disponiert, löst den Piepser um 16.00 Uhr aus. Der KIT-Mitarbeiter hält sich zu diesem Zeitpunkt zu Hause auf. Er ruft unmittelbar nach der Alarmierung über die Notrufnummer »112« in der Ilst an und lässt sich den Einsatz vom Disponenten übermitteln. Er erfährt, dass es sich um eine Anforderung nach einer erfolglosen Reanimation handelt, dass der Verstorbene 62 Jahre alt wurde. Weiter bekommt er die Adresse mitgeteilt sowie den Namen, an dessen Wohnung er die Einsatzstelle vorfindet; Rettungswägen und Notarzteinsatzfahrzeug seien vor Ort.
Der KIT-Mitarbeiter begibt sich sofort nach dem Telefonat zum Einsatzfahrzeug, schaltet den Funk ein und signalisiert der Ilst, dass er sich auf der Anfahrt zur Einsatzstelle befindet. Er sucht im Stadtplan die Adresse und fährt sie an. Nach 17 Minuten trifft er an der Einsatzadresse ein, ein viergeschössiges Wohnhaus aus den 50er-Jahren.
Auf der Straße vor dem Haus parken ein Rettungswagen, ein Notarzteinsatzfahrzeug sowie ein Streifenwagen der Polizei. Die Eingangstür zum Haus ist angelehnt, die Tür zur Wohnung ebenfalls. Er betrit den engen Flur einer kleinen Dreizimmerwohnung. Im Flur steht eine Polizeibeamtin. Er bittet sie, in das Treppenhaus zu kommen. Dort macht die Polizistin, die offensichtlich die Einrichtung KIT kennt, eine kurze Übergabe: Die Frau hat den Rettungsdienst verständigt und der Notarzt habe nach kurzer Reanimation den Tod des Ehemannes festgestellt. Der Notarzt sei eben damit befasst, eine vorläufige Leichenschau durchzuführen, sie habe bereits den Arzt verständigt, der die vollständige Leichenschau durchführen soll. Der KIT-Mitarbeiter erkundigt sich, in welchem Raum der Tote liegt und wo sich jetzt die Witwe aufhält. Er geht in der Wohnung zunächst in den Raum, in dem sich der Tote befindet. Der Tote liegt am Boden des Wohnzimmers auf dem Rücken. Er ist nur

mit einer Hose bekleidet, trägt Socken, der Oberkörper ist nackt. Hausschuhe liegen etwa einen Meter neben den Füßen, ein zerrissenes Hemd und ein aufgeschnittenes Unterhemd liegen ebenfalls dort. Ein Rettungsdienstmitarbeiter ist gerade dabei, Reste von Verpackungen, in denen sich medizinisches Gerät befand, das zur Reanimation gebraucht wurde, und anderen Müll, der durch den Gebrauch von Materialien und Medikamenten entstand, in einer Plastiktüte zu sammeln. Der Endotrachealtubus und ein venöser Zugang in der Ellenbeuge werden entfernt. Der Rettungsdienstmitarbeiter erläutert kurz den Ablauf der Reanimation. Sein Kollege und er fanden den Patienten mit Herz-Kreislauf-Stillstand vor. Die sofortige Messung der Herzaktivität ergab, dass das Herz nicht flimmerte, sondern völlig stillstand. Dies reduziert die Erfolgsaussichten der Reanimationsbemühungen. Angesichts des Alters des Patienten und seiner medizinischen Vorgeschichte – es bestand ein Bluthochdruck, der mit Medikamenten behandelt wurde, sonst keine weiteren bekannten Vorerkrankungen – wurde eine knappe halbe Stunde reanimiert. Nach Abbruch der Reanimation verständigten die Rettungsdienstmitarbeiter KIT, weil sie den Eindruck hatten, dass eine Betreuung der Witwe notwendig sei. Dem Verstorbenen werden die Augen geschlossen, unter den Kopf wird ein Kissen gelegt, um zu vermeiden, dass der Mund auffällt, die Arme werden an den Körperstamm gelegt. Mit einer Decke, die auf der Couch liegt, wird der Tote abgedeckt. Der KIT-Mitarbeiter bittet darum, den Leichnam auf die Couch zu legen, und ist selbst dabei behilflich.
Jetzt begibt sich der KIT-Mitarbeiter zur Witwe, die sich in der Küche befindet. Sie sitzt am Küchentisch, den Kopf in beide Hände gestützt. Von dem, was um sie herum vorgeht, nimmt sie keine Notiz. Sie schaut auf, als der Notarzt sie anspricht, der über den Tisch gebeugt stehend Formulare ausfüllt. Ihr Blick geht kurz zum neu dazugekommenen KIT-Mitarbeiter, sie spricht ihn nicht an bzw. scheint nicht zu bemerken, dass er neu in die Szene dazugekommen ist. Der Notarzt stellt die Witwe als Frau A. dem KIT-Mitarbeiter vor, die Witwe scheint davon nicht Notiz zu nehmen. Nach wenigen Minuten verabschiedet sich der Notarzt von Frau A. und dem KIT-Mitarbeiter, die anderen Rettungsdienstmitarbeiter verlassen ebenfalls die Wohnung. Nun sind außer dem KIT-Mitarbeiter und der Witwe nur noch zwei uniformierte Polizeibeamte vor Ort. Sie warten auf den

Arzt, der die vollständige Leichenschau durchführen wird und von den Polizeibeamten über die Einsatzzentrale des Polizeipräsidiums verständigt wurde. Beide Beamte halten sich in der Diele auf.
Der KIT-Mitarbeiter setzt sich zu Frau A. an den Küchentisch. Er nimmt über Eck zu ihr Platz. Bisher hat keine verbale Kommunikation zwischen beiden stattgefunden. Sie sitzen dort etwa drei Minuten. Frau A. blickt auf und schaut den KIT-Mitarbeiter an.
KIT: »Ich habe Zeit für Sie, ich kann etwas länger bei Ihnen bleiben als die Kollegen.«
Frau A. antwortet nicht, sie schüttelt den Kopf. Dies interpretiert der KIT-Mitarbeiter nicht als Ablehnung seines Angebotes, sondern als Ausdruck ihres Nichtbegreifenkönnens und ihrer Fassungslosigkeit.
KIT: »Ich bin vor ein paar Minuten erst bei Ihnen eingetroffen. Möchten Sie mir erzählen, was hier eben bei Ihnen passiert ist?«
Frau A.: »Weiß auch nicht – mein Mann – wir wollten gerade zusammen einkaufen gehen ...«
Es entsteht wieder eine Pause von etwa 2 Minuten. In der Stille sind gelegentlich das Funkgerät und einige geflüsterte Worte der beiden Polizisten in der Diele zu hören. Frau S. nimmt davon keine Notiz. Sie schaut wieder auf und blickt den KIT-Mitarbeiter an.
KIT: »Möchten Sie mir erzählen, was passiert ist?«
Frau A.: »Wir haben ganz normal wie immer zu Mittag gegessen. Ich habe abgewaschen, die Sachen weggeräumt. Mein Mann fühlte sich nicht so gut, er hat auch nur wenig gegessen und sich auf die Couch ins Wohnzimmer gelegt. Als ich dann hier (in der Küche) fertig war – ich habe dafür nur so etwa 'ne viertel Stunde gebraucht, wir haben ja nur eine Kleinigkeit gegessen –, habe ich zu meinem Mann rüber ins Wohnzimmer gerufen, dass ich jetzt fertig bin und ob wir uns nicht anziehen wollten. Er hat nicht geantwortet. Ich hab' mir dabei ja nichts gedacht und hab' noch das Geschirr abgetrocknet und weggestellt ...«
Frau A. unterbricht, stützt den Kopf wieder in beide Hände. Sie hat in der gesamten Zeit, seitdem der KIT-Mitarbeiter eingetroffen ist, nicht geweint. Sie weint auch jetzt nicht.
Frau A. schaut auf und sagt: »Ich hätte gleich ins Wohnzimmer gehen sollen, als er nicht geantwortet hat. – Aber ich hab' ja nur gedacht, dass er ein bisserl eingeschlafen ist. Ich wollte ihn nicht

stören und hab' gedacht, dass er halt ein bisserl schlafen soll, dass es ja nichts macht, wenn wir ein paar Minuten später losgehen. – Und dann hab' ich nach ihm geschaut. – Wie er da so auf der Couch lag, hab' ich gleich gedacht: mit ihm stimmt was nicht. Ich hab' ihn gerüttelt und er hat nur so ein seltsames Geräusch gemacht. Da bin ich sofort ans Telefon und hab' den Hausarzt angerufen. Der hat dann gesagt, ich muss die 112 (Integrierte Leitstelle der Branddirektion München) anrufen. Die (die Besatzung des RTWs) kamen ja dann auch schnell, dann noch der Notarzt. – Kann man wirklich überhaupt nichts mehr tun?« Sie wendet sich mit dieser Frage direkt an den KIT-Mitarbeiter und schaut ihn an.

KIT: »Der Notarzt und die Kollegen vom Rettungsdienst haben gemacht, was möglich war. Sie haben sofort mit der Wiederbelebung bei Ihrem Mann begonnen. Leider hatten sie keinen Erfolg …«

Frau A., wirkt erschrocken, schaut sich um: »Ist er noch da oder haben sie ihn schon mitgenommen?«

KIT: »Nein, er ist noch drüben im Wohnzimmer …«

Frau A.: »Was machen denn die Polizisten hier?«

KIT: »Die kommen immer, wenn jemand in einer Wohnung stirbt. Sie warten auf einen Arzt, der noch kommt, um Ihren Mann noch mal zu untersuchen.«

Frau A. schüttelt den Kopf. Sie schaut vor sich auf den Tisch und nimmt die Dokumente wahr, die der Notarzt zurückließ. Es entsteht wieder eine Pause von wenigen Minuten.

Frau A.: »Brauche ich die jetzt?« und zeigt auf die Dokumente.

KIT: »Nein, die braucht vor allem der Arzt, der jetzt noch kommt. Es wäre sehr gut, wenn Sie den Ausweis Ihres Mannes holen könnten.«

Frau A.: »Warum denn den Ausweis? – Wo ist der denn nur hin …«
Sie steht auf, geht in die Diele und kommt mit einer Brieftasche in der Hand zurück. Sie holt den Personalausweis heraus und legt ihn auf den Tisch. Dann setzt sie sich wieder.

Frau A.: »Wie geht's denn jetzt bloß weiter?«

KIT: »Das sehen wir gleich, wenn der Arzt kommt – wir haben genug Zeit, um das abzuwarten. Es wäre nicht schlecht, wenn Sie die Medikamente, die Ihr Mann nimmt, herholen könnten, vielleicht haben Sie auch schriftliche Unterlagen von dem Arzt, bei dem Ihr Mann in Behandlung war?«

Frau A. steht auf und holt zwei Schachteln mit Medikamenten, die auf einer Anrichte in der Küche stehen.
Frau A.: »Mehr habe ich nicht. Er ist ja so ungern zum Arzt gegangen, ich musste ihn immer dran erinnern, sich wieder untersuchen zu lassen.«
Frau A. möchte sich gerade wieder setzen, als es an der Tür klingelt. Einer der beiden Polizeibeamten öffnet die Tür, und eine Ärztin in Zivil betritt, mit einem Alukoffer in der Hand, die Wohnung. Sie grüßt die beiden Polizeibeamten, den KIT-Mitarbeiter – beide kennen sich von früheren Einsätzen – und geht zur Witwe in die Küche. Sie erläutert, dass sie den Verstorbenen untersuchen müsse und danach noch ein paar Fragen an Frau A. hätte. Sie begibt sich in Begleitung der beiden Polizeibeamten ins Wohnzimmer zum Verstorbenen und schießt die Tür hinter sich. Frau A. sitzt mit dem KIT-Mitarbeiter wieder allein in der Küche.
Frau A.: »Was machen die jetzt da drinnen mit meinem Mann?«
KIT: »Sie untersuchen Ihren Mann nochmal. Die Ärztin schaut, ob sie eine Todesursache erkennen kann. Das ist Routine, das muss immer passieren, wenn jemand außerhalb eines Krankenhauses stirbt.«
Frau A.: »Und was ist, wenn die Untersuchung fertig ist? Nehmen sie meinen Mann dann mit?«
KIT: »Das werden wir dann sehen. Sollten sie sich so entscheiden, dass Ihr Mann gleich vom Bestatter abgeholt werden muss, dann haben Sie aber trotzdem die Möglichkeit, wenn Sie wollen, noch Mal zu Ihrem Mann hinzugehen.«
Frau A.: »Meinen Sie, ich soll meinen Mann nochmal sehen?«
KIT: »Sie haben die Möglichkeit dazu. Ich weiß von vielen Menschen, die in einer ganz ähnlichen Situation waren wie Sie jetzt, dass sie es sehr gut und wichtig fanden, sich von ihrem verstorbenen Angehörigen verabschieden zu können.«
Frau A.: »Hier, in der Wohnung, nicht auf dem Friedhof?«
KIT: »Sie haben hier mehr Zeit und Ruhe dafür, hier sind Sie für sich. Ich bleibe gerne noch so lange bei Ihnen. Aber wir müssen abwarten, was die Ärztin sagt.«
Frau A. schweigt einige Minuten, sie beginnt unruhig zu werden.
Frau A.: »Ich muss unbedingt seine Schwester anrufen. Die hat ja soviel durchmachen müssen im letzten Jahr …«

KIT: »Haben Sie denn Kinder – oder andere Menschen, die noch bald informiert werden sollten?«
Frau A. schüttelt den Kopf, sagt: »Nur unsere M. in A.« und schweigt wieder. Plötzlich schaut sie auf.
Frau A.: »Wir sind heute Abend mit Freunden verabredet, die wollten zu uns kommen. – Ich muss ihnen jetzt absagen.« Wieder Schweigen.
Nach etwa 12 Minuten verlassen die Ärztin und die beiden Polizeibeamten das Wohnzimmer. Die Ärztin kommt in die Küche und setzt sich an den Tisch zur Witwe und dem KIT-Mitarbeiter. Sie erkundigt sich nach Vorerkrankungen des Mannes, fragt nach der Dosierung der Medikation und nach dem letzten Arzttermin. Sie fragt ab, wie das Befinden des Mannes in den letzten Tagen und besonders heute im Laufe des Tages war. Frau A. berichtet, dass ihr Mann gestern über einen leichten Schmerz in der Brust geklagt hätte und sie gleich versucht habe, ihn zu motivieren, einen Termin beim Hausarzt zu vereinbaren. Ihr Mann meinte, er wolle zunächst noch abwarten, es handle sich sicher um eine kleine Grippe, wie sie ja jeder bei diesem Wetter zurzeit habe. Auch heute Morgen hätte sie ihn gefragt, wie es ihm ginge. Er habe ausweichend geantwortet, sie hätte den Eindruck gehabt, dass die Beschwerden noch nicht vorbei seien. Schon vor und während des Essens sei er stiller als sonst gewesen, aber sie habe dies nicht als bedrohlich interpretiert. Ihr sei aber durch den Kopf gegangen, dass sie sich bald ein automatisches Blutdruckmessgerät anschaffen sollten. Die Ärztin fragt sachlich nach weiteren Hinweisen auf eine Verschlechterung der Symptomatik. Sie lässt sich detailliert beschreiben, was während des Essens bis zu dem Augenblick geschah, als der Mann ins Wohnzimmer ging und sich auf die Couch legte. Die Witwe beschreibt das, was sie bereits dem KIT-Mitarbeiter mitgeteilt hatte.
Schließlich scheint die Ärztin zu einer Entscheidung gekommen zu sein, sie nickt den beiden Polizeibeamten zu, die von der Küchentür aus stehend die Szene verfolgen, und sagt ihnen, dass sie fahren können. Dem KIT-Mitarbeiter sagt sie knapp, dass sie den Todesfall als »natürliche Todesart« beurteilt. Sie hat umfangreiche Formulare vor sich liegen, die bereits teilweise ausgefüllt sind und die sie jetzt durch weitere Angaben ergänzt. Sie lässt sich den Personalausweis des Verstorbenen geben.

KIT: »Es ist jetzt so, dass Ihr Mann zunächst noch hier in der Wohnung bleiben kann. Wir haben Zeit.«
Frau A., an die Ärztin gewandt: »Nehmen Sie meinen Mann nicht mit? Rufen Sie den Bestatter oder muss ich selbst einen anrufen?«
Die Ärztin antwortet, dass sie selbst den Bestatter nicht verständigt, dass sie jedoch Papiere in einem Kuvert zurücklässt, die für den Bestatter wichtig sind, und dass der KIT-Mitarbeiter noch dableiben wird und mit ihr gemeinsam überlege, wie es jetzt weiterginge. Nachdem die Ärztin das Ausfüllen der Formulare beendet hat, erhebt sie sich, gibt Frau A. die Hand und verabschiedet sich. Frau A. begleitet die Ärztin zur Wohnungstür, der KIT-Mitarbeiter bleibt in der Küche.
Frau A. fragt zögerlich vom Flur aus, in ihrer Stimme sind Angst und Unsicherheit wahrnehmbar: »Kann ich zu meinem Mann?«
KIT: »Ja klar, ich komme mit, wenn Sie möchten.«
Frau A. nickt, sie gehen zum Wohnzimmer.
Gemeinsam betreten sie das Wohnzimmer, auf der Couch liegt der zugedeckte Leichnam. Frau A. schaut zum KIT-Mitarbeiter, er beantwortet den Blickkontakt, geht zum Leichnam und deckt das Gesicht des Toten auf. Sie geht auf den Leichnam zu, setzt sich zu ihm, streichelt ihm über das Gesicht und spricht ihn direkt an. Sie nimmt den KIT-Mitarbeiter nicht mehr wahr, ist ganz bei ihrem Mann, bemerkt, dass er kalt ist und dass er sehr friedlich auf sie wirke. Der KIT-Mitarbeiter sagt leise, dass er sie lasse und in der Küche auf sie warte.
Nach etwa 10 Minuten schaut der KIT-Mitarbeiter durch die offene Wohnzimmertür nach der Witwe. Er bemerkt, dass sie eine Kerze angezündet hat, die auf dem Couchtisch neben dem Totem steht. Sie sitzt beim Toten auf der Couch und weint leise. Der KIT-Mitarbeiter geht zurück in die Küche.
Nach etwa 15 Minuten kommt Frau A. in die Küche. Sie schaut den KIT-Mitarbeiter an und fragt, was sie nun zu tun hätte. Der KIT-Mitarbeiter klärt sie darüber auf, dass der Leichnam – wenn sie möchte – noch gut vierundzwanzig Stunden in der Wohnung bleiben könne. Er empfiehlt ihr, in den nächsten Stunden einen Bestatter ihrer Wahl anzurufen. Dieser wird ihr bei der Abwicklung der nötigen Formalitäten behilflich sein. Er fragt sie, wen sie in dieser Situation jetzt bei sich haben möchte. Sie erwähnt wieder ihre

Schwägerin, mit der sie eine Freundschaft verbinde und deren Mann, der Bruder des Verstorbenen, im letzten Jahr nach einer langen Krebserkrankung gestorben sei. Weiter spricht sie von ihrer Tochter, die etwa zwei Stunden brauchen würde, um mit dem Auto anzureisen. Außerdem wolle sie nicht vergessen, die Einladung für den Abend abzusagen.

Das Telefonat mit der Tochter führt Frau A. selbstständig, der KIT-Mitarbeiter hat vorher mit ihr angesprochen und überlegt, wie die Tochter auf die Nachricht vom Tod ihres Vaters reagieren wird. Er empfiehlt die Anreise der Tochter, die jedoch keinesfalls überstürzt erfolgen müsse. Die Schwägerin, die im angrenzenden Stadtviertel wohnt, ruft sie ebenfalls an. Die Schwägerin sagt zu, sofort zu kommen. In der Zwischenzeit bietet Frau A. dem KIT-Mitarbeiter einen Kaffee an, den er annimmt, und fragt ihn nach seinem Namen. Der KIT-Mitarbeiter fragt Frau A., ob sie Kontakt zu einer Pfarrei habe und ob es ihr ein Anliegen sei, dass ein Seelsorger käme. Sie verneint.

Als die Schwägerin nach ca. 20 Minuten eintrifft, begrüßt er sie und verstärkt, wie wichtig es sei, dass sie sich in dieser Situation sofort Zeit genommen und sich auf den Weg zu Frau A. gemacht habe. Er fragt beide, was er weiter für sie tun könne, und kündigt an, dass er bald gehen würde. Er erinnert daran, dass das Kuvert, das die Ärztin zurückließ, für den Bestatter wichtig sei. Er lässt ein Faltblatt zurück, macht jedoch nicht auf eine weiterführende Einrichtung aufmerksam. Dann verabschiedet sich der KIT-Mitarbeiter von Frau A. und ihrer Schwägerin und verlässt die Einsatzstelle. Er war rund 75 Minuten vor Ort.

Im Einsatzfahrzeug dokumentiert er die Betreuung und meldet sich bei der Integrierten Leitstelle einsatzklar.

6.11 Psychosoziale Notfallversorgung bei bestehenden sozialen Ressourcen

Die Anfahrt der Einsatzstelle dauert nach der Alarmierung im Berufsverkehr knapp 45 Minuten. Das Meldbild der Integrierten Leitstelle lautet »Todesfall im häuslichen Bereich«. Dem KIT-Mitarbeiter öffnet ein etwa vierzigjähriger Mann die Tür. Er stellt sich als Schwiegersohn des Verstorbenen vor und bestätigt, dass sein 69-jähriger Schwiegervater offensichtlich durch eine internistische Todesursache vor etwa eineinhalb Stunden gestorben sei. Ein Arzt hat die Leichenschau bereits durchgeführt, den Leichnam zur Bestattung freigegeben und die Einsatzstelle verlassen.
Insgesamt halten sich fünf Personen in der Wohnung auf: Bei der Witwe befinden sich die Tochter mit ihrem Mann und ein in der Nachbarschaft wohnendes, befreundetes Ehepaar. Der Leichnam liegt im Wohnzimmer auf dem Boden, der Kopf ist aufgedeckt, eine brennende Kerze steht auf den Tisch. Die Witwe und ihre Tochter halten sich im Wohnzimmer auf, beide Frauen weinen. Sie nehmen vom KIT-Mitarbeiter kaum Notiz. Der KIT-Mitarbeiter geht mit dem Ehemann der Tochter/Schwiegersohn des Verstorbenen in die Küche zu dem befreundeten Ehepaar. Auf der Anrichte liegen die Todesbescheinigung und der Personalausweis des Verstorbenen. Der Ehemann der Tochter erklärt, dass sie einen Bestatter angerufen hätten, mit dem sie in der Familie bei zwei anderen Todesfällen bereits gute Erfahrungen gemacht hätten. Der Bestatter wolle den Leichnam im Lauf des späteren Abends abholen. Weiter meint er, dass seine Frau und seine Schwiegermutter zwar traurig seien, sie aber mit der Situation den Umständen entsprechend zurechtkämen. Der KIT-Mitarbeiter fragt, ob es offene Frage gebe oder er sonst behilflich sein könne. Der Mann verneint. Beim KIT-Mitarbeiter bestätigt sich der Eindruck, dass die Witwe in ihrem sozialen Umfeld gut aufgehoben ist. Er verabschiedet sich und geht.

Kurzer Einsatz – Fall 2

Eine 82 Jahre alte Frau ist über Nacht in ihrem Bett gestorben. Die Tochter, die jeden zweiten Tag nach ihrer Mutter sieht und sie im

Haushalt, beim Einkaufen und Kochen unterstützt, hat sie gefunden. Die Tochter verständigt im ersten Schrecken den Rettungsdienst, obwohl ihr von vornherein klar ist, dass ihre Mutter tot sei und bereits länger tot sein musste, weil sie kalt und leichenstarr war. Der eintreffende Notarzt bestätigt den Tod und verständigt für die vollständige Leichenschau die Schutzpolizei. Die Tochter wirkt auf ihn desorientiert und betreuungsbedürftig, für sie lässt er einen Mitarbeiter von KIT-München kommen. Bis dieser eintrifft, ist der Notarzt nicht mehr anwesend. Außer der Frau sind zwei Polizisten vor Ort, die auf den Arzt warten, der die Leichenschau durchführen wird.

Dem KIT-Mitarbeiter begegnet in der 56-jährigen Tochter eine Frau, die offensichtlich über den in dieser Weise überraschenden Tod ihrer Mutter trauert. Sie schildert dem KIT-Mitarbeiter strukturiert und zusammenhängend, wie sie ihre Mutter aufgefunden habe. Sie ergänzt, dass sie sich kurzfristig hilflos gefühlt hätte, dass sie aber mit ihrer Mutter über deren Tod mehrfach gesprochen habe. Es bestehen für diesen Fall Vorkehrungen und Absprachen, an denen sie sich jetzt orientieren könne. Der KIT-Mitarbeiter erklärt der Frau, was es mit der Leichenschau auf sich habe und welche Konsequenzen sich aus dem Ergebnis der Leichenschau für sie ergeben. Sie holt Arztbriefe der letzten Woche und Monate herbei. Aus denen gehen die Vorerkrankungen ihrer Mutter hervor. Sie dienen als wichtige Entscheidungsgrundlage für die Leichenschau.

Die Frau spricht an, dass sie sich Schuldvorwürfe mache. Sie habe ihre Mutter zum letzten Mal am Vortag vormittags gesehen, da sei sie völlig unauffällig gewesen. Wie üblich rief sie abends nochmal ihre Mutter an, um sich nach ihrem Wohlbefinden zu erkundigen. Dass die Mutter nicht abhob, habe sie gedeutet als Hinweis darauf, dass die Mutter bereits etwas früher als sonst zu Bett gegangen und eingeschlafen sei. Ein kurzes »ungutes Gefühl« habe sie beschlichen, sie habe dies zur Seite geschoben, weil es in der letzten Zeit häufiger vorkam, dass ihre Mutter früher einschlafe. Heute früh habe sie wieder angerufen. Dafür, dass das Telefon nicht abgehoben wurde, gibt es eine breite Palette von Ursachen – deren schlimmste nun eingetreten sei. Früher als gewöhnlich machte sie sich auf den Weg zur Wohnung ihrer Mutter, beim Aufsperren der Wohnungstür habe sie wegen der sonderbaren Stille sofort gewusst, dass etwas nicht stimm-

te. Nach einer Pause des Nachdenkens kommt sie selbstständig zu der Überlegung, was anders gelaufen wäre, wenn sie ihre Mutter früher, eventuell bereits am Vortag, gefunden hätte. Schließlich deutet sie den Tod ihrer Mutter in der Weise, dass sie – dem eigenen Wunsch entsprechend – zu Hause hat sterben können und nicht ins Krankenhaus transportiert werden musste. Dies sei ein für ihre Mutter stimmiger und den Umständen entsprechend guter Tod gewesen.
Die Frau macht auf den KIT-Mitarbeiter nach dem etwa 10 Minuten dauernden Gespräch einen emotional stabilen und orientierten Eindruck. Ihren Ehemann und andere nahe Verwandte hat sie bereits telefonisch informiert. Als sie sich erkundigt, ob der KIT-Mitarbeiter grundsätzlich bei plötzlichen Todesfällen käme oder nur dann, wenn ein besonderer Betreuungsbedarf bestehe, bietet der KIT-Mitarbeiter ihr an, sie mit den beiden Polizeibeamten allein zu lassen. Sie stimmt dem zu und meint, dass sie nun gut alleine zurechtkäme. Der KIT-Mitarbeiter verabschiedet sich von ihr, er war knapp 15 Minuten vor Ort.

6.12 Hinweise auf weiterführende Einrichtungen

Ein zentraler Aspekt des Settings in der PSNV liegt in der grundsätzlichen Einmaligkeit der Intervention[29]. Die Einmaligkeit der peritraumatischen Intervention ohne den ausdrücklichen Hinweis auf eine weiterführende Einrichtung ist überall dort vertretbar, wo am Ende des Kontaktes der Betroffene zu einer ausreichenden Handlungsfähigkeit zurückgefunden hat, soziale Ressourcen greifen und keine Risikofaktoren zu erkennen sind, die auf die Wahrscheinlichkeit hinweisen, dass der Betroffene später eine Posttraumatische Belastungsstörung entwickeln könnte.
Forschungsergebnisse weisen darauf hin, dass klinische Parameter beim Betroffenen, wie z. B. Ausmaß an Dissoziation, Hyperarousal, an emotionaler Abspaltung, unsichere Prädiktoren für ein erhöhtes Risiko darstellen, an einer traumabedingten Störung zu erkranken. Solange kein zuverlässiges peritraumatisches Screening etabliert ist

---

[29] In der Notfallseelsorge gibt es gelegentlich Abweichungen von diesem Grundsatz.

und als fester Bestandteil der PSNV-Ausbildung geschult wird, empfehlen wir für die Orientierung zur Einschätzung der traumatischen Exposition ein phänomenologisch ausgerichtetes Screening. Um die Schwere traumatischer Exposition einzuschätzen, werden weniger die peritraumatischen Auswirkungen des Ereignisses abgeschätzt, als die traumatogenen Faktoren der Exposition.
Drei Indikationen für die peritraumatische Intervention führen grundsätzlich zu einem Hinweis auf weiterführende psychosoziale Einrichtungen:

Hinweis auf psychosoziale Einrichtung nach Tod eines Kindes

Der Tod eines Kindes belastet die Familie in einem Maß, dass eine Begleitung über die Intervention im peritraumatischen Intervall hinaus notwendig und sinnvoll erscheint. Zum einen beschäftigen die hinterbliebenen Eltern massive Schuldgefühle. Zum anderen besteht die Tendenz, dass vom Vater des verstorbenen Kindes der Tod anders verarbeitet wird als von der Mutter. Während Männer dazu neigen, ihre Trauer durch eine besondere Betonung der Arbeit und äußerer Aktivitäten zu integrieren und seltener das Bedürfnis haben, über ihre Innenwelt mit der Partnerin oder in Gruppen zu reden, befinden sich Frauen oft im »Mutterschutz« und sind damit aus der Arbeitswelt (vorübergehend) ausgeschlossen. Sie bleiben zu Hause, sind der Leere der Wohnung ausgesetzt und suchen nach Möglichkeiten zum Kontakt und zum Austausch mit Menschen, die Ähnliches erlebt haben wie sie.
Nach dem Tod eines Kindes durch »Plötzlichen Säuglingstod« bewährt sich der Hinweis auf die »Gemeinsame Elterninitiative Plötzlicher Säuglingstod« (GEPS). Wenn ein Kind aus anderen Ursachen stirbt, empfehlen sich z. B. »Verwaiste Eltern«.
Gegen die Praxis, um ihr Kind trauernden Eltern grundsätzlich weiter begleitende Einrichtungen zu nennen, wendet sich R. Smeding[30] mit dem Argument, aus trauernden Eltern würden durch den Hinweis psychisch kranke Trauernde werden. Dieses Argument wiegt schwer. Grundsätzlich darf die peritraumatische Intervention nicht dazu führen, akut psychisch traumatisierte und trauernde Menschen zu

---

[30] Persönliches Gespräch am Domberg Freising, 2002

pathologisieren. Andererseits geht es um eine Abwägung unterschiedlicher Güter. Denn der Möglichkeit, Betroffene durch den Hinweis auf weiterführende Einrichtungen zu pathologisieren, steht die Wahrscheinlichkeit entgegen, dass die Betroffenen später, wenn sie von dem Hinweis profitieren würden, ihn nicht mehr erhalten.

Hinweis auf psychosoziale Einrichtung nach Gewalterfahrung

Keine andere Form der Traumatisierung wirkt sich auf längere Zeit so nachhaltig auf die psychische Gesundheit aus wie Traumatisierungen, die durch direkte Gewaltanwendung herbeigeführt wurden. In unserem kulturellen Kontext kommen hier weniger die Traumatisierungen in den Blick, die als langfristige Traumatisierungen z. B. in Haft oder Konzentrationslagern durch Folter erlitten werden (Terr, 1991). Auch kommt es nur sehr selten zu »peritraumatischen« Interventionen im Kontext von lang andauernden, häufig wiederholten sexuellen Traumatisierungen bei Kindern. Einsatzkräfte verständigen jedoch PSNV nach sexuellen Traumatisierungen von Frauen, wenn sie körperlich nicht so stark verletzt wurden, dass sie unmittelbar in stationäre Behandlung eingewiesen werden müssen.

Hinweis auf psychosoziale Einrichtung bei Hinterbliebenen nach Suizid

Der Suizid eines Angehörigen führt zu besonderen Belastungen, weil nach vollzogener Selbsttötung erst rückblickend die sich über Monate oder Jahre hinziehende suizidale Entwicklung deutlich wird. Nicht selten war die Beziehung der Hinterbliebenen zum Verstorbenen durch Ambivalenzen geprägt. Nach dem Suizid wechseln sich Zeiten der Trauer mit Zeiten der Wut ab.
Zusätzlich ist die Gefahr, dass es zu weiteren Suiziden im sozialen Umfeld des Suizidanten auch noch Jahre später kommt, signifikant erhöht. In diesem Kontext sollte die Schwelle, die immer besteht, eine empfohlene Einrichtung aufzusuchen, so niedrig wie möglich gelegt werden (Wedler, Wolfersdorf & Welz, 1992). Dabei muss nicht etwa auf eine nun notwendig werdende »Therapie« hingewiesen werden. Der Hinweis auf Therapie verunsichert, es ist fraglich, ob

er in diesem Kontext angebracht ist. Allerdings kann der PSNV-Mitarbeiter auf die Erfahrungen aus Interventionen bei Hinterbliebenen nach Suizid hinweisen. Vielen Hinterbliebenen gehen in den ersten Tagen und Wochen nach dem Suizid Fragen durch den Kopf, auf die sie keine Antworten finden. Es kann sein, dass diese Fragen an Dringlichkeit zunehmen und das Bedürfnis immer stärker wird, einen Gesprächspartner zu finden, der zwar keine endgültigen Antworten parat hat, aber doch die Suche nach tragfähigen Antworten unterstützen kann.

6.13 Die dissoziative Amnesie

Betroffene haben die Tendenz, einige Aspekte bis hin zu ausgedehnten Bereichen des peritraumatischen Geschehens innerhalb weniger Tage zu vergessen. Dieses auffallende Merkmal der Verarbeitung traumatogenen Erlebens wird den Symptomen der peritraumatischen Dissoziationen zugeordnet und in der Literatur als »dissoziative Amnesie« (APA, 1994) bezeichnet. Betroffene sagen, dass sie das Ereignis »nicht auf die Reihe bekommen«, dass sie nicht in der Lage seien, kausale oder zeitliche Zusammenhänge und Abläufe darstellen zu können. Bei Untersuchungen, in denen betroffene Menschen nach protektiven oder vulnerabilisierenden Faktoren im peritraumatischen Geschehen befragt werden, sind die Berichte zu allen Messzeitpunkten überlagert von mehr oder weniger weit reichenden Amnesien. Auch in der Vernehmung von Zeugen im Rahmen von staatsanwaltschaftlichen Untersuchungen wird eindrucksvoll sichtbar, wie bruchstückhaft und inkohärent Abläufe im peritraumatischen Intervall erinnert werden (Gasser, 2004). Eine nähere Beschäftigung mit Phänomenen der dissoziativen, peritraumatischen Amnesie zeigt, dass hier einige Differenzierungen angebracht sind. Zum einen bedeutet die Amnesie selten ein totales, vollständiges Vergessen. Betroffene erinnern eher einige, wenige Szenen, Wortwechsel oder sonstige Aspekte, die jedoch nicht mit der objektiven Bedeutung der Abläufe zusammenhängen. Die Vermutung liegt nahe, dass die bruchstückhafte Erinnerung, die wie unter der Lupe oder unter dem Mikroskop einige wenige Details des traumatogenen Ereignisses umfasst, in einem emotionalen Zusammenhang zum gesamten Erleben im peritraumatischen Intervall steht. Es scheint so zu sein, dass, wenn eine Bezugsperson wahrgenommen wurde, die Orientierung vermittelte und kontinuierlich präsent war, das Ereignis zwar insgesamt als schlimm oder fürchterlich in der Erinnerung bewertet wird, jedoch in der lupenhaften Erinnerung eher positive, beruhigende und die Trauer in ihrem Verlauf stützende Aspekte präsent sind. Smeding berichtet von einer Mutter, die zu einem Verkehrsunfall dazukommt, bei dem ihr Kind von einem Auto erfasst wurde und starb. Die Mutter erinnert das Bild, wie ein Rettungsdienstmitarbeiter, nachdem die Wiederbelebungsmaßnahmen erfolglos beendet wurden, sich in einer kurzen und unauffälligen Geste nochmals ihrem toten Kind zuwendet, sich zu ihm niederbeugt und ihm die Augen schließt und kurz bei ihm verweilt[31]. Diese Erinnerung aus dem peritraumatischen Intervall bedeutete der Mutter in ihrer Trauer Trost. Andererseits werden negativ bewertete Details erinnert, wenn der Betroffene sich global als hilflos, nicht wahrgenommen und übersehen fühlte.

Die peritraumatische Amnesie führt dazu, dass der Sinn für die Kohärenz verloren geht. Das Vergessen steht dem Bedürfnis im Weg, das Erlebte und Erlittene Tage oder Wochen später in Worte zu fassen und anderen Menschen mitteilen zu können. Das Narrativ der peritraumatischen Intervention versucht dieser Tendenz entgegenzuwirken, da der Betroffene bereits im peritraumatischen Intervall die Gelegenheit hat, das eben Erlebte in Worte zu fassen und einem Zuhörer zu berichten. Da die Psychoedukation gegen Ende der Intervention ein wichtiges Anliegen darstellt, ist davon auszugehen, dass sie keine Nachhaltigkeit hat, wenn sie ausschließlich sprachlich vorgetragen wird.

6.14 Schriftlicher Hinweis auf Ansprechpartner und Psychoedukation

Mit großer Wahrscheinlichkeit wird bereits einige Tage nach der Intervention nicht mehr erinnert, was in der Psychoedukation gesagt

---

[31] Im persönlichen Gespräch in Freising, Domberg, 2003.

und an welche Einrichtung verwiesen wurde. Deshalb überreicht der PSNV-Mitarbeiter am Ende der Intervention ein Faltblatt, auf dem relevante Informationen zu finden sind. Die bessere Variante ist es, dass er das Faltblatt dem Betroffenen bei der Verabschiedung direkt in die Hand gibt. Sollte sich das nicht ergeben, kann er es an einer markanten Stelle der Wohnung (z. B. neben dem Telefon etc.) hinterlassen. Der Betroffene wird später auf das Faltblatt stoßen und es in Verbindung bringen mit der PSNV. Die Erfahrung zeigt, dass dank dieses Hinweises Betroffene eine erhöhte Bereitschaft zeigen, sich mit der vorgeschlagenen psychosozialen Beratungsstelle bei Bedarf in Verbindung zu setzen. Auch wenn sie sich dort nicht melden, bezeichnen es Betroffene als hilfreich, bei Bedarf einen Ansprechpartner zur Hand zu haben, auch wenn sie ihn nicht kontaktieren. Viele Betroffene berichten später, dass ihnen die psychoedukativen Hinweise helfen, Veränderungen, die sie bei sich wahrnehmen und die sie irritieren, in einfacher Sprache erläutert zu bekommen. Die Psychoedukation im Faltblatt klärt Betroffene darüber auf, dass es nach belastenden Ereignissen zu spezifischen Veränderungen im Fühlen und Denken kommen kann (vgl. Akute Belastungsreaktion). Diese werden auf dem Faltblatt in allgemeinverständlichen Worten erläutert. Die Aufklärung soll dem Betroffenen die Möglichkeit geben, Veränderungen, die er bei sich wahrnimmt, einordnen und damit »normalisieren« zu können. Es wirkt entlastend, die psychischen Veränderungen, die man an sich wahrnimmt, beschrieben zu finden und zu wissen, dass diese Veränderungen nicht nur die eigene Person betreffen, sondern auch andere betreffen und allgemein bekannt sind.

Nach einem entsprechenden Hinweis von Marion Krüsmann wurde in Zusammenarbeit mit dem Lehrstuhl für Klinische Psychologie und Psychotherapie in München 1999 im KIT-München ein Faltblatt entwickelt, das sich für die Ausgabe in allen Situationen, in denen Mitarbeiter des KIT-München tätig werden, eignet. Dieses Faltblatt dient als Vorlage für zahlreiche andere Einrichtungen. Außer den genannten beiden Funktionen (Hinweis auf weiterführende psychosoziale Beratungsstelle und Psychoedukation) wird auch die Einrichtung knapp beschrieben, die die psychosoziale Notfallversorgung trägt.

7. Von der peritraumatischen zur akuten Intervention

Ob eine Person an einer traumabedingten Störung erkrankt, hängt, wie auf Seite 57 ff. dargestellt, von einer Reihe von Faktoren ab. Entscheidend für den Verarbeitungsprozess sind alle Schutz- und Risikofaktoren, die auf eine Person einwirken. Der Umgang mit Trauer und Verzweiflung, aber auch mit den zunächst angemessenen Symptomen wie Aufregung, Vermeidung und Erinnerungsdruck, kann insgesamt als wichtiger Faktor für die Art und Weise der Anpassung gesehen werden.
Ob jemand wieder gut ins Leben zurückfindet, hängt neben dem Ausmaß des Stressors und den individuellen Bewältigungsmöglichkeiten aber auch davon ab, wie die Umgebung reagiert und Unterstützung leisten kann. Die psychosoziale Notfallversorgung in der peritraumatischen Phase wurde als eine Form von sozialer Unterstützung beschrieben, die den Betroffenen dazu verhelfen soll, die Situation gemäß ihren Bedingungen bestmöglich zu gestalten.
Ein weiterer wichtiger Faktor peritraumatischer Versorgung ist die Vermittlung von Informationen über Unterstützungsmöglichkeiten, die von Betroffenen und deren Angehörigen in den Tagen und Wochen nach der traumatischen Erfahrung in Anspruch genommen werden können. Die Vernetzung mit weiterführenden Hilfsangeboten sollte einen wichtigen Bestandteil der strukturellen Arbeit einer funktionierenden psychosozialen Notfallversorgung darstellen. Dies würde bedeuten, dass vorab geknüpfte Kontakte zum einen die Bereitstellung von Behandlungskapazitäten sicherstellen und zudem auch bei Bedarf betreute Personen gezielt bei Einrichtungen angekündigt und vermittelt werden können. So kann bei besonders schwer wiegenden Erfahrungen eine traumatisierte Person innerhalb weniger Tage Unterstützung finden.
Dieses Vorgehen, das so nicht flächendeckend eingeführt und etabliert ist, würde einen wichtigen Beitrag zur Prävention traumabedingter Störungen darstellen, bedenkt man, dass ein Großteil der Betroffenen sich ohne Unterstützung von außen eher zurückzieht.

Menschen mit traumabedingten Störungen neigen dazu, ihre Beschwerden selbst nicht als Krankheit zu erkennen und sich keine adäquate therapeutische Hilfe zu suchen. Zudem konsultieren sie häufig bei Beschwerden eher somatisch orientierte Mediziner, was dazu führen kann, dass die Grunderkrankung über eine längere Zeit hinweg nicht diagnostiziert wird.

Aus unserer Sicht sollte daher die Organisation eines verbindlichen Folgetermins zur Abklärung möglicher behandlungsbedürftiger Traumafolgen im Rahmen des allgemeinen Gesundheitswesens als fester Bestandteil peritraumatischer Interventionen angestrebt werden. Solange allerdings keine geregelten Finanzierungsformen der psychologisch/psychotherapeutischen Kriseninterventionen existieren, ist dies wohl noch in weiter Ferne. Dass die Betroffenen sich einen weiteren Kontakt wünschen, konnte in einer Untersuchung beim KIT-München gezeigt werden. 57% der insgesamt betreuten Personen (N = 38) hätten sich einen weiteren Kontakt mit dem KIT-Mitarbeiter gewünscht, wobei es in der Gruppe derjenigen, die einen nahe stehenden Menschen durch erwarteten oder unerwarteten Tod verloren hatten (N = 21), 77% waren (Krüsmann, Karl, Richter & Butollo, 2001) – ein Bedarf, der von den Institutionen, die PSNV anbieten, natürlich wahrgenommen und teilweise auch ausgefüllt wird, sei es – wie bei KIT-München – durch ein Anschreiben in den Wochen nach dem Ereignis oder aber auch durch das Angebot einer weiteren Betreuung.

Hier ist allerdings die Frage zu stellen, inwieweit die in einzelnen Fällen wahrnehmbare zeitliche Ausdehnung der ehrenamtlichen Unterstützung eine angemessene professionelle Behandlung erkrankter Personen fördert oder unter Umständen verhindert. Sicher ist auf alle Fälle, dass eine Ausweitung der Betreuung über Wochen und Monate für die Betreuer, die ja in der Regel lediglich über eine kurze Ausbildung verfügen, eine enorme Herausforderung und Belastung darstellen kann.

In der Regel findet aber doch eine einmalige Betreuung im peritraumatischen Intervall statt. So soll an dieser Stelle noch einmal betont werden, dass es wichtig ist, in der peritraumatischen Arbeit weitmöglichst sicherzustellen, dass dissoziierte und traumatisierte Menschen in den Tagen nach dem Ereignis notwendige Unterstützungsmöglichkeiten tatsächlich in Anspruch nehmen.

Dies kann zum Beispiel dadurch gefördert werden, dass den Betroffenen explizit ein nichtbetroffener Angehöriger oder Freund zur Seite gestellt wird, der in den Tagen nach dem Ereignis als »Anwalt« fungiert und der auch in Bezug auf den Verlauf der traumarelevanten Symptome ausreichend informiert wurde, um gegebenenfalls notwendige Behandlungstermine in die Wege zu leiten.
Traumatisierte Menschen benötigen häufig Unterstützung von außen, um den Weg in eine psychotraumatologische Behandlung zu finden. Anders als bei anderen psychischen Störungen, bei denen unter Umständen die Eigeninitiative wichtig für einen Behandlungserfolg ist, ist es notwendig, sinnvoll und richtig, Menschen mit traumabedingten Störungen ein Höchstmaß an sozialer Unterstützung zukommen zu lassen. Dies auch, um den Schritt in eine Behandlung, eine Therapie zu gehen, wenn nötig mit Begleitung. Im Rahmen peritraumatischer Intervention sollten alle wahrnehmbaren Möglichkeiten, soziale Unterstützung zu strukturieren und diese auch verbindlich zu gestalten, genutzt, geplant und festgelegt werden. Die weit gehend fehlende Vernetzung zwischen den meist ehrenamtlichen Strukturen der peritraumatischen Phase und den professionellen Strukturen der psychotherapeutischen Versorgung halten wir für einen wesentlichen Schwachpunkt der momentan vorhandenen Systeme.
Gehen wir nun aber von einem System aus, in dem peritraumatische Interventionen tatsächlich eine Brückenfunktion zum einen in funktionierende soziale Netze der Betroffenen, zum anderen aber auch in weiterführende professionelle Hilfsangebote darstellen, und beschäftigen wir uns mit den Behandlungsmöglichkeiten in den Tagen und Wochen nach einer traumatischen Erfahrung.

8. Integratives Arbeiten im Kontext früher Interventionen

Die im Folgenden beschriebenen Interventionsstrategien wurden aus der praktischen Erfahrung bei der Behandlung von Menschen mit akuten traumabedingten Belastungen heraus entwickelt und basieren auf einer Arbeitsweise, wie sie in der Trauma-Ambulanz des Department Psychologie, LMU-München, umgesetzt wird. Das heißt, es handelt sich um Interventionen im Einzelsetting in einer Komm-Struktur.

Da die Trauma-Ambulanz eng mit Münchner Einrichtungen der peritraumatischen Notfallversorgung z. B. dem KIT-München vernetzt ist, werden in dieser Fachambulanz Menschen nach unterschiedlichsten traumatischen Erfahrungen in den Tagen und Wochen nach einer Traumatisierung dieser behandelt.

Ziel dieser Vernetzung ist es, eine frühzeitige psychotraumatologisch orientierte Behandlung für Menschen, die an einer Akuten Belastungsstörung leiden, zu ermöglichen, sodass diese in die Lage versetzt werden, mit auftretenden Belastungen konstruktiv umzugehen. Langfristige negative Folgen der traumatischen Erfahrung können so minimiert werden. Frühe Interventionen sollten diejenigen Personen erreichen, die ein hohes Risiko aufweisen, unbehandelt an einer chronischen PTBS zu erkranken (Rauch, Hembree, Foa, 2001).

Das Vorgehen bei der Behandlung von Klienten, die unter einer Akuten Belastungsstörung leiden, entspricht dem im Rahmen früherer Veröffentlichungen vorgestellten humanistischen Therapieansatz zur Behandlung traumabedingter Störungen (Butollo, Krüsmann & Hagl, 1998) und ist nach folgenden Grundsätzen aufgebaut:

- Integration von behavioralen, kognitiven und gestalttherapeutischen Methoden
- Phasenorientiertes Vorgehen, auf die zentralen Prozesse der Betroffenen abgestimmt
- Miteinbezug der sozialen Umwelt der Betroffenen
- Konzentration auf traumabedingte Veränderung im Zusammenspiel von Selbstprozessen und Beziehungserfahrungen

- Bewusste Miteinbeziehung der therapeutischen Beziehung als wesentlichen Wirkfaktor psychotherapeutischer Behandlung

Die Behandlungsmethode basiert auf der klinischen und wissenschaftlichen Erfahrung mit der Integration von Gestalttherapie und lerntheoretisch fundierter Therapie bei der Behandlung von Angststörungen und traumabedingten Störungen (Butollo, 1995; Butollo, Krüsmann, Maragkos & Wentzel, 1997; Butollo, Rosner & Wentzel, 1999; Maragkos & Butollo, 2000).
Interventionsstrategien, die den kognitiv-behavioralen Verfahren zugeordnet werden, weisen eine breite empirische Fundierung auf und haben sich im Allgemeinen bei der Behandlung von posttraumatischen Störungen etabliert (siehe auch Ehlers, 1999; Resick & Schnicke, 1993; Foa & Rotbaum, 1998; Resick et al., 2002; Steil, 2003; Mitte & Steil, 2003).
Eine Reihe von Untersuchungen belegt ebenfalls die Wirksamkeit kognitiv-behavioraler Verfahren für Interventionen in den ersten Wochen nach einer traumatischen Erfahrung (Bryant et al., 1998, 1999; Bryant, Moulds & Nixon, 2003; Raphael & Dobson, 2001; Clark & Ehlers, 2003). Wobei man hier sagen muss, dass insgesamt noch sehr wenige aussagekräftige Forschungsergebnisse in diesem Bereich existieren. Befunde über die Wirksamkeit humanistischer Verfahren bei der Behandlung akuter Belastungsstörungen liegen zum jetzigen Zeitpunkt nicht veröffentlicht vor.
Warum ist nun zusätzlich zu den evaluierten lerntheoretischen Konzepten eine Vorgehensweise nötig, die auf den Grundsätzen der humanistischen Psychologie, der Gestalttherapie beruht?
Lerntheoretische Interventionen werden in dem hier beschriebenen Ansatz als ein Baustein in einem erweiterten und individuell zugeschnittenen Ansatz gesehen, in dem vor allem auch den emotionalen Aspekten der Verlusterfahrung, denen aus unserer Sicht nicht ausschließlich mit Habituation und kognitiven Umstrukturierungen begegnet werden kann, Rechnung getragen wird.
In der Behandlung von traumabedingten Störungen werden – so zumindest aus Sicht der Autoren – immer Bereiche berührt, die für die Klienten mit einem Höchstmaß an emotionalem Erleben zu tun hat. Wut, Hass, Verzweiflung und Trauer sind häufig dem Ereignis angemessene Gefühle, sie lassen sich nicht wegreden und man kann

sich auch nicht an sie gewöhnen. Die Frage ist, nach welchem Heilungsmodell gearbeitet werden kann. Auch für die existenzielle Dimension jeder traumatischen Erfahrung, für die Arbeiten an dem Selbst- und Weltbild, der Frage nach dem Sinn, nach dem *Warum* und *Warum gerade ich*, braucht es eine konzeptionelle und theoretische Basis, die die humanistische Psychologie und Gestalttherapie bietet. Eine vertiefte Betrachtung ist hier an dieser Stelle nicht möglich, einige wenige Aspekte sollen aber kurz benannt werden.
In der Humanistischen Psychologie wird als ein Modus für seelische Krankheit die Abspaltung und Unterdrückung von Wahrnehmungsvorgängen an der Grenze zwischen Individuum und Welt gesehen. Nachdem ja nun die Dissoziation als eines der Hauptkriterien eine Abspaltungsreaktion per se darstellt, eignet sich die humanistische Herangehensweise besonders dafür, diese Spaltungsvorgänge aufzuheben. Heilung entsteht dadurch, dass ein erkrankter Mensch sich seiner selbst, im Kontakt mit der Welt (im Kontakt mit den Intrusionen), wieder bewusster wird und die dabei entstehenden Emotionen und Kognitionen, auch durch die Unterstützung des Therapeuten, tragen und kommunizieren kann. Dieser Austausch, so die Theorie, führt zu einer weiteren Differenzierung der Erfahrungen und zu der Überzeugung, auch mit der erlebten traumatischen Erfahrung zu einem zwischenmenschlichen Austausch und Kontakt fähig zu sein und in der Folge zu einem besseren Selbstgefühl.
Traumatherapie verläuft immer in Phasen. Über die unterschiedlichen Therapierichtungen hinweg herrscht Übereinstimmung, dass erst bei ausreichender Sicherheit und Stabilität an der Konfrontation und Integration der traumatischen Erfahrung gearbeitet werden kann. Auch im Rahmen früher Interventionen sind diese Phasen zu berücksichtigen, obwohl eine Stabilisierung bei vielen im Erwachsenenalter traumatisierten Klienten im Rahmen einer akuten Kurzzeittherapie in ein bis zwei Stunden erreicht werden kann. Eine zu frühe Bearbeitung des traumatischen Materials, zum Beispiel bereits in der ersten Sitzung, oder auch im Rahmen von einmaliger Gruppennachsorge kann zu einer zusätzlichen Destabilisierung oder zu Behandlungsabbrüchen führen.
Günstig ist es auch, die Klienten in die Entscheidung zur Konfrontation mit einzubeziehen. Die letztendliche Entscheidung zur Konfrontation sollte aber der Therapeut treffen. Verändern sich zum Bei-

spiel die Lebensbedingungen der Klienten zwischen zwei Therapiestunden z. B. durch eine Trennung oder die Kündigung des Arbeitsplatzes, muss der Therapeut flexibel reagieren und z. B. eine geplante konfrontative Sitzung verschieben, um die zusätzlich aufgetretene Verunsicherung zu bearbeiten.
Phasenspezifisches Vorgehen bedeutet letztendlich, die Klienten in ihrem gesamten Personen-Umwelt-Feld zu sehen, Ressourcen herauszuarbeiten, was gut funktioniert, zu verstärken, nach dem zu suchen, was Sicherheit, Geborgenheit vermittelt, um dann zum richtigen Zeitpunkt den Weg der Konfrontation und Integration anzustoßen und zu begleiten.
Hier ist die eigene Haltung des Therapeuten ein wichtiger Wirkfaktor. Um Klienten durch die Konfrontation zu begleiten, braucht es seitens der Therapeuten ein Bild der Heilung, den Glauben an Wachstum und Entwicklung auch nach schrecklichen Ereignissen und letztendlich den Willen zu Kontakt und Begegnung mit den traumatisierten, schmerzenden und verzweifelten Selbstanteilen der Klienten. Letztendlich ist das Ziel einer Traumatherapie, die sich auf Grundsätze der humanistischen Psychologie beruft und prinzipiell positive Lebenszusammenhänge und -verläufe zu Grunde legt, den Klienten dazu zu verhelfen, in sich wieder Ruhe und Frieden zu finden, um wieder nach außen schauen zu können, um dort auch – neben der Trauer um einen oft unwiederbringlichen Verlust – Lebensfreude zu empfinden (Butollo, Krüsmann & Hagl, 2000; Butollo & Hagl, 2004). Untersuchungen zeigen, dass bei der therapeutischen Behandlung gerade bei von Menschen verursachten Traumatisierungen existenzielle Sinnfragen einen wichtigen Teil der Auseinandersetzung darstellen und dass sich die Beschäftigung mit Sinnfragen im Rahmen der Therapie positiv auf den Effekt der Behandlung auswirken kann (Chung, 1995; Vanista-Kosuta & Kosuta, 1998; Frankl, 1997, 2000). Diese stellt die Gestalttherapie, eine Form der humanistischen Psychotherapie – die ja explizit die Bearbeitung offener Gestalten (traumatischer Erfahrungen), die die Tendenz haben, wiedererinnert zu werden, und mit starken oder überwältigenden Emotionen verbunden sind – in den Focus der therapeutischen Arbeit. Sie verfügt über eine lange Tradition in der Arbeit mit traumatisierten Menschen (Serok, 1985; Little, 1990; Besems & van Vugt, 1995). Zudem bietet die Gestalttherapie Methoden, um die Qualität des Kontaktes

zwischen Individuum und der Welt, der ja durch eine traumatische Erfahrung immer massiv bedroht oder beeinträchtigt wurde, zu verbessern. So zum Beispiel durch die Arbeit mit einem leeren Stuhl, die sich als effektive Methode zur Bearbeitung und Lösung unverarbeiteter Konflikte erwiesen hat (Paivio & Greenberg, 1995; Paivio & Nieuwenhuis, 2001).

Nach einer traumatischen Erfahrung muss die Beziehung zwischen innen und außen neu gefunden werden, die Grenze nach außen wurde verletzt, die innere Struktur geschädigt, und durch das Erleben eines bedrohlichen und/oder grausamen Außens kann das Vertrauen in die Welt und das Sicherheitsgefühl zerstört sein. Somit kann ein erstes und grundlegendes Ziel früher Intervention abgeleitet werden, eine Intervention, in dem »das Außen«, also die Therapeutin oder der Therapeut, der beängstigenden und existenziellen Bedrohung der traumatischen Erfahrung ein beruhigendes und sicherheitsspendendes Beziehungsangebot entgegensetzt.

9. Grundlegende Aspekte und Ziele früher Interventionen

Klienten mit einer Akuten Belastungsstörung erleben ihren dissoziierten Zustand als eine Veränderung, die mit Gefühlen der Unsicherheit und der Bedrohung verbunden sind. Zudem beurteilen sie die auftretenden Intrusionen, das Vermeidungsverhalten und die Übererregung häufig als einen Prozess, der außerhalb ihrer Kontrolle liegt und der, sofern er sich nicht verändert, dazu führen wird, dass sie noch »verrückt« werden. »Allein zu wissen, dass das normal ist, was ich erlebe, hat mir unwahrscheinlich viel gebracht.« Dieser Satz wird häufig von Klienten in der Abschlussphase geäußert und verdeutlicht, wie wichtig zu Beginn einer Behandlung das Bereitstellen eines Erklärungsmodells für die erlebten Veränderungen ist. So kann die existenzielle Verunsicherung durch die traumatische Erfahrung und die damit einhergehenden Veränderungen verringert und damit begonnen werden, durch die Auseinandersetzung mit einzelnen Aspekten der traumatischen Erfahrung den bedrohlichen Zustand aufzuheben.

Im Rahmen früher Interventionen nach traumatischen Erfahrungen können folgende therapeutische Aspekte und Ziele genannt werden:
- tragfähige therapeutische Beziehung aufbauen
- innere Sicherheit und Stabilität wiederherstellen
- Kernsymptomatik (Dissoziation, Intrusionen, Vermeidung, Übererregung) erklären und Umgangsweisen damit aufzeigen
- Umgang mit Angst, Panikattacken und Hyperventilation
- Möglichkeiten der Entspannung aufzeigen (z. B. durch leichten Sport)
- traumabedingte Einschränkungen des Lebensraums erweitern
- prätraumatisch vorhandene Ressourcen aktivieren und nutzbar machen
- dissoziatives Erleben reduzieren
- Umgang mit Schuldgefühlen und Fehlattributionen thematisieren
- Konfrontation mit den kognitiven und emotionalen Aspekten der traumatischen Erfahrung

- gestörte oder blockierte Trauerprozesse bearbeiten
- offene Beziehungsgestalten zu verstorbenen Personen bearbeiten
- den gestörten Bezug zur Welt und zum eigenen Selbst wahrnehmen und entgeneralisieren
- Integration der traumatischen Erfahrung
- Rückfallprophylaxe

Obwohl sich akute Behandlungsmöglichkeiten auf die Symptome, die mit der erlebten Bedrohung assoziiert sind, konzentrieren, sollten auch die mit einer traumatischen Erfahrung einhergehenden Schuld-, Verlust- und Trauergefühle bearbeitet werden.
Wir gehen davon aus, dass jede traumatische Erfahrung in letzter Konsequenz einen existenziellen Verlust darstellt, dem nicht durch Habituation an traumarelevante Stimuli und auch nicht ausschließlich durch kognitives Arbeiten begegnet werden kann. Selbst wenn Menschen scheinbar unversehrt aus einem Ereignis hervorgehen, können sie zum Beispiel das Beobachten eines tödlichen Unfalls oder die Anwesenheit während eines Banküberfalls als ein Ereignis, durch das sie ihre »Unschuld« verloren haben, oder auch als Trauma, das ihnen ihre Leichtigkeit für immer genommen hat, erleben.
In dieser sensiblen Phase können Wege gefunden werden zwischen einer Abspaltung existenzieller Zusammenhänge und einer möglichen Integration des Ereignisses. Daher sollten diese Gefühle dann, wenn sie auf einer sicheren und stabilen persönlichen und systemischen Basis des Klienten von den Therapeuten in ruhiger und zugewandter Art unterstützt werden können, auch im Rahmen früher Interventionen einen Platz haben.
Anders als bei phobischem Vermeidungsverhalten kann bei einer traumabedingten Vermeidung oftmals nicht klassisch gearbeitet werden. So wird sich zum Beispiel ein Lokführer, der nach einem Suizid im Gleisbereich traumatisiert ist, niemals daran gewöhnen können, einen Menschen zu überfahren. Letztendlich liegt hier die Heilung in einer Antizipation und inneren Bejahung der Möglichkeit einer Wiederholung des Ereignisses. Dabei handelt es sich um einen Prozess, der mit dem Ende der Behandlung sicher nicht abgeschlossen ist. Wichtig ist es aber, eine gefühlsmäßige und kognitive Einstellung zu finden, die eine weitere Bearbeitung und Integration möglich macht.

9.1 Die therapeutische Haltung

Immer wieder werde ich im Rahmen von Ausbildungen gefragt, was ich mache, wenn ein Klient während einer Konfrontation starken seelischen Schmerz, Verzweiflung und Trauer empfindet. Wichtig ist hier auf der einen Seite, klar die eigene Grenze beizubehalten, auch wenn ich ein zugewandtes, wertschätzendes, vielleicht auch fürsorgliches Gefühl für die Klientin, den Klienten empfinde. Es ist nicht mein Schmerz, meine Verzweiflung, meine Trauer. Die Geschichte der Klienten sollten auch keine Gefühle auslösen, die mit der eigenen Geschichte zu tun haben. Das wird sich vielleicht in einigen Fällen nicht vermeiden lassen, dann halte ich es aber für fachlich angemessener, selber eher kognitiv zu arbeiten und sich nicht auf emotionale »Kanäle« zu begeben.
Andererseits halte ich es für wichtig, dass auch der Therapeut, die Therapeutin dann, wenn die Klienten die eigenen Gefühle, die durch eine ABS oder PTBS verschüttet wurden, zu fühlen versucht. Die Erfahrung zeigt, dass die Art und Weise, wie auf Klienten zugegangen wird, kognitiv oder eben emotional, sehr starken Einfluss darauf hat, auf welcher Ebene der Klient antwortet. Die Frage ist hier natürlich, welcher Art mein Gefühl sein kann, wenn ich selber eine stabile Grenze zwischen dem Erleben des Klienten und meinem eigenen Erleben besitze. Für mich ist es weder Mitleid noch Mitgefühl, sondern ein Gefühl des Trostes, so wie ich es zum Beispiel auch einem Menschen, der mir nahe steht und der sich verletzt hat, gegenüber empfinde. Ein ruhiges und fließendes Trostgefühl für den Menschen, der vor mir sitzt und leidet. Trösten bedeutet für mich, dass ich weit weg bin von den Gefühlen des anderen. Ich bin nicht selber traurig oder erschrocken oder belastet, ich tröste, bin da und weiß, dass es wieder besser wird und die ersten Schritte zur Heilung getan sind.
Eine wichtige Grundvoraussetzung für die Arbeit mit traumatisierten Menschen ist die Haltung und der emotionale Bezug des Therapeuten zu dem traumatischen Geschehen, von dem der Klient betroffen ist. Wenn das letztendliche Ziel einer Verarbeitung die Integration der traumatischen Erfahrung darstellt und der Therapeut diesen Weg des Klienten begleitet, so sollte auch der Therapeut oder die Therapeutin

das traumatische Geschehen als Möglichkeit menschlichen Seins, zumindest in der Antizipation, integrieren können.

Ein elementarer Selbstprozess, gerade nach von Menschen gemachten traumatisierenden Ereignissen, ist das Gefühl, nicht mehr zur Menschheit dazuzugehören. Dies wird auch häufig mit dem Begriff Alienation bezeichnet. Man wird als »Opfer« einer unmenschlichen Tat gleichsam selbst aus der Gemeinschaft der »Unstigmatisierten« ausgeschlossen.

Integration bedeutet Annehmen, Verantwortung einfordern oder auch sich eigener Verantwortung stellen, Ent-Schulden, Verstehen, Verzeihen, um dadurch Freiheit und Ruhe jenseits der Opferrolle wiederzuerlangen.

Kann die Therapeutin diesen Weg selbst nicht offen und innerlich ruhig mitgehen, heißt das sicher nicht, dass sie nicht in der Lage ist, gute Therapie mit diesem Klienten zu machen, aber es ist wichtig, dass ihr dies bewusst ist, um nicht den Weg des Klienten durch eigene Prozesse zu behindern oder zu verkürzen.

Wenn das Geschehen, von dem der Klient betroffen ist, den Therapeuten selbst in seiner Beziehung zur Welt, zur Gemeinschaft mit anderen Menschen verunsichert, wird er vermutlich nicht in der Lage sein, dem Klienten ein ausreichendes Gefühl eines ruhigen und zuversichtlichen Umganges mit diesem Geschehen zu vermitteln. Die eigene Sicherheit, der eigene Glaube daran, dass es auch mit dieser spezifischen Traumatisierung möglich sein wird, gut und manchmal auch glücklich und fröhlich zu leben, ist etwas, das sich atmosphärisch mitteilt und dann sorgsam beachtet werden muss, wenn genau diese Sicherheit eben nicht ausreichend vorhanden ist.

10. Frühe präventive Interventionen

Der hier beschriebene Ansatz bezieht sich auf psychotherapeutische Behandlung, die zeitnah nach einer traumatischen Erfahrung beginnt, also auf eine frühe Behandlung, die präventiven Charakter hat. Frühe oder akute Interventionen sollten traumatisierten Personen angeboten werden, die nach einer traumatischen Erfahrung die Kriterien einer ABS erfüllen. Ziel der Behandlung ist es, die Entwicklung einer chronischen PTBS zu verhindern. Im Sinne von Kaplan kann man von sekundärer Prävention sprechen, da die Behandlung die Manifestation einer PTBS verhindern soll (1989).

10.1 Indikation und Dauer

In Bezug auf die Dauer der Behandlung schlagen einige Autoren ein Vorgehen vor, in dem nach lediglich vier bis fünf Sitzungen die Behandlung, unter Einbezug konfrontativer Elemente, abgeschlossen ist (Foa et al., 1995; Bryant et al., 1998). Andere empfehlen eher einen längeren Behandlungszeitraum, der sich über die ersten drei Monate erstreckt (vgl. Schützwohl, 2000).

In einigen prospektiven Untersuchungen wurde festgestellt, dass die ersten drei Monate nach einer traumatischen Erfahrung einen Zeitraum darstellen, in dem entscheidende Veränderungen stattfinden. So plädieren z. B. Koren et al. dafür, von einer PTBS erst nach drei Monaten zu sprechen, da die Symptomkonstellation zu diesem Zeitpunkt den größten Zusammenhang mit dem Auftreten von PTBS nach einem Jahr aufweist (Koren et al., 1999). Auch weisen die wenigen Untersuchungen über die Effektivität früher akuter Interventionen zum momentanen Zeitpunkt in diese Richtung. Eine einmalige individuelle Intervention zeigt wenig bis keine langfristigen Effekte (Zatzick et al., 2001), während Interventionen, die innerhalb der ersten drei Monate stattfinden, deutliche symptomatische und funktionale Verbesserungen in der Interventionsgruppe aufweisen (Bordow & Porritt, 1979; Foa et al., 1995).

Die Dauer der Behandlung sollte unseres Erachtens individuell variieren können, sie ist abhängig vom Ereignis, der Stabilität des Klienten, den sozialen Ressourcen, die zur Verfügung stehen, und der kognitiven Bewertung, die das Ereignis bei dem Betroffenen auslöst. Eine Behandlungsdauer von fünf Stunden ist ebenso möglich und für einige Patienten sinnvoll und richtig wie für andere ein Gesamtumfang von zehn oder fünfzehn Stunden.

Grundsätzlich sollte die Behandlung in der Regel in einem Zeitraum abgeschlossen werden, der in etwa der Dauer der Akuten Posttraumatischen Belastungsstörung entspricht[32]. In einigen Fällen empfiehlt es sich, die letzten Stunden in größeren Abständen durchzuführen, sodass es gelegentlich auch zu einer Gesamtdauer von ca. einem halben Jahr kommen kann, allerdings sollte sich die Stundenzahl in solchen Fällen nicht wesentlich erhöhen.

Für die Indikation scheint es sinnvoll zu sein, grundsätzlich einen Zeitraum von einer Woche abzuwarten, da sich anscheinend der Symptomlevel zu diesem Zeitpunkt auf einem bestimmten Niveau gefestigt hat (Ehlers et al., 2003; Gray & Litz, 2005).

Dazu eine Anmerkung: Wie im Theorieteil dargelegt, stellt die Akute Belastungsreaktion, wie sie in der ICD-10 (F4 3.0) beschrieben ist, eine eher normale Reaktion dar. Die meisten Menschen, die in ein traumatisches Ereignis verwickelt wurden, sind davon betroffen. Diese Reaktion sollte sich in den Stunden nach dem Ereignis zurückentwickelt haben.

Anders die Akute Belastungsstörung nach DSM-IV, nach der auch im Rahmen einer Indikation diagnostiziert werden sollte. Die Autoren gehen davon aus, dass immer dann, wenn es im Kontext des traumatischen Ereignisses Tote gegeben hat, der Zeitraum, in dem Dissoziation bei Bekannten und Verwandten als »normal«, also als Akute Belastungsreaktion anzusehen ist, über den Tag der Beerdigung hinaus angesetzt werden sollte. Entsprechend ist der Termin für die Indikationsstellung später anzusetzen.

Durch die zunehmende Vernetzung von Organisation der PSNV und professionellem System, wie zum Beispiel Traumaambulanzen, wird eine Vielzahl von unterschiedlichst traumatisierten Menschen vorstellig. Wie eingangs beschrieben, wäre ein notfallpsychologisches

---

[32] Also ein Zeitraum, der maximal (beginnt die ABS erst nach vier Wochen) fünf Monate umfassen kann.

Modell wünschenswert, in dem für alle im peritraumatischen Intervall betreuten Personen ein abklärender psychotraumatologisch orientierter Folgetermin im ambulanten Setting organisiert werden sollte.

Im Rahmen dieses ersten Screeninggespräches ist eine Festlegung auf die Behandlungsdauer notwendig und sinnvoll, da die Variationsbreite von keiner weiteren Behandlung bis zu langfristigen Therapien, die keinen präventiven Charakter aufweisen, reicht. Um der Komplexität der Thematik gerecht zu werden, erscheint es uns wenig sinnvoll, unabhängig von einer Prüfung der individuellen Rahmenbedingungen eine generelle Behandlungsdauer festzulegen.

Es ist einerseits wichtig, ausreichend Zeit zur Verfügung zu haben, um nicht zu früh mit der Konfrontation zu beginnen, andererseits ist es in den Fällen, in denen schon wenige Stunden ausreichend sind, für die Klienten eher abschreckend, 10 oder 15 Stunden zu einem Psychologen oder einer Psychologin gehen zu »müssen«.

Die Dauer der Behandlung ist natürlich auch abhängig von den finanziellen Rahmenbedingungen, in denen gearbeitet wird. Unfallkassen, Berufsgenossenschaften oder private Kostenträger ermöglichen ein flexibleres Vorgehen als manche gesetzlichen Träger. Dem muss natürlich bei der Planung der Behandlung Rechnung getragen werden. Unabhängig von den finanziellen Bedingungen kann man die Dauer früher präventiver Interventionen folgendermaßen konzipieren:

Bei Betroffenen, die keine klinisch relevante Symptomatik aufweisen: ein- oder zweimaliger Screeningkontakt

Hier sind Betroffene gemeint, die zum Beispiel von keinem persistierenden dissoziativen Erleben berichten[33] und dies auch dem wahrnehmbaren Kontakt entspricht, die ihre sozialen Ressourcen nutzen können und in ruhiger und emotional angemessener Weise von den Auswirkungen des Geschehens berichten. Grundsätzlich sollte diesem Personenkreis angeboten werden, sich bei einer Verschlechterung des Befindens wieder melden zu können. Die meisten Menschen erleben Intrusionen und berichten von einem erhöhten

---

[31] Dissoziatives Erleben über die peritraumatische Phase hinaus

Erregungsniveau. Diese Beschwerden allein erfüllen aber nicht die Kriterien einer ABS. Auch die Menschen, die ohne Probleme von dem Ereignis berichten können, erfüllen das F-Kriterium nicht. Es gehört sozusagen zum Krankheitsbild, dass nur sehr schwer und in Ausschnitten über das Ereignis berichtet werden kann.
Wird keine ABS diagnostiziert, ist es sinnvoll, pychoedukativ über das Entstehen dieser Bilder und der Schreckhaftigkeit aufzuklären und darauf hinzuweisen, dass sich nach ca. vier Wochen eine deutliche Verbesserung zeigen sollte. Ein abschließender Termin nach vier bis sechs Wochen kann vereinbart werden.
Da es grundsätzlich durchaus möglich ist, dass ein Zuviel an äußerer Einflussnahme die eigenen Ressourcen zur Bewältigung einer traumatischen Erfahrung schwächen kann, sollte die Möglichkeit, keine Behandlung zu empfehlen, mit angedacht werden. Zum einen kann durch eine nichtindizierte Behandlung ein Prozess in Gang gesetzt werden, der einen traumatisierten Menschen weiterhin in der Opferrolle verbleiben lässt, zum anderen ist es durchaus denkbar, dass einige Menschen zum Beispiel von einer Verdrängung des Ereignisses profitieren und durch ein Zuviel an Erzählen und sich mit Symptomen beschäftigen in ihrem individuellen Verarbeitungsprozess gestört werden.

Bei berufsbedingten oder einfachen Traumatisierungen:
ca. fünf Behandlungsstunden

Bei gesunden und stabilen prätraumatischen Variablen und traumatischen Erfahrungen, die für die Klienten selbst keine einschneidenden Verlusterfahrungen nach sich ziehen, kann durch eine Behandlung von ca. fünf Stunden in den ersten Wochen nach dem Trauma der Umgang mit den posttraumatischen Symptomen und Veränderungen in einer Weise verbessert werden, dass die Klienten ohne weitere Behandlung zurechtkommen. Bei ausreichender Stabilität und Sicherheit kann mit einer Bearbeitung der traumatischen Erfahrung, einer Konfrontation mit dem Geschehen an sich schon in der dritten Stunde begonnen werden. Gerade bei berufsbedingten Traumatisierungen kann in einigen Fällen die Behandlung dann bereits abgeschlossen werden, da die Integration des Ereignisses in bestehende Lebenszusammenhänge keine weiteren Arbeiten notwendig macht.

Traumatisierung im Dienst

Eine Rettungsassistentin, die nach drei Reanimationen während einer Schicht (alle drei Patienten verstarben) belastet und durch einen subjektiv empfundenen Fehler während des dritten Einsatzes traumatisiert wurde, entwickelte nach diesem Dienst eine Akute Belastungsstörung, ein psychotraumatologisch weitergebildeter Kollege vermittelte sie an die Trauma-Ambulanz. In einem ersten stützenden Screeninggespräch wurden mit der kompetenten, sprachgewandten und generell psychisch gesunden Frau fünf Behandlungsstunden vereinbart. Die sehr erfahrene Rettungsassistentin berichtete, dass sie nach der zweiten Reanimation innerlich schon mit dem Dienst abgeschlossen und keine weiteren gravierenden Einsätze mehr erwartet hatte, da zwei Reanimationen während einer Schicht schon außergewöhnlich sind. Sie fand schon zu Beginn des dritten Einsatzes nicht in ihre gewohnte Routine und versäumte es, der sehr alten Patientin, die beim Eintreffen des Teams den Wunsch äußerte, »Ich muss sterben, halten Sie mir meine Hand«, nachzukommen oder dafür zu sorgen, dass eine andere Person sich ausschließlich der Patientin, in der von ihr gewünschten Weise, widmete.
Die Klientin verstand sich selber nicht, nach wesentlich schlimmeren Einsätzen habe sie keine Probleme gehabt, jetzt könne sie nicht mehr schlafen, der Blick der im Sterben liegenden 93-jährigen dritten Patientin verfolge sie Tag und Nacht und sie habe seitdem nicht mehr arbeiten können und sich krankgemeldet. Dass sie diese Reaktionen nicht in den Griff bekommen könne, verunsichere sie in einem Ausmaß, dass sie sich zu einer Behandlung entschlossen habe.
Während der ersten beiden Termine wurde mit der Klientin auf der Symptomebene gearbeitet. Schon die Erklärungen, wie es zu einer solchen Akuten Belastungsstörung kommt, dass die Symptome eine angemessene Reaktion auf die vollkommen unerwartete dritte Reanimation und die Beurteilung ihrer Arbeitsweise darstellen und sich in der Regel zurückentwickeln, verbesserte den Gesamtzustand der Klientin und führte zu einem deutlichen Rückgang der Intensität und Belastung der Symptome.
In der dritten und vierten Stunde wurde an dem Ereignis an sich gearbeitet. Die Klientin konnte ihr Bedauern gegenüber der verstorbenen Patientin äußern, dass diese »allein« und ohne Beistand gestorben war, konnte aber auch in gleichem Maß sich selbst verzeihen nicht so geistesgegenwärtig wie normalerweise gewesen zu sein. Dies auch, weil herausgearbeitet werden konnte, dass sie schon zu Beginn des Einsatzes in eine Art dissoziativen Zustand geraten war und so zwar alles medizinisch korrekt in die Wege leiten konnte, aber nicht mehr in der Lage war, emotional emphatisch zu reagieren. Die Erklärung, dass dies nicht

ein Fehler, sondern ein ihrem Beruf angemessener »Notfallplan« und ein an sich funktionales Verhalten ist, half der Klientin, das Ereignis in angemessener Weise zu bedauern, ohne sich selbst dafür weiter schuldig zu fühlen. Die Behandlung konnte nach fünf Stunden abgeschlossen werden.

*Bei vielschichtigerer Problematik:
ca. zehn bis fünfzehn Behandlungsstunden*

Häufig aber sind gerade bei den direkt oder primär betroffenen Menschen durch die traumatische Erfahrung weitere Bereiche erschüttert, und diese sollten auch im Rahmen früher Interventionen bearbeitet werden. Dazu braucht es mehr Zeit, ca. 10 bis 15 Stunden sind hier anzusetzen. Die im theoretischen Teil dieses Buches beschriebenen peri- und posttraumatischen vulnerabilisierenden Faktoren sind bei der Beurteilung der Behandlungsdauer miteinzubeziehen.
Kurz gesagt sind dies Bereiche, die die existenzielle Dimension der traumatischen Erfahrung, die Auswirkungen auf das soziale Umfeld, Trauerprozesse oder auch die Fragen nach eigener Schuld, Verantwortung und/oder Überlebensschuld betreffen. Nach einer ersten Symptomreduktion können diese Themen bearbeitet werden. Dies dient der Stabilisierung der erreichten Verbesserungen und kann den Übergang zu konfrontativen Arbeiten markieren. Auch wenn frühe Interventionen auf einen Zeitraum von drei Monaten angelegt sind, stehen psychoedukative symptomorientierte Interventionen am Anfang der Behandlung.

Selbstvorwürfe eines Vorgesetzten

»Jeder Tag, den ich noch länger gewartet hätte zu kommen, wäre unnötige Quälerei gewesen.« Dieser Satz eines Klienten, Herr P., der nach elf Stunden Behandlung in der zwölften und letzten Stunde sein Resümee zog, wird in ähnlicher Form von vielen Klienten geäußert. Dieser Klient, der Gruppenführer eines Bautrupps ist, wurde durch eine innerbetrieblich aufgebaute Struktur zur Prävention traumabedingter Erkrankungen nach einem tödlichen Arbeitsunfall im Gleisbereich an die Trauma-Ambulanz überwiesen. Einer seiner jüngeren Mitarbeiter, der allein auf einem Streckenabschnitt tätig war, wurde beim Überqueren der Gleise von einem Zug erfasst, er war sofort tot. Als Vorgesetzter, der den Verunfallten wenige Stunden vor dem Geschehen unterwiesen und eingewiesen hatte, wurde Herr P. von der Polizei zum Unfallort gebracht, um den Toten, dessen Schädel zertrümmert war, anhand seiner Bekleidung zu identifizieren. Das Bild des zertrümmerten Schädels hatte sich schon in der Nacht nach dem Ereignis als Albtraum gezeigt und tauchte auch in Folge tagsüber häufig und unerwartet auf. Herr P. musste in den Tagen nach dem Ereignis mit Angehörigen, Staatsanwaltschaft und Kollegen Gespräche führen, die er als extrem belastend empfand.

Da er gewohnt war, schwierige Aufgaben durch Zupacken und tatkräftiges Verhalten zu bewältigen, versuchte er alle seine Aufgaben zu erfüllen und auch für die Ermittlung der Unfallursache zur Verfügung zu stehen. Gleichzeitig fragte er sich selbst immer wieder, ob er den noch unerfahrenen Kollegen, der an sich als sehr zuverlässig und bedacht bekannt war, ausreichend informiert und unterstützt hatte.

Dass er die Bilder nicht aus dem Kopf bekommen konnte, nachts schweißgebadet aufwachte und sich stundenlang im Bett hin und her warf und bei dem Gedanken, aufs Gleis zu müssen, oft in heftiges Zittern und Schwitzen ausbrach und dies wann immer möglich vermied, machte ihn »zunehmend mürbe«. Dass er, der sich normalerweise gut im Griff und in Extremsituationen ruhig und effektiv funktioniert hatte, sich zunehmend »wie eine Memme benahm«, führte zu einer zunehmenden Verunsicherung und dem Verlust jeglichen Vertrauens in die eigene Kompetenz und Kraft, das Ereignis zu bewältigen.

Herr P. fühlte sich auf der einen Seite von den Bildern, den Film im Kopf gejagt – in solchen Momenten gab es für ihn nichts anderes als das zerstörte Gesicht und die grünen Jeans, an denen er den Kollegen erkannt hatte –, auf der anderen Seite fühlte er sich wie betäubt durch die Tage taumeln und konnte seine Welt, seine Arbeit, seine Familie, seine eigenen Ängste nicht wirklich greifen und als Teil seines Lebens empfinden.

Seine Frau und die Kinder benahmen sich rücksichtsvoll und mit Verständnis. Seine Frau versuchte, ihn in liebevoller Weise zu entlasten, er konnte dies aber nicht annehmen und verschloss sich vor den Angeboten.

Acht Tage nach dem Ereignis erlitt Herr P. eine massive Herzattacke, für die aber kein somatisches Korrelat gefunden wurde. Er ließ sich krankschreiben und vereinbarte, nach Rücksprache mit dem Präventionsmitarbeiter seines Unternehmens, einen ersten Termin in der Trauma-Ambulanz.

Da gerade durch die Frage der Verantwortlichkeit und den nahen Kontakt zwischen dem Verunfallten und dem Klienten sowie die staats-

anwaltlichen Ermittlungen eine Belastung jenseits der reinen ABS-Symptomatik vorlag, wurden 10 Stunden Behandlung vereinbart.
Durch die während der ersten Sitzung vermittelte Darstellung des Zusammenhangs zwischen Atmung, Panik und Herzrasen und den Erklärungen über die Entstehung traumabedingter Symptome und Psychoedukation bezüglich des Umgangs mit diesen verbesserte sich der Allgemeinzustand erheblich. Eine deutliche Reduktion der traumarelevanten Symptomatik, vor allem der Intrusionen, stellte sich nicht ein. Um auch die Belastungen durch diese zu reduzieren, wurde am Umgang mit den Intrusionen gearbeitet. Herr P. lernte diese auf der einen Seite nicht zu bekämpfen, sich aber auch auf der anderen Seite durch bestimmte Techniken zu entlasten. Dadurch konnte eine weitere Symptomreduktion erreicht werden, und Herr P. konnte nach drei Wochen wieder arbeiten, allerdings übergangsweise im rein administrativen Bereich.
Daran anschließend wurde die Nutzung oder eben Nichtnutzung der familiären Ressourcen thematisiert, und es wurde deutlich, dass der Rückzug einerseits, aber auch das Gefühl, sich in einem trüben Nebel aufzuhalten, mit der Angst vor eigenem Versäumnis verknüpft waren. Hier wurde zuerst rein kognitiv an Zusammenhängen und Ursachen gearbeitet, Herrn P. wurde klar, dass er alles, was zu tun war, getan hatte und ihn keine Schuld an dem Geschehen trifft. In einem zweiten Schritt wurde dann an seiner Trauer über den Unfall, den Tod des jungen und sympathischen Mitarbeiters sowie an seinem Bedauern der Familie des Toten gegenüber, dass der Unfall geschehen war, gearbeitet. Erst nachdem diese Prozesse gelungen waren, löste sich das dissoziative Erleben des Klienten, und es konnte an der Konfrontation mit der traumatischen Erfahrung an sich gearbeitet werden. In mehreren konfrontativen Sitzungen arbeitete Herr P. an den Bildern des zerstörten Gesichtes und dem Film, der regelmäßig ablief. Vermeidungsverhalten, Intrusionen und Übererregung bildeten sich weiter zurück, und Herr P. konnte mehr und mehr seine normalerweise greifenden Entspannungs- und Bewältigungsmöglichkeiten nutzen.

Langfristige Behandlung, die nicht als Präventivmaßnahme gedacht ist

In anderen Fällen ist es durchaus möglich, dass eine psychologische oder medizinische Psychotherapie mit einem Gesamtumfang von mehr als 30 Stunden (mit probatorischen Sitzungen) ebenfalls zu einem frühen Zeitpunkt beginnt. Dieses Vorgehen ist z. B. dann notwendig, wenn bereits zum Zeitpunkt der Indikationsstellung eine manifeste klinische Symptomatik jenseits einer ABS diagnostiziert wird. Dies gilt für Klienten, die schwerer psychisch geschädigt sind und bei denen zum Beispiel eine Persönlichkeitsstörung zu vermuten ist, oder aber auch bei extremen zwischenmenschlichen Traumatisierungen oder beim Vorliegen multipler traumatischer Erfahrungen in der Vorgeschichte. Unseres Erachtens kann dann aber nicht mehr von akuten oder frühen Behandlungsformen gesprochen werden, da eine solche Maßnahme nicht mehr dem Charakter sekundär präventiver Interventionen entspricht. Bei gleichzeitigem Vorliegen einer ABS halten wir es zwar für sinnvoll, bestimmte traumarelevante Aspekte, wie zum Beispiel Erklärungen über das Wesen der Intrusionen, ebenfalls in den ersten Stunden zu erläutern. In diesem Fall ist aber ein unterschiedliches Vorgehen nötig. Man geht davon aus, dass eine Therapie in einem zeitlichen Rahmen von wenigen Monaten abgeschlossen werden soll oder man plant einen langfristigen Behandlungsverlauf.

Unter weit reichenderen Behandlungsschritten, dies noch einmal zur Verdeutlichung, werden Maßnahmen verstanden, die durchaus schon in der akuten Phase beginnen können. Untersuchungen, die aufzeigen, dass konfrontative frühe Interventionen auch zu negativen Ergebnissen führen können, sagen nichts darüber aus, wie unterstützende, begleitende, erklärende und ressourcenfördernde frühe Behandlungsmethoden den Prozess der Adaptation beeinflussen. Die klinische Erfahrung zeigt, dass bei Vorliegen der beschriebenen Merkmale ein früher Beginn der Behandlung bei gleichzeitiger Einplanung eines langfristigen Therapieverlaufs die bei Trauma häufige komplexe traumabedingte Symptomatik verhindert. Diese Art der eher klassischen Behandlung wird hier nicht weiter ausgeführt, da sie eher dem allgemeinen Vorgehen in der Therapie traumabedingter Störungen entspricht (siehe unter anderem auch bei Butollo et al., 2002; Fischer, 2000; Reddemann & Sachse, 1997, 2000; Reddemann, 2001a, 2001b; Petzold, 2000).

Zusammenfassung

Grundsätzliche Voraussetzung für frühe präventive psychotraumatologische Behandlungen ist das Vorliegen einer Akuten Belastungsstörung (oder nach vier Wochen eine PTBS). So dienen frühe präventive Interventionen im Einzelsetting der kurz- oder langfristigen Reduktion einer genau umschriebenen und gut diagnostizierbaren Erkrankung und nicht der generellen Behandlung eines »Traumas« mit seinen unterschiedlichsten und vielschichtigsten Adaptationsmöglichkeiten, zu denen auch eine Verarbeitung jenseits einer klinischen Pathologie gehören kann.

Auch im Rahmen kurzzeitiger früher Interventionen müssen die individuellen Bewältigungsstrategien der Klienten beachtet werden, diese dürfen nicht durch ein starres schematisiertes Vorgehen seitens des Therapeuten übergangen werden. In einigen Fällen können frühe präventive Interventionen eine Verbesserung der Erstsymptomatik erreichen, indem z. B. schon in der zweiten oder dritten Behandlungsstunde konfrontativ an der traumatischen Erfahrung gearbeitet wird. Dieses rasche konfrontative Arbeiten kann aber nicht immer so durchgeführt werden. In anderen Fällen braucht es dafür mehr Vorbereitung, um bei den Klienten eine ausreichende Stabilität als Voraussetzung für konfrontatives Arbeiten zu schaffen.

Im Rahmen der Indikationsstellung muss entschieden werden, ob der Klient unter Einbezug der beschriebenen vulnerabilisierenden und protektiven Faktoren in den wesentlichen individuellen und systemischen Komponenten ausreichend gesund und gefestigt ist, um durch eine Konfrontation mit der traumatischen Erfahrung bereits innerhalb der ersten drei Stunden nach dem Ereignis eine Verbesserung der traumabedingten Belastung zu erreichen.

Die nun folgende zusammenfassende Beurteilung der Relevanz bestimmter Faktoren hinsichtlich der Behandlungsdauer ist daher lediglich als Anhaltspunkt gedacht, sie bezieht sich ausschließlich auf das Erleben einer traumatischen Erfahrung im Erwachsenenalter.

Merkmale, die auf einen längerfristigen und weiterführenden Ansatz hinweisen

- psychiatrische Vorerkrankungen
- Hinweise auf traumarelevante Vorerfahrungen
- Weiterbestehen der traumatogenen Situation
- keine ausreichende materielle oder persönliche Sicherheit, z. B. im Falle von Naturkatastrophen oder bei Flüchtlingen

- Hinweise auf psychiatrische Prozesse in der peritraumatischen Phase
- extremes Ereignis, von dem der Klient selbst betroffen ist
- extreme Schamgefühle, Hinweise auf schwere zwischenmenschliche Traumatisierung

Merkmale, die auf eine zehn- bis fünfzehnstündige Behandlung hinweisen

- Subjektiv erlebte oder objektiv vorhandene Verantwortlichkeit für das traumatische Erlebnis
- Hinweise auf traumarelevante Vorerfahrungen (nicht extrem, nicht menschengemacht)
- Verlusterfahrungen
- komorbide Belastungen
- unstabiles soziales Bezugssystem
- starkes belastendes Medieninteresse oder öffentliche Abwertungsprozesse
- extremes Ereignis, durch das der Klient aber nicht direkt selbst betroffen ist

Merkmale, die auf eine kurze fünfstündige Behandlung hinweisen

- es liegt eine Akute Belastungsstörung vor
- berufsbedingte Traumatisierungen
- kein extremes oder von Menschen gemachtes Ereignis
- keine komorbiden Erkrankungen
- stabiles soziales Netz
- klare Nichtverantwortung für das Geschehen

Merkmale, die auf keinen Behandlungsbedarf hinweisen

- es liegt keine Akute Belastungsstörung vor
- Betroffene können ruhig über ihre Symptome und das Ereignis berichten
- gute Nutzung des sozialen Netzes

Die Aussicht auf eine kurze Behandlungsdauer ist gerade bei Personen wichtig, bei denen eine hohe Hemmschwelle, Berührungsangst oder sogar eine undifferenziert abwertende Haltung gegenüber Psychologie und Psychotherapie besteht. In der Arbeit mit traumatisierten Menschen hat man es mit einer großen Bandbreite unterschiedlichster Personen zu tun, häufig mit Menschen, die in ihrem bisherigen Leben keinen Zugang zu psychologischen Themen oder sogar wenig Verständnis für psychologische Probleme entwickelten. Daher empfiehlt es sich unseres Erachtens zum einen, grundsätzlich von *Behandlung* und *nicht* von *Therapie* zu sprechen, und zweitens, fünf- oder zehnstündige Behandlungsblöcke mit der Option, bei Notwendigkeit oder Bedarf zu verlängern, zu vereinbaren. Hier nun die einzelnen Schritte eines frühen präventiven Behandlungsplanes.

10.2 Die Anfangsphase der Behandlung

Der erste Kontakt mit einem Menschen, der unter einer akuten posttraumatischen Symptomatik leidet, sollte immer so gestaltet werden, dass der oder die Betroffene das Gespräch (sei es telefonisch oder persönlich) in einem »hoffnungsvolleren« Grundgefühl verlassen kann. Auf keinen Fall sollten die Klienten sich psychisch schlechter fühlen, als vor dem Gespräch begonnen wurde; dies bedeutet konkret, dass die Klienten
- durch das Gespräch nicht zusätzlich belastet werden
- sich in dem Raum und in der Beziehung zur Therapeutin sicher und geschützt fühlen
- wahrnehmen können, dass die Therapeutin sich mit den Folgen und den Heilungsmöglichkeiten traumatischer Erfahrungen auskennt
- letztendlich der Ansicht sind, dass sie an der richtigen Stelle sind und hier mit ihren Problemen Unterstützung finden können
- eine Vorstellung davon haben, was im Verlauf der Behandlung auf sie zukommt

Während des ersten Kontaktes und auch während der ersten Sitzungen, bevor an den Intrusionen und der Vermeidung gearbeitet wird, sind die folgenden Punke zu beachten und zu bearbeiten:

- Vorstellung des Therapeuten und der Arbeitsweise
- klare Vereinbarungen über den Behandlungsablauf
- Fokus der therapeutischen Arbeit in Gegenwart und/oder Zukunft
- kognitiv arbeiten, keine emotionale Tiefung in den ersten Sitzungen
- Erklärung des Zusammenhanges zwischen Atmung und dem Erleben von Panik
- kurze Skizzierung der üblichen traumarelevanten Symptome
- Förderung der sozialen Ressourcen

Zu Beginn der Behandlung ist es weder notwendig noch sinnvoll, das traumatische Ereignis ausführlich zu explorieren. Die erste Stunde sollte mit einer kurzen Vorstellung des Therapeuten, des Settings und des geplanten Behandlungsablaufes begonnen werden. Dem Klienten soll es ermöglicht werden, Fragen zu stellen, sodass er ein vollständiges Bild dessen, was auf ihn zukommt, entwickeln kann. Zu Beginn der Sitzung ist es sinnvoll, dass der Therapeut den Stand seiner Informationen bezüglich der traumatischen Erfahrung des Klienten kurz skizziert. Ein Hinweis darauf, dass es zum jetzigen Zeitpunkt der Behandlung nicht notwendig ist, mehr von dem Ereignis an sich zu erfahren, sondern dass es eher wichtig ist zu erfahren, wie und mit welchen Belastungen der Klient den letzten Tag, die letzte Nacht verbracht hat, entlastet die Klienten von dem Druck, genauer in die Schilderung der traumatischen Erfahrung einsteigen zu müssen.
Einige Klienten kommen in die erste Sitzung mit der Annahme, dass von ihnen erwartet wird, das Ereignis genau zu schildern. Eine Klarstellung, dass dies für die Behandlung zum jetzigen Zeitpunkt nicht notwendig ist, wird von den Klienten meist als Entlastung erlebt.
Als Grundregel für die erste Sitzung kann die Formulierung »in der Gegenwart und in der Zukunft zu arbeiten« das Gesagte verdeutlichen. Dies heißt konkret, zu explorieren, was momentan vorherrschend ist, welche Symptome am belastendsten sind, um dann aber in die Zukunft zu schauen, immer wieder zu betonen, dass es gut ist, dass der Klient da ist, dass es wirkungsvolle Möglichkeiten gibt, seine Probleme zu behandeln, und dass er sich sicher sein kann, dass sein jetziger Zustand ein vorübergehender ist.

Die Gefahr besteht, dass der Klient dann, wenn er das erste Gespräch als belastend und seinen Zustand verschlimmernd erlebt hat, die Behandlung abbricht. Häufige Therapieabbrüche bei der Behandlung von PTBS sind belegt, auch bei der Behandlung einer ABS kann dies vorkommen. Wir gehen davon aus, dass ein Grund zum Abbruch darin begründet sein kann, dass zu weit in die Vergangenheit, die Tage nach dem Ereignis oder bis zum Ereignis selbst zurückgegangen wurde, daher ist dies zu vermeiden.

In der Behandlung traumabedingter Störungen haben wir es mit einem komplexen Bedingungsgefüge, unterschiedlichsten Menschen, unterschiedlichsten Traumatisierungen zu tun. Deshalb an dieser Stelle der Hinweis, dass die hier beschriebenen Behandlungsinhalte und -abläufe als Mosaiksteine zu sehen sind, die im Gesamten ein fertiges Bild abgeben und einer bestimmten inneren Logik unterworfen sind wie eben der Aufbau eines Mosaiks.

Trotzdem kann manchmal ein Vorgehen nützlich sein, das von dem hier beschriebenen Plan abweicht. Bei einigen Patienten ist es sinnvoll und richtig, sie reden zu lassen und zuzuhören. Einige Klienten wollen, müssen am Anfang erzählen, was passiert ist. Wenn seitens des Therapeuten eine eindeutige Wahrnehmung vorhanden ist, dass dieses Erzählen nicht zu einer Erhöhung des Erregungsniveaus führt, kann dies gut und richtig sein. Hier ist es wichtig, auf die Körperspannung des Klienten zu achten. An einer Erhöhung der Atemfrequenz oder einer verstärkten Brust-Schulteratmung kann erkannt werden, dass der Klient sich zunehmend aufregt, ebenfalls an der Stellung der Arme und der allgemeinen Haltung. Es ist grundsätzlich wichtig, auf diese Signale zu achten und dies auch anzusprechen – »kann es sein, dass es für Sie jetzt belastend ist zu erzählen, Sie wirken auf mich so, als ob Sie innerlich sehr angespannt sind«. Besonders relevant ist die genaue Beobachtung und Einschätzung dann, wenn bereits sehr früh in die traumatische Erfahrung eingestiegen wird.

Viele Klienten leiden seit der traumatischen Erfahrung unter Panikattacken und starken Ängsten. Ist dies der Fall, sollte bereits im Laufe des ersten Kontaktes Zeit für die Erklärung des Zusammenhangs zwischen bewusstem und forciertem Ausatmen, evtl. mit Zuhilfenahme einer kleinen Plastiktüte, und dem Zurückgehen der Panikgefühle verwendet werden. Jede Panik ist von Hyperventilation begleitet. Der Hinweis, tief durchzuatmen, ist falsch, dem Klienten muss erklärt werden, dass er in der Panik zu viel Luft aufnimmt (um für Kampf oder Flucht Energie aufzubauen). Da er die Panik in einem Ruhezustand entwickelt, kommt es zu den charakteristischen Symptomen. Ein wenig Luft einatmen und viel Luft ausatmen, vielleicht begleitet mit einem Geräusch (dies verhilft in der Panik dazu, dass der Klient leichter bemerken kann, wenn er die Konzentration auf die Atmung sozusagen an die Panik verliert), kann kurz eingeübt werden.

Der Klient sollte auch darüber aufgeklärt werden, dass die erlebten Zustände eine Reaktion auf Reize sind, die mit dem Trauma assoziiert sind. Dieser oft unbewusste Ablauf führt zu einer vegetativen Aktivierung, die als Antwort auf eine als lebensbedrohlich eingeschätzte Situation zu verstehen ist. Der Klient sollte diesen Zusammenhang verstehen, sodass er auch nachvollziehen kann, dass er sich in Wirklichkeit – zum Beispiel wenn er nachts in Panik hochschreckt, das Fenster aufreißt, um Luft zu bekommen, und auch dadurch keine Beruhigung findet – in keiner lebensbedrohlichen Lage befindet und es wichtig für ihn ist, in solchen Momenten zu begreifen, dass er sich faktisch in Sicherheit befindet.

Im nächsten Schritt müssen daher Ankerreize gefunden werden, die dem Klienten dazu verhelfen, Realitätskontrolle wiederzuerlangen, um im letzten Schritt dann seine eigene Atmung zu kontrollieren, was zu einem sofortigen und deutlichen Rückgang der Paniksymptome führen wird. Ankerreize können ein Zettel an der Wand, ein Stein in der Hosentasche oder ein Punkt auf dem Handrücken sein. Ebenfalls in der ersten Sitzung kann eine kurze Beschreibung der üblichen traumarelevanten Symptome als angemessene, häufige und übliche Reaktionen auf traumatische Erfahrungen zu einem besseren Verständnis für das, was mit einem seit der Traumatisierung passiert ist, führen. Dies entlastet.

Das Gleiche gilt zum Beispiel auch für das Ausfüllen von Fragebögen, die ABS oder PTBS abfragen. Viele Klienten berichten, dass sie sich im Verlauf des Ausfüllens erst wunderten, dass hier genau die passenden Fragen zu ihren Problemen gestellt wurden. Meist verspürten sie dann eine deutliche Erleichterung. Das, was sie selbst als bizarr und außerhalb ihrer bisherigen Erfahrung liegend, als eher verrückt, eingeschätzt hatten, sind offensichtlich durchaus bekannte und häufige Folgen traumatischer Erfahrungen, sonst gäbe es wohl kaum einen Fragebogen dazu – so eine häufige Äußerung im Anschluss an das Ausfüllen.

Erklärt man den Patienten im Zusammenhang mit der Beschreibung möglicher Symptome zum Beispiel kurz und einfach die hirnphysiologischen Zusammenhänge von Intrusionen, Vermeidung und Übererregung, kann dies zu einer deutlichen Stabilisierung und zu einem ersten Rückgang dieser Symptome führen, ohne dass diese explizit (wie weiter unten ausgeführt) bearbeitet wurden.

Ebenfalls im Rahmen der ersten Sitzungen sollte an den sozialen Beziehungen, die sich nach einer traumatischen Erfahrung oft maßgeblich verändern, gearbeitet werden. Menschen mit einer ABS entziehen sich häufig ihren eigenen sozialen Ressourcen. Daher sollten soziale Rückzugstendenzen sichtbar gemacht und gemeinsam mit den Klienten eine Strategie entwickelt werden, wie Familie, Freunde, das soziale Netz als Ressourcen genutzt werden können, statt diese zu meiden.

> Frau B. wurde Anfang des Jahres 2005, drei Wochen nachdem sie sich leicht verletzt durch die Hilfe einer ihr unbekannten Frau aus den Fluten des Tsunamis retten konnte, von einer befreundeten Ärztin an die Trauma-Ambulanz überwiesen. Die Ärztin hatte, nachdem sich Frau B. drei Wochen lang vollständig zurückgezogen hatte, sie aufgesucht und zu einem gemeinsamen Abendessen mit Freunden eingeladen. Danach hatte die Freundin sie auf ihr seltsames und verändertes Verhalten angesprochen. Üblicherweise erzähle Frau B. viel von sich, von ihren Ängsten und Problemen – und auch davon, wie sie diese normalerweise hoch effizient und konstruktiv bewältigen könne. Während des Essens auf den Tsunami angesprochen, habe sie äußerst wortkarg reagiert und nur sehr kurz angedeutet, dass sie schlecht schlafe. Bei diesem Gespräch berichtet Frau B. der Freundin, dass es ihr außerordentlich schlecht ginge; sie könne kaum noch schlafen, habe in zwei Wochen sechs Kilo abgenommen, sie könne sich nicht mehr konzentrieren und würde sich am liebsten den ganzen Tag nur im Bett verkriechen, niemanden sehen und vor allem mit niemandem sprechen müssen. Jedes kleinste Geräusch erschrecke sie dermaßen, dass sie oft wie erstarrt irgendwo sitze und minutenlang keinen normalen Gedanken mehr fassen könne. Die Ärztin empfahl Frau B. dringend, sich in fachliche Behandlung zu begeben. Frau B. folgte diesem Rat, auch weil sie sich selbst nicht mehr zu helfen wusste, da ihre übliche Strategie, durch Aktivität und konzentriertes Arbeiten Probleme zu beseitigen, in keinster Weise funktionierte. Die

extrem verunsicherte Frau konnte durch die Erklärungen über die Entstehung und Aufrechterhaltung traumabedingter Symptome ihr inneres Gleichgewicht wiederfinden und fand schon nach wenigen Behandlungsstunden in ihre prätraumatische Verfassung zurück. Erst dann war sie in der Lage, sich mit dem Geschehen an sich in der ihr gewohnten Weise auseinander zu setzen. Der von ihr gewählte soziale Rückzug konnte bereits nach der ersten Sitzung sichtbar gemacht und verändert werden. Frau B. verstand, dass es gerade in ihrer jetzigen Verfassung wichtig ist, sich von ihren Freundinnen unterstützen zu lassen. Es wurde besprochen, dass sie diese über ihre momentanen Probleme in Kenntnis setzt und die Freundin bittet, sich oft bei ihr zu melden, sie zu besuchen und zu Aktivitäten mitzunehmen – auch wenn von ihrer Seite zurzeit wenig Kontaktangebote kommen.

Hirnphysiologische Zusammenhänge können gut erklärt werden, indem zum Beispiel den Patienten durch Arm und Faust die Wirbelsäule und das Innere des Gehirnes dargestellt werden. Die Erklärung dazu kann in etwa wie folgt gegeben werden: »Hier im Inneren des Gehirns befinden sich die Orte, an denen mehr emotionale und vegetative Abläufe oft unbewusst entstehen und gesteuert werden. In den Hirnlappen, dem so genannten Cortex, die den inneren Bereich quasi umschließen (diese können mit einer Hand dargestellt werden), denken wir, rechnen wir, strukturieren wir. Geraten wir in eine lebensbedrohliche Situation, schaltet das Gehirn Denken und Strukturieren ab und aktiviert unbewusst und extrem schnell den von Ihnen erlebten Zustand. Flucht oder Kampf, in einigen Fällen auch Erstarrung, sind die dann auftretenden Reaktionen und Impulse. Wird die lebensbedrohliche Situation überlebt, wird alles, was in Bezug zu dieser Situation steht, extrem tief und stark gespeichert, sodass Sie, wann immer Sie einen Reiz wahrnehmen, und dies muss nicht bewusst geschehen, der Sie an das Trauma erinnert, mit einer Aktivierung von Kampf, Flucht oder Erstarrung reagieren, ohne dies bewusst zu bemerken oder auch steuern zu können. Im Grunde ist das ein Überlebensmechanismus, der nicht zu der sicheren Situation passt, in der sie vermutlich sind, wenn sie plötzlich von Angst und Panik überfallen werden.«

10.3 Exkurs: emotional oder kognitiv arbeiten, was ist damit genau gemeint?

Eingangs wurde schon dargestellt, dass es in der peritraumatischen Intervention und zu Beginn einer traumabezogenen Akuttherapie sinnvoll ist, mehr kognitiv als emotional zu arbeiten. Es ist wichtig zu wissen, dass Menschen entweder fühlen oder denken, beides nicht gleichzeitig oder zumindest nicht wahrnehmbar, stattfindet. Der Leser kann dazu ein kleines Experiment, das im Rahmen von Aus- und Weiterbildung oft zu einer größeren Klarheit in Bezug auf kognitives oder emotionales Arbeiten im Kontext Trauma führt, machen:

Schließen Sie die Augen und erinnern Sie sich an eine wunderschöne Begebenheit in ihrem Leben und fühlen Sie, wie wunderbar und schön das damals war. Es geht darum, dass Sie sich nicht an die Situation erinnern wie an eine Geschichte aus einem Film, sondern dass Sie sich die Situation so vergegenwärtigen, ins Hier und Jetzt holen, dass Sie zu fühlen beginnen. Wenn Sie dann eine Zeit lang gefühlt haben, wie wunderschön das Leben sein kann, dann erinnern Sie sich bitte wieder an dieses Buch und lösen Sie die folgende Rechenaufgabe: sieben mal sieben weniger zwei. Sie werden vielleicht merken, dass Rechnen und Fühlen nicht gleichzeitig möglich ist; so ist es auch mit aversiven und bedrohlichen Gefühlen, und dies können Sie therapeutisch nutzen.

Besonders wichtig ist dieses Wissen natürlich in der Arbeit im peritraumatischen Setting, denn ein Abgleiten des Betroffenen in dissoziative Zustände kann durch das bewusste Auslösen kognitiver Aufgaben unter Umständen verhindert werden. So kann ein dissoziierter Mensch zum einen Realitätskontrolle wiedererlangen, zum anderen aber eben auch bei einer drohenden Überflutung der Emotionen durch kognitives Arbeiten ruhiger werden. Erreicht werden kann dies, indem zum Beispiel eine Frage nach der genauen Position der mit vor Ort anwesenden Personen gestellt wird.
Es ist also zum einen möglich, durch gezielte Fragen bei einem anderen Menschen Denken auszulösen und so das Fühlen zu unterbrechen. Dies passiert häufig im Rahmen von Therapien oder im alltäg-

lichen Leben. Wichtig ist es unseres Erachtens, dies auch zu verstehen und bewusst einzusetzen.

Zum anderen löst die Art und Weise, wie ein Mensch auf den anderen zugeht, beim Gegenüber auch emotionales oder kognitives Geschehen aus. Ob ich mit Bleistift oder Papier in der Hand jemanden bitte, mir zu berichten, was passiert ist, oder selber Gefühle erlebend dem anderen in die Augen blicke und sage, »meine Güte, was ist denn hier passiert« wird im Gegenüber jeweils eher eine beschreibende oder eine gefühlvolle Erzählung auslösen.

Mitfühlen kann zu einem späteren Zeitpunkt vielleicht konstruktiv sein, zu Beginn einer Behandlung oder im peritraumatischen Setting halten wir dies für verfehlt, da es ein »Mehr« an Gefühlen beim Gegenüber auslösen kann. Dies soll nicht bedeuten, dass es falsch ist, Gefühle zu haben, ein Gefühl des Beruhigens – vergleichbar mit der Art und Weise, wie wir Kinder trösten, die sich leicht verletzt haben und schier entsetzt sind über das Blut, das da aus ihnen fließt – halten wir für unabdingbar und essenziell in der Heilung traumabedingter Störungen, aber eben zum richtigen Zeitpunkt im richtigen Rahmen.

11. Die Arbeit an den Symptomen

Nach den ersten einleitenden Sitzungen, teilweise schon in der zweiten Stunde, kann mit der Bearbeitung der traumabedingten Symptomatik begonnen werden. Häufig kommt es schon durch ein Erklären der Symptome und entsprechende Hinweise zum Umgang mit diesen zu einer deutlichen Symptomreduktion. Frühe Interventionen, die das Erklären und den Umgang mit den Symptombereichen Erinnerungen, Vermeidung und Übererregung betreffen, werden in der Literatur meist unter dem Stichwort Psychoedukation zusammengefasst. Die Klienten sollten ihre Symptomatik verstehen und eine Strategie entwickeln, wie sie mit ihren konkreten Belastungen umgehen können.

11.1 Umgang mit Angst und Übererregung

Übererregung, Schreckhaftigkeit, aber auch Konzentrationsstörungen sind normal nach einer traumatischen Erfahrung, dies sollte den Klienten eindeutig vermittelt werden. Gewohnte Möglichkeiten der Entspannung können nicht greifen, da im entspannten Zustand die Intensität der Intrusionen und der Angst zunimmt. Sich in die Badewanne zu legen, um zu entspannen, ein gutes Buch zu lesen oder schöne Musik zu hören, sind Dinge, die Menschen mit einer chronischen Belastungsstörung monate- oder jahrelang nicht mehr tun können, und auch für Menschen mit einer Akuten Belastungsstörung ist diese Art der Entspannung weit außerhalb ihrer momentanen Möglichkeiten.
Trotzdem sollten die Klienten versuchen, aktive Entspannungsmöglichkeiten zu finden. Dies kann leichter Sport sein, ein zügiger Spaziergang oder eine Fahrt mit dem Rad. Die Klienten sollten zu körperlicher, ungefährlicher Betätigung motiviert werden, vielleicht auch im Rahmen einer Hausaufgabe.
Ängste sollten in einem ersten Schritt in ihrem Ausmaß und ihrer tatsächlichen Bedeutung wahrgenommen werden. Einige Ängste

können so als phobische Ängste erkannt werden, andere besitzen einen realen Hintergrund. Ein zweiter Schritt ist dann, die Angst als einen Teil von sich zu akzeptieren, zumindest da, wo sie nicht verändert werden kann. Das Angsterleben verändert sich häufig dann, wenn diese bewusst wahrgenommen und mit der Realität abgeglichen wird. Auch kann man sich – analog zu einer verhaltenstherapeutischen Desensibilisierung bei phobischer Angst – an manische Ängste, die durch eine traumatische Erfahrung ausgelöst wurden, wieder gewöhnen, wenn man sich ihnen aussetzt und nicht vermeidet. Klienten müssen zum einen für sich wissen und entscheiden, dass zum Beispiel der Gang in den Keller, das Schlafen ohne Licht nicht gefährlich ist, zum anderen müssen sie dies auch fühlen, um es wirklich glauben zu können.

Zum Umgang mit der Angst ist die Konzentration auf die Atmung, wie im Umgang mit Panikattacken beschrieben, erneut zu thematisieren. Kann die Panik abgewehrt werden, können Klienten in der gefürchteten Situation verbleiben, bis sich ein ruhiges und sicheres Gefühl einstellt. Manchmal empfiehlt es sich, den Klienten vorzuschlagen, diese Art der Angstkonfrontation zunächst mit einem anderen Menschen zu üben, um sich dann der Situation allein auszusetzen.

11.2 Umgang mit Intrusionen

Umgang mit Intrusionen bedeutet zuerst eine Aufklärung über die Bedeutung und das Wesen der Intrusionen
- sie stellen eine normale Reaktion auf eine traumatische Erfahrung dar
- sie lassen sich nicht willentlich verdrängen
- sie sind kein Anzeichen für Verrücktheit
- in der Regel werden sie von Tag zu Tag weniger
- sie sind Bestandteil des Verarbeitungsprozesses und sollten daher, wenn möglich, beachtet und nicht vermieden werden

Der Umgang mit Intrusionen kann dann besprochen und geübt werden. Grundsätzlich erleichternd ist es, wenn Intrusionen nicht permanent weggedrückt werden, sondern diese bewusst wahrgenommen und als Bestandteil der Verarbeitung akzeptiert werden. Durch eine Zuwendung zu den Intrusionen verlieren diese zum einen ihren Schrecken, zum anderen können sie dadurch auch beeinflusst werden. Die Klienten können sich zum Beispiel vorstellen, dass die Intrusion eine Wolke sei, die auftaucht, die angeschaut werden kann, die dann aber auch wieder weiterzieht. Manche Klienten profitieren auch davon, dass sie sich zu bestimmten Zeiten, zum Beispiel von drei bis halb vier, intensiv mit den Intrusionen beschäftigen und diese dann aber symbolisch in eine Schublade verschließen. Tauchen sie zu anderen Zeiten des Tages wieder auf, können sie freundlich beachtet werden, um sie dann aber wieder in die Schublade zu verbannen, von wo sie aber unter Garantie zwischen drei und halb vier wieder heraus dürfen.

Wichtig ist es, dass sich die Alarmreaktion, die vor der Behandlung durch ein Auftauchen der Intrusion ausgelöst wurde, zurückentwickelt und ein ruhiger bewusster Umgang mit den Intrusionen ermöglicht wird.

Stellt sich keine Alarmreaktion mehr ein, können Hirnareale zur Bewältigung, Einordnung und Kontrolle über die Intrusionen genutzt werden, die im Zustand des extremen Stresses nicht zur Verfügung stehen. Hier empfiehlt es sich, mit den Klienten diese Alarmreaktion bewusst wahrzunehmen und im Kontakt mit dem Therapeuten dann auch eine normale, im Zustand der Sicherheit angemessene Reaktion auf das Auftauchen der Bilder zu spüren.

11.3 Umgang mit Vermeidung

Der Umgang mit Vermeidungsverhalten ist bei traumabedingten Störungen nicht so eindeutig wie bei einem phobischen Vermeidungsverhalten. Vermeidung ist im Kontext Trauma nicht unter allen Umständen ungünstig, da es durch eine zu rasche Aufgabe des Vermeidungsverhaltens zu einem weiteren Sicherheitsverlust kommen kann. Wenn Menschen mit einer Akuten Belastungsstörung vermeiden, erstreckt sich diese einerseits auf innere Prozesse, Erinnerungen, Intrusionen, entspannte Zustände, in denen Emotionen auftauchen könnten, und andererseits auf Orte des Geschehens, bestimmte Personen oder Situationen, die an die traumatische Situation erinnern oder erinnern könnten.

Vermeidungsverhalten kann sich im Kontext Trauma rasch ausweiten. Klienten können keine geschlossenen Räume mehr aufsuchen, sich nicht mehr in Menschenmengen begeben, den Keller nicht mehr allein betreten oder nur noch bei Licht schlafen. Oft geraten Klienten in eine Spirale des sich ausweitenden phobischen Vermeidungsverhaltens hinein, ohne dies bewusst zu bemerken, denn die Vermeidung verringert die traumabedingten Angstzustände, der Klient wird durch die Vermeidung ruhiger.

Was grundsätzlich erfolgen muss, ist eine Aufklärung über die Konsequenzen, die sich aus dem Vermeidungsverhalten entwickeln können. Die meisten Klienten verstehen, warum es für sie wichtig ist, mit innerer Kraft gegen die traumabedingten Veränderungen, die an sich auch als einschränkend wahrgenommen werden, anzugehen und die Angst auf sich zu nehmen, die entsteht, wenn die Vermeidung aufgegeben wird. Folgende Erklärungen können den Schritt in Richtung Vermeidung aufgeben unterstützen:

- Vermeidungsverhalten wird sich nicht ohne eine bewusste Entscheidung, dieses aufzugeben, zurückentwickeln
- Vermeidungsverhalten hat die Tendenz, sich auszuweiten
- Vermeidungsverhalten überlässt der traumatischen Erfahrung mehr Lebensspielraum, als vielleicht nötig ist
- Vermeidungsverhalten schränkt die eigenen Möglichkeiten ein

Die Entscheidung zu einer bewussten Vermeidung, da wo die Angst zu groß oder realistisch ist, erweitert den Handlungsspielraum in all den Fällen, in denen man sich gegen Vermeidung entscheidet.

Günstig ist es, gemeinsam mit den Klienten eine Hierarchie der Angst vor vermiedenen Situationen, Orten oder inneren Zuständen zu erarbeiten. Die Klienten sollten selbst entscheiden, welche Art von Vermeidung sie bis zur nächsten Stunde angehen und auflösen möchten. Grundsätzlich sollte in Bezug auf Hausaufgaben abgesprochen werden, dass ein Nichtgelingen der Aufgabe ein interessantes Ergebnis darstellt und kein Versagen oder Scheitern.

11.4 Umgang mit Dissoziation

Grundsätzlich ist es wichtig zu beachten, *wie* sich ein Klient noch im Zustand der Dissoziation befindet. Der Prozess der Dissoziation, also die Fragmentierung der Selbstprozesse, kann als Interaktionsprozess gesehen werden, daher ist auch der Kontakt zwischen Therapeut und Klient wesentlich in der Bearbeitung der Dissoziation. Dissoziation löst sich, sobald Menschen aus einer bedrohlichen Situation herausgekommen sind und sich wieder in Sicherheit fühlen. Die Angst vor den eigenen bedrohlich empfundenen Intrusionen kann verändert werden durch das Wissen, dass Intrusionen kein Zeichen von »verrückt werden« darstellen. Es sind angemessene Reaktionen, die Dissoziation kann verändert werden, indem sich entweder die Welt wieder als sicher darstellt oder andere Menschen Sicherheit vermitteln.

Um den Klienten zu ermöglichen, diese Sicherheit zu empfinden (gesetzt den Fall, er war vor der traumatischen Erfahrung in der Lage, derartige Gefühle wahrzunehmen), braucht es zunächst ein hohes Maß an Unterstützung:

- Unterstützung durch Erklären der Dynamik (»seit ich weiß, dass ich nicht verrückt werde, geht es mir schon viel besser«)
- Unterstützung durch die Präsenz, das Zuhören seitens des Therapeuten (»dadurch, dass Sie sich das anhören können, fühle ich mich nicht mehr wie ein Ausgestoßener«)
- Unterstützung durch Aktivierung der persönlichen und der sozialen Ressourcen des Klienten (»seit ich meinen Freunden gesagt habe, dass sie sich jetzt um mich kümmern sollen, auch wenn ich abwesend oder sonst irgendwie merkwürdig wirke, läuft es viel besser«)

Die Erfahrung zeigt, dass sich dissoziative Zustände bei einer vertrauensvollen Beziehung zwischen Klient und Therapeut »lösen« können, wenn wichtige Aspekte der traumatischen Erfahrung erzählt werden und es dem Klienten dabei möglich wird, den emotionalen Gehalt der Erfahrung zu spüren und zu zeigen.

Herr K., ein 24-jähriger Kameramann, der in erster Linie Reportagen aus Bayern filmte, verbrachte seinen Urlaub im September 2001 in New York. Als er durch das Fernsehen von den Anschlägen auf das World Trade Center erfuhr, nahm er Kontakt mit der dortigen Niederlassung seines Senders auf und war bereits kurze Zeit nach dem Anschlag vor Ort für Filmaufnahmen unterwegs. Er verbrachte zwei Tage mit Dreharbeiten und setzte dann seinen Urlaub eine weitere Woche fort. Während dieser Woche kam es öfters zu ihm unerklärlichen Spannungen zwischen ihm und seiner Partnerin, die in der zweiten Woche seines Urlaubes zu gemeinsamen Tagen in einem Strandhotel eingetroffen war. Er fühlte sich zu seinem eigenen Erstaunen durch die Ereignisse nicht belastet, hatte aber Probleme mit der Konzentration, was schon am Tag nach dem Ereignis für ihn auffallend gewesen war. Darüber hinaus fand er es seltsam, dass ihm ein nebensächliches Ereignis aus den zwei Drehtagen nicht aus dem Kopf gehen wollte. Während der Drehtage in New York war es im Zuge der Schneidearbeiten im Studio zu einer Auseinandersetzung mit einer Kollegin gekommen. Obwohl Herr K. den Grund des Streites und ebenfalls den Streit an sich als geringfügig und unbedeutend einstufte, kamen ihm immer wieder Sequenzen aus der Auseinandersetzung in den Sinn, und er ertappte sich während des einwöchigen Aufenthaltes am Meer mehrmals am Tag dabei, dass er den Wortwechsel immer und immer wieder in Gedanken durchging. Diese Grübeleien und die Neigung, Sachen zu verlegen, schnell zu erschrecken und generell irgendwie unkonzentriert zu sein, nahm er auch nach Hause mit.
Nach seiner Rückkehr hatte er erstmalig die Gelegenheit, das von ihm gedrehte Filmmaterial in seiner ausgesendeten Fassung zu sehen. Seine Aufnahmen waren in eine Dokumentation des Anschlages, bei der auch die Menschen, die in Panik aus den Türmen sprangen, zu sehen waren, eingebettet. In einer Sequenz, die er selber gefilmt hatte, war der Zusammensturz des kleineren Hochhauses einige Stunden nach dem Anschlag zu sehen, ebenso das panische Davonlaufen von ihm, dem Kameramann und dem Reporter vor der Kamera. Beim Betrachten dieser Aufnahme fing Herr K. an zu zittern, und ihm wurde schwindelig. Die Kollegen bemerkten seinen Zustand und stoppten den Film. Als eine Kollegin zu ihm sagte, »du weinst ja«, wurde ihm bewusst, dass ihm zwar Tränen über das Gesicht liefen, er sich innerlich aber vollkommen erstarrt und affektlos fühlte.
Herr K. wurde für diesen Tag vom Dienst freigestellt, auf dem Nachhauseweg wurde ihm erstmals bewusst, dass er seit dem 11. September im Grunde genommen gar nichts mehr gefühlt hatte und mechanisch »Urlaubsroutine« abgespult hatte, ohne innerlich daran beteiligt zu sein, nach außen hin aber erklärt habe, mit ihm sei alles in Ordnung und er

habe das Ereignis gut weggesteckt. In der darauf folgenden Nacht, in der er nicht schlafen konnte und erstmals in seinem Leben von einem ihm völlig fremden Gefühl von Angst und Auflösung heimgesucht wurde, wurde ihm klar, dass er für seine Verhältnisse völlig ungewöhnlich reagiert hatte. Obwohl er an einem Ort gewesen war, wo Tausende von Menschen gestorben waren, war es ihm weder schlecht gegangen noch hatte er Trauer oder Mitgefühl verspürt – und dies während der ganzen zweieinhalb Wochen seit dem Geschehen.
Herr K. begab sich, nachdem er an weiteren zwei Arbeitstagen wegen panikartiger Anfälle nicht in der Lage war zu arbeiten, in der darauf folgenden Woche auf Anraten seines Chefs in psychotraumatologische Behandlung.
In den ersten sechs Stunden wurde die Dynamik der Akuten Belastungsstörung psychoedukativ durchgesprochen, an der angespannten Partnerschaftssituation, kognitiv an dem Ereignis und an Ressourcen gearbeitet, es bestand ein tragfähiger Kontakt zwischen Klient und Therapeutin.
So wurde, da sich Herr K. wahrnehmbar und auch nach eigener Aussage deutlich stabilisiert hatte, vereinbart, noch einmal den Film – nun gemeinsam mit der Therapeutin – anzusehen. In den Sitzungen vorher wurde deutlich, dass das Allgemeinbefinden von Herrn K. sich zunehmend gebessert hatte, er aber keinen wirklichen Zugang zu den abgespaltenen Emotionen bekam. Er beschrieb, dass immer noch so etwas wie eine Sperre in ihm sei. Im Vorfeld wurde durchgesprochen, welche Unterstützungsmöglichkeiten er für den Fall, dass es ihm nach der Konfrontation schlecht ginge, aufsuchen könnte. Er entschied sich, sich bei seinen Eltern anzukündigen, da er sich dort immer sehr geborgen fühle. Beim gemeinsamen Anschauen des Filmes, dies in einer ruhigen und seitens der Therapeutin stützenden und begleitenden Haltung, löste sich in Herrn K. »die Blockade«, und er konnte zum ersten Mal seit dem Ereignis Gefühle empfinden, die erst Erschrecken, Wut und Angst beinhalteten und zunehmend in eine – von Weinen begleitete – »große, große Traurigkeit« übergingen. Herr K. erlebte diese Stunde als große Anstrengung, auch war er in den Tagen danach erholungsbedürftig, ruhig und traurig. Er verbrachte vier Tage bei seinen Eltern.
Im Nachhinein beurteilte er diese Sitzung als Wendepunkt, er sei erst ab da wieder ein ganzer Mensch gewesen und habe sich im Grunde erst ab diesem Zeitpunkt wirklich mit dem, was da passiert war, mit dem Tod von so vielen anderen Menschen, aber auch mit dem, was das für ihn bedeutet, seiner Traurigkeit über so viel Tod auseinander setzen können.

12. Die Arbeit an Selbstprozessen

Bei schwerer wiegenden traumatischen Erfahrungen kann vor dem Beginn der konfrontativen Bearbeitung der traumatischen Erfahrung durch die Bearbeitungen von Selbstprozessen eine Zunahme und Verfestigung der Stabilisierung erreicht werden. Entwickelt sich nach einer traumatischen Erfahrung eine traumabedingte Störung, stehen meist selbstunterstützende Prozesse nicht mehr in dem Ausmaß zur Verfügung, wie das vor der Traumatisierung der Fall war. Die Arbeit an Selbstprozessen führt zu etwas längeren akuten präventiven Behandlungsabläufen, geplant werden sollten ca. 10–15 Stunden. Nachdem durch die erste Therapiephase der Klient wieder mehr innere und äußere Sicherheit wiedererlangt hat, wird nun bei diesen längeren Abläufen an Prozessen wie Verantwortung, Schuldzuschreibungen, Selbstwertgefühl, Kohärenz der Erfahrung, Beurteilung des eigenen Handelns, Verlusterfahrung gearbeitet. Zur Verdeutlichung ein Beispiel:

> Herr K., der als Tiefbauer auf einer Autobahnbaustelle mit vier Kollegen tätig war, verließ den gesicherten Arbeitsbereich, um aus dem gegenüberliegenden Werkstoffdepot Material zu holen. In dem Moment, als er die Autobahn wieder in Richtung Baustelle überqueren wollte, schlitterte ein Schwertransporter unkontrolliert in seinen Bautrupp. Er sah, wie dieser mehrere Bauwägen umstieß, um dann auf der Seite zum Liegen zu kommen. Offensichtlich ohne auf seine eigene Sicherheit zu achten, Herr K. konnte im Nachhinein nicht mehr sagen, wie er über die Autobahn gekommen war, rannte er zur Baustelle, die sich in einem unbeschreiblichen Zustand befand. Unter einem Baufahrzeug lagen zwei seiner Kollegen, der eine ohne Bewusstsein, der zweite wimmerte und röchelte leise.
> Seine Versuche, sie unter dem Fahrzeug hervorzuziehen, scheiterten. Einen weiteren Kollegen, der ansprechbar war und unter Baumaterial verschüttet lag, konnte er befreien. Er legte diesen Kollegen, der aus Mazedonien stammte und den er als Freund bezeichnete, in eine stabile Seitenlage, um zu den eingeklemmten Kollegen zurückzueilen. Bis zum Eintreffen eines ersten Einsatzwagens versuchte er, ohne Erfolg, das Baufahrzeug anzuheben, um die eingeklemmten Kollegen zu befreien. Immer wieder schrie er nach dem vierten Kollegen. Dieser war aber

weder zu sehen noch reagierte er auf die Rufe. Nachdem Einsatzkräfte vor Ort waren, rannte er zu seinem Bekannten zurück. Dieser hatte mittlerweile zum Entsetzen von Herrn K. das Bewusstsein verloren und verstarb nach erfolgloser Reanimation noch an der Unfallstelle. Herr K. und der vierte Kollege, der während der ganzen Zeit teilnahmslos hinter einem Baufahrzeug gesessen hatte, wurden von einem Kriseninterventionsteam betreut Dieses nahm mit den Vorgesetzten Kontakt auf, um eine mögliche Weiterbehandlung im ambulanten Setting zu empfehlen.

Herr K. wollte am Tag nach dem Unfall wieder zur Baustelle fahren, konnte aber schon auf dem Weg aus der Garage heraus sein Auto nicht mehr kontrollieren, da er panische Angst vor der Autobahn hatte. Er blieb zu Hause und meldete sich krank.

Ununterbrochen beschäftigte er sich mit der Frage, ob er seinem Freund das Leben hätte retten können, wenn er bei ihm geblieben wäre. Er konnte nicht ruhig sitzen, nicht mehr richtig denken, keine Zeitung lesen, keine Gartenarbeit verrichten – fast kam es ihm vor, als schäme er sich vor seinen Nachbarn – und nicht mehr in der gewohnten Weise schlafen. Um sich zu beruhigen, trank er abends mehr Bier als üblich, so konnte er zwar einschlafen, erwachte allerdings nach wenigen Stunden und verließ dann schweißgebadet, nach kurzer Zeit des Wachliegens und Grübelns, sein Bett. Immer wieder sah er seinen bewusstlos gewordenen Freund vor sich, und obwohl die beiden anderen Kollegen überlebt hatten, hörte er auch ständig das Röcheln und Schreien des einen Kollegen.

Im Verlauf der nächsten Woche versuchte er mehrmals, in die Arbeit zu fahren, bekam aber jedes Mal, sobald er in seinem Auto saß, panische Angst bei dem Gedanken, auf der Autobahn zu stehen und dem Verkehr ausgeliefert zu sein. Die Angst machte sich bei ihm als starker Druck im Brustbereich und dem Gefühl, das Herz bleibe stehen, auch körperlich bemerkbar.

Der Leichnam seines Bekannten wurde in die Heimat gebracht und dort begraben. Am Tag der Beerdigung hatte Herr K. ununterbrochen einen unerträglichen Druck auf der Brust, er meldete sich erneut zwei weitere Wochen krank und wurde während dieses Gespräches von seinem Chef »überredet«, die Trauma-Ambulanz aufzusuchen.

Die therapeutische Arbeit lässt sich in Bezug auf ein »sich schuldig fühlen« in folgende Schritte aufgliedern:
- Bewusstwerdung (awareness) der eigenen Prozesse
- Überprüfung der Folgerungen hinsichtlich ihrer tatsächlichen Zusammenhänge

- Verstehen der Reaktionen als traumabedingte angemessene Verhaltensweisen
- Sich selbst entschulden und unterstützen, statt sich abzuwerten und zu verurteilen
- Die Verhaltensweise Anderer als angemessen erkennen
- Gefühle des Bedauerns und der Trauer zum Ausdruck bringen
- Unkontrollierbarkeit der Lebensvorgänge thematisieren, wenn möglich annehmen
- Zusammenhang Schuld–Kontrollbedürfnis bearbeiten

In einem ersten Schritt wird an der Wahrnehmung der Kognitionen, die in Bezug auf das eigene Handeln oder das Handeln anderer vorherrschen, gearbeitet.
Herr K. fühlt sich schuldig am Tod seines Kollegen, da er nicht bei ihm geblieben war. Dies, obwohl ihm durch seinen Chef mitgeteilt worden war, dass sein Kollege unter allen Umständen an den Folgen seiner inneren Verletzungen verstorben wäre. Zusätzlich warf er sich vor, den Freund, wenn er ihm schon nicht hätte helfen können, allein gelassen hatte. Gleichzeitig beschuldigte er den vierten Kollegen, nicht behilflich gewesen zu sein.
Wenn diese Kognitionen bewusst sind, kann in einem zweiten Schritt an dem Realitätsgehalt der Einschätzungen gearbeitet werden. »Sokratischer Dialog« ist hier als Vorgehen aus kognitiv-behavioralen Therapien zu nennen. Gemeint ist damit, dass in einen Diskurs eingetreten wird über die Frage, inwieweit die Einschätzungen des Klienten dem tatsächlichen Geschehen gerecht werden oder eben nicht. Durch diese Art von Diskussion kann es beim Klienten zu einer realitätsgerechteren Einschätzung kommen und zur Einsicht, dass er sich selber keine Schuld oder Verantwortung an den Abläufen zu geben hat.
Meist ändert sich aber dadurch nicht das *Gefühl* der Schuld. Durch das alleinige *Wissen*, nicht verantwortlich zu sein, kommt es i. d. R. nicht dazu, dass ein Klient dies auch wirklich glauben kann. Klienten meinen häufig: »Ein Teil von mir weiß, dass ich keine Schuld habe, mein Kopf weiß das jetzt ganz genau, aber das hilft nichts, ich fühle mich trotzdem schuldig.« Emotionen haben eine andere Macht als Kognitionen.
In einem dritten Schritt ist es daher häufig notwendig, an den be-

gleitenden Emotionen zu arbeiten. Gemeinsam mit dem Klienten ist herauszuarbeiten, was er in Bezug auf sich selbst, auf das Geschehen, auf innere Repräsentationen von Kontaktsequenzen mit Menschen, die durch das Ereignis betroffen oder auch für das Ereignis verantwortlich sind, fühlt. Sehr häufig findet man Selbstprozesse, die eine Verurteilung und Abwertung der eigenen Person beinhalten. Die Veränderung dieser Prozesse kann dann zum Beispiel durch ein klassisches Gestaltexperiment erreicht werden. »Stellen Sie sich vor, Ihrer besten Freundin wäre das passiert, was Ihnen passiert ist, wie wäre Ihr Gefühl dieser Freundin gegenüber?« Meist fühlen die Klienten dann ein liebevolles, bedauerndes, positives, eher weiches Gefühl dieser gegenüber. »Wenn Sie sich vorstellen, Sie säßen sich selbst gegenüber, wie ist Ihr Gefühl für sich selbst, die Sie ja genau das erlebt haben?« So können die Klienten registrieren, dass sie sich selbst gegenüber hart, verurteilend und sich selbst wenig unterstützend gegenüber fühlen. Durch die Bewusstwerdung dieses Prozesses können sich – bei gesunden und unterstützenden prätraumatischen Selbstprozessen – z. B. Schuldgefühle lösen, die Klienten werden wahrnehmbar entspannter und ruhiger. Gelingt dies nicht, ist dies ein Hinweis darauf, dass eventuell noch starke unterdrückte Wut und abgespaltene Trauer vorhanden sind oder aber auch prätraumatische destruktive Selbstprozesse zu bearbeiten sind. Dann kann es z. B. durch Arbeit an der Wut oder Trauer zu den angestrebten Veränderungen kommen. Wichtig ist hier, dass mit Trauern keinesfalls die Trauer um einen sehr nahen Angehörigen, einen Partner oder eine enge Freundin gemeint ist. In diesen Fällen ist eine akute präventive therapeutische Bearbeitung der Trauer, aber auch einer blockierten Trauerreaktion zu so einem frühen Stadium nicht indiziert.

Auch bei Schamgefühlen ist ein ähnliches Vorgehen möglich. Hier ist zusätzlich zu beachten, dass die therapeutische Haltung einen wesentlichen Faktor darstellt, denn die Klienten schämen sich ja im Rahmen der Sitzung vor dem Therapeuten. Es ist sinnvoll und richtig, im Rahmen des dritten Schrittes (Veränderung des Gefühls z. B. durch einen Perspektivenwechsel) auszudrücken, dass man die Klientin achtet und schätzt (wenn dies der Fall ist). Die Erfahrung zeigt, dass Scham sich oft in der Interaktion lösen kann. Man erzählt einem vertrauten Menschen etwas Schambesetztes und wird dafür angenommen, bejaht, getröstet. Die erwartete Abwertung, eine Folge der permanenten Selbstabwertung, tritt nicht ein, sondern das Gegenteil, und dies heilt. Im Rahmen einer Therapie ist das natürlich so nicht möglich, aber häufig sind Therapeuten die ersten Menschen, denen eine traumatische Erfahrung in allen Details mitgeteilt werden kann. Gerade bei schambesetzten Prozessen sollte wiederholt die Gegenübertragung, sofern sie zugewandt positiv ist, verbalisiert werden.

Grundsätzlich beinhaltet die Arbeit an Selbstprozessen in Teilen bereits eine Auseinandersetzung mit der traumatischen Erfahrung, sollte aber keine direkten konfrontativen Elemente aufweisen.

Bei Klienten, bei denen keine wesentlichen traumabedingten Selbstprozessänderungen vorhanden sind, kann, wie gesagt, dieser Teil der Behandlung oft sehr kurz gehalten werden, oder er entfällt vielleicht sogar ganz. Dies sind dann Behandlungen, die innerhalb von fünf Stunden abgeschlossen sein können.

Ist das therapeutische Arbeiten an den Themen Scham, Schuld, Wut, Selbstabwertung, Rückzug aus der Welt notwendig, werden hierfür drei bis fünf Stunden in Anspruch genommen. In einigen Fällen kann es sinnvoll sein, die Arbeit an den Selbstprozessen auf die Zeit nach einer Konfrontation zu verschieben. Es ist wichtig, dass Therapeuten im Verlauf der Behandlung – auch Supervision – reflektieren, was genau einem Klienten in seinem spezifischen und individuellen Bedingungsgefüge Sicherheit und Stabilität vermittelt und was genau die inneren und äußeren Ressourcen eines Klienten fördern kann.

Nun zu der Phase der Konfrontation: Beginn und Ablauf des konfrontativen Arbeitens sollten gemeinsam mit dem Klienten durchgesprochen werden. Speziell für die Zeit, in der konfrontativ gearbeitet wird, sind unterstützende Umweltbedingungen für die Klienten besonders wichtig, diese sollten im Vorfeld geplant werden. Treten unerwartete zusätzliche Belastungen dazu, kann ein konfrontatives Arbeiten zu einer Überforderung des Klienten führen und sollte daher verschoben werden. Oftmals berichten Klienten nach einer konfrontativen Sitzung, dass es ihnen ein oder zwei Tage und Nächte deutlich schlechter gegangen, dann aber eine wesentliche Besserung eingetreten sei. Diese Verschlechterung muss antizipiert und mit den Klienten besprochen werden.

12.1 Wann kann konfrontativ gearbeitet werden?

Diese Frage ist zentral bei der Behandlung von traumabedingten Störungen, sei es im Rahmen von Akutbehandlungen, sei es bei langfristigen Behandlungen wie auch im Rahmen einer Therapie komplexer traumabedingter Störungen. Hier ist unseres Erachtens ein grundsätzlich flexibles Vorgehen notwendig, und die Frage – »ist es für meinen Klienten heute in dieser Stunde heilsam, konfrontativ zu arbeiten« – muss immer mitbeachtet werden. Eine Konfrontation mit den traumarelevanten Erinnerungen, seien sie rein kognitiv und/oder emotional, stellt für die Klienten eine Belastung dar. Auch wenn durch die Konfrontation zum Beispiel eine dissoziative Abspaltung aufgehoben werden kann und der Klient wieder anfängt, integriert zu fühlen und zu verarbeiten, oder auch wenn durch eine Konfrontation die Häufigkeit von intrusiven Erinnerungen nachlässt und Vermeidungsverhalten abgebaut werden kann, zieht eine Konfrontation Gefühle von Trauer und Schmerz oder Wut und Verzweiflung nach sich. Dies wird erst einmal als belastend erlebt. Die Tage und Nächte nach einer konfrontativen Arbeit werden von den Klienten in der Regel als anstrengend, wie seelische Schwerstarbeit, erlebt, und um diese leisten zu können, braucht es ausreichende Sicherheit und Stabilität. Was bedeutet dies konkret?

- durch psychoedukative Maßnahmen ist es zu einem deutlichen Rückgang der Symptomatik gekommen
- die alltäglichen Anforderungen werden von den Klienten geleistet
- Klienten haben ein funktionierendes soziales Netz und können sich um Unterstützung bemühen, oder wissen, bei welchen Institutionen sie im Falle einer Verschlechterung Hilfe erhalten können
- zwischen Therapeut und Klient besteht eine Beziehung, die es dem Therapeuten ermöglicht, ein zugewandtes Gefühl des Trostes, der Anerkennung zu empfinden, dies besonders, wenn Schuld und Scham eine Rolle spielen
- Klienten sind in der Lage, auch belastende oder bedrohliche Gedanken oder Gefühle auszudrücken und mitzuteilen.

Gerade der letzte Punkt ist zu beachten, und es empfiehlt sich, diese Fähigkeit zu Narration und Gefühlsausdruck an weniger belastenden Ereignissen quasi stellvertretend durchzuarbeiten. Bleibt ein Klient bei der Konfrontation in seinem »Kopf gefangen« und kann das, was in ihm vorgeht, nicht ausdrücken, kann es zu einer Erhöhung des Stresses und zu einer extremen inneren Bedrohung kommen, die bis zur Dissoziation führen kann. Innere kognitive und emotionale Konfrontation mit traumarelevanten Aspekten führt zu einer Erhöhung des inneren Druckes, und dieser Druck muss abgeführt werden können, sei es durch Schluchzen und Weinen, Schreien, Schlagen (auf Schaumquader oder Matratzen) oder auch Stampfen und Toben. Die Erfahrung zeigt, dass konfrontatives Arbeiten nur dann zu einer Reduktion der Symptomatik führt, wenn es den Klienten möglich ist, sich mitzuteilen und die Energie, die entsteht, zum Ausdruck zu bringen. Dieser Gefühlsausdruck muss in keiner Weise dramatisch sein, aber wenn ein Klient verstummt, aus dem Kontakt geht und sozusagen in seiner traumabedrohten inneren Welt allein bleibt, ist es nicht ratsam, eine konfrontative Arbeit durchzuführen.

Es wäre dann besser, an Möglichkeiten der Distanzierung zu arbeiten, zum Beispiel einen »sicheren Ort« zu kreieren, Intrusionen bewusst zu verändern und z. B. in einen Bildschirm zu transferieren, also Techniken, die es den Klienten ermöglichen, Kontrolle über die Erinnerungen und die bedrohlichen und aversiven Gefühle zu erlangen. Gerade bei der Behandlung von frühen oder schweren, von Menschen verursachten Traumatisierungen muss über eine Zeit hinweg – und in einigen Fällen auch ausschließlich – mit Distanzierungstechniken gearbeitet werden (für eine ausführliche Beschreibung der therapeutischen Arbeit mit Distanzierungstechniken siehe auch Reddemann & Sachse 1997, 2000, und Reddemann, 2001a, 2001b).

12.2 Die Konfrontation mit der traumatischen Erfahrung

Die Konfrontation mit den Aspekten der traumatischen Erfahrung spielt eine zentrale Rolle bei der Auseinandersetzung mit den Auswirkungen des Traumas. Durch eine gelungene Konfrontation wird

es den Klienten wieder möglich, mit abgespaltenen und tabuisierten Erinnerungen und Gefühlen, die sich in einem charakteristischen Hin- und Herpendeln zwischen dissoziativer Amnesie und intrusivem Erleben zeigen, in Kontakt zu treten.
Beide Prozesse werden von den Klienten als ich-fremd erlebt, die Überflutung durch Intrusionen führt nicht zu Verarbeitung und Integration des Erlebten, sondern fördert die Distanz zwischen Selbst und den Teilen in sich, die die traumarelevanten Intrusionen besetzen. Durch die Konfrontation soll quasi der Kontakt, der Dialog zwischen den bewussten und gesunden Selbstanteilen und den bedrohlichen, als fremd und überwältigend erlebten Traumaanteilen gefördert werden, sodass es zu einer zunehmenden Integration der traumatischen Erfahrung in bestehende kognitive und emotionale Schemata kommen kann.
Folgende Möglichkeiten der Konfrontation können unterschieden werden:
- Konfrontation durch eine Beschreibung der Intrusionen, des traumatischen Geschehens
- Konfrontation, die Möglichkeiten vermittelt, Intrusionen zu »gestalten«
- Konfrontation als emotionale Erfahrung, dialogische Konfrontation
- Reale Konfrontation mit Orten und/oder Menschen

Konfrontation mit den Auswirkungen der traumatischen Erfahrung

Es empfiehlt sich ein gestuftes Vorgehen. Zu Beginn der konfrontativen Erfahrungen wird mehr an einer kognitiven, darstellenden, beschreibenden Konfrontation gearbeitet. Gelingt es den Klienten, über das Geschehen zu berichten, sollten diese motiviert werden, zum Beispiel im Rahmen einer Hausaufgabe, auch engen Freunden oder Angehörigen von der traumatischen Erfahrung zu berichten.
Auf einer zweiten Stufe der Konfrontation wird mit den Klienten an Möglichkeiten gearbeitet, die Bilder über das Geschehen selbst zu beeinflussen. Dies kann zum Beispiel mit Hilfe der Bildschirmtechnik, aber auch dadurch erreicht werden, dass die Klienten das Bild bewusst umgestalten. Dabei lernen sie zum einen, dass sie selbst

die Bilder, den Film im Kopf, konstruieren, und zum anderen, dass sie auch in der Lage sind, diese Bilder zu verändern. Dies ist dann angezeigt, wenn sie nicht durch das Auftreten der Intrusionen in eine Alarmreaktion geraten, sondern andere Reaktionsformen gelernt und geübt haben.

Eine emotionale Konfrontation mit der traumatischen Erfahrung beinhaltet das bewusste Erleben von den Gefühlen, die mit der traumatischen Erfahrung verbunden sind. Während einer solchen Sitzung können sich blockierte und angestaute Emotionen lösen. Im Rahmen dieser emotionalen Konfrontation ist es wichtig, dass der Therapeut, die Therapeutin den Kontakt zu dem Klienten nicht verliert und von diesem auch wahrgenommen wird, vielleicht durch eine Berührung oder aber auch durch emphatische Worte.

Dem Klienten sollte vor der Konfrontation der Nutzen einer solchen gefühlsmäßigen Auseinandersetzung mit der traumatischen Erfahrung erläutert werden.

Konfrontation im Rahmen einer integrativen Behandlung bedeutet in einem weiteren Schritt, dass die innere Beziehung zu der traumatischen Erfahrung, zu den Personen, mit denen die Erfahrung verknüpft ist, oder vielleicht auch mit einem höheren Wesen, mit dem man hadert, explizit und sichtbar aufgenommen und in Worten ausgedrückt wird. Im Sinne einer dialogischen Konfrontation wird so nicht über etwas gesprochen, sondern direkt mit einer Person, oder dem, was eine Person repräsentiert, Kontakt aufgenommen.

Vorwürfe, Bedauern, Sehnsucht, nicht abgeschlossene Beziehungsmomente können so, z. B. durch eine gestalttherapeutische Leere-Stuhl-Technik, bewusst wahrgenommen und in der erlebten Wirklichkeit des Klienten verändert, evtl. abgeschlossen werden.

Viele Klienten sind oft unangenehm berührt von der Vorstellung, sie sollten zum Beispiel dem Bankräuber hier und jetzt direkt ins Gesicht sagen, was sie ihm vorzuwerfen haben. Oder sie können sich nicht vorstellen, mit einem Toten so zu sprechen, als ob er wirklich anwesend wäre. Klienten können darin unterstützt werden, sich auf diese Arbeiten einzulassen. Dies kann zum Beispiel dadurch erreicht werden, indem gefragt wird, ob er nicht in sich immer wieder mit dem Toten spreche, und wenn dies so sei (was meist bejaht wird), könne er dies ja auch einmal laut tun, damit die Therapeutin hören könne, was er zu sagen habe. Eine andere Möglichkeit ist, mit ungefährlichen Vorstellungen zu üben, gerade wenn es sich um starke Grenzüberschreitung gehandelt hat und die Klienten nach wie vor Angst vor dem Aggressor haben und die Vorstellung, er sei jetzt hier im Raum, nicht zulassen wollen. Man kann zum Beispiel vorschlagen, dass sich der Klient vorstellt, ein Hund käme zur Tür herein und würde versuchen, sein Wasser am Stuhl des Klienten zu lassen. Diese Vorstellung kann fast jeder generieren. Im nächsten Schritt wird der Klient aufgefordert, den Hund mit energischen Worten davon abzuhalten, dies zu tun, und ihn zur Tür hinauszuweisen. Auch das ist fast nie ein Problem. Wenn der Klient erkennt, dass er sich durchaus Dinge vorstellen kann, die nicht real, aber ungefährlich sind, kann es ihm leichter fallen, sich auch auf angstbesetzte Vorstellungen einzulassen. So kann, mit dem Ziel, eine deutliche Grenze zwischen diesem und dem Klienten zu setzen, versucht werden, mit dem Aggressor zu arbeiten. Manchmal ist es hier auch sinnvoll, sich hinter oder neben den Klienten zu stellen, um diesen zu unterstützen. Oft ist es hilfreich, den Klienten Sätze oder Worte vorzuschlagen. Dies gilt ebenso bei einer eher kognitiven, beschreibenden Konfrontation. Grundsätzlich sollte die Narration der traumatischen Erfahrung Unterstützung finden, indem Hilfestellungen zur semantischen Verarbeitung der Erfahrung gegeben werden.

Wie schon im Abschnitt über die Selbstprozesse gesagt, ist die hier vorgenommene Trennung zwischen dem Arbeiten an Selbstprozessen und dem konfrontativen Arbeiten oft nicht durchgängig einzuhalten. Ein Schuldgefühl kann durch unterdrückte Trauer aufrechterhalten werden, ebenso wie persistierende Intrusionen einen Schutz vor noch schlimmeren Bildern, mit der entsprechenden Angst vor den assoziierten Gefühlen, darstellen können. Manchmal blockieren sich die Prozesse gegenseitig, werden aber von dem gleichen Aspekt, der Angst vor dem Zulassen der Trauer, gespeist. Es ist wichtig, dies zu akzeptieren und zum einen anzuschauen, wie dieses Blockieren passiert, und zum andern weiter an allem zu arbeiten, was unterstützend und beruhigend ist. Stagniert die Arbeit, ist dies meist ein Anzeichen dafür, dass der Klient Angst hat, in ein »Loch zu fallen« – sofern er noch einen Schritt weiter geht. Diese Angst sollte thematisiert werden, es ist möglich und sinnvoll, daran zu arbeiten, wie ein Fallnetz entwickelt und der Mut aufgebracht werden kann, diesen nächsten Schritt zu tun.

An dieser Stelle vielleicht noch einmal der Hinweis, dass sowohl der gesamte Therapieablauf als auch die einzelnen Schritte mit den Klienten abgesprochen werden müssen. Viele Erklärungen über das, was therapeutisch getan wird, woran mit den Klienten gearbeitet wird, wie sich diese Arbeiten auswirken können, erhöhen die Sicherheit des Klienten. Klienten sollten wissen, dass sie den Inhalten der Behandlung nicht ausgeliefert sind, sondern diese mitbestimmen können. Das Wiedererlangen von Kontrolle und Entscheidungsfreiheit – über die Dinge, die entscheidbar sind – ist bei Klienten, die eine traumatische Erfahrung hinter sich haben, die immer mit dem Erleben eines massiven Kontrollverlustes verbunden ist, besonders relevant.

12.3 Zur Integration der Erfahrung – trauern, annehmen, verzeihen

Sowohl die Akute Belastungsstörung als auch die Posttraumatische Belastungsstörung gehen immer mit abgespaltenen und vermiedenen Trauergefühlen über den erfahrenen Verlust einher. Eine gelungene Konfrontation zeigt sich darin, dass die dem Ereignis angemessene Trauer zugelassen werden kann (Nicolaidis & Zehentner, 2005). Mit dem Beginn der Traurigkeit, dem Weinen, lösen sich oft blockierte Wut- und Schuldgefühle. Gerade der Wut sollte Ausdruck gegeben werden, eine initial eher verzweifelte und aggressive Trauer kann sich nach einem Zulassen der Wutgefühle in eine ruhige und reinigende Trauer verwandeln. Die Öffnung einer verschlossenen Trauerreaktion fördert die Integration der traumatischen Erfahrung. Ein weiterer wichtiger Schritt der Integration besteht darin, das traumatische Ereignis als Bestandteil der eigenen Geschichte anzunehmen und diesem auch einen angemessenen Platz in der Vergangenheit einzuräumen. Bei von Menschen gemachten traumatischen Erfahrungen bedeutet Integration auch immer eine Auseinandersetzung mit der Tat in dem Sinn, dass auch die innere destruktive Verbindung mit der Tat, dem Täter zu lösen ist. Dies ist natürlich einfacher, wenn der Täter sich zu seiner Schuld bekennt, Verantwortung übernimmt, Reue zeigt und Buße tut. Dies sind große Worte. Aber stellt man sich ein Ereignis vor, in dessen Anschluss sich der Täter eben genau so verhält, wäre ein möglicher Schritt, dass die Betroffenen dem Täter verzeihen können, auch dass dieser seine Schuld annimmt und vielleicht sogar um Entschuldigung bittet, ein Schritt, der die Opfer aus der Opferrolle befreien kann. Sie bleiben Geschädigte, sind aber nicht mehr Opfer, durch ein Verzeihen nehmen sie sozusagen eine gleichwertige, vielleicht sogar höhere Position ein und können so Teile ihrer Würde zurückgewinnen. Vielleicht kann dies auch gelingen, wenn Täter nicht zu ihrer Schuld stehen und die Geschädigten zwar verstehen und vielleicht auch verzeihen können, aber weiterhin die Täter zur Übernahme der Verantwortung aufrufen.

Gelingt die Integration der traumatischen Erfahrung, findet dieser Prozess oft seinen Abschluss in der Wahrnehmung auch positiver Veränderungen, mehr Gelassenheit, einer bewussteren Wahrnehmung positiver Momente, allein und mit anderen Menschen.

13. Abschluss der Behandlung

Die Dauer der Behandlung, so wurde eingangs erwähnt, sollte bei frühen präventiven Interventionen flexibel gestaltet werden. Es können jeweils fünf- oder zehnstündige Sitzungen, mit der Option, wenn nötig zu verlängern, vereinbart werden. Drei Stunden vor Ende der Behandlung sollte die ursprüngliche optionale Vereinbarung noch einmal aufgegriffen werden, um zu besprechen, ob in drei Stunden die letzte Sitzung sein wird oder weitere fünf Stunden verlängert wird. Dieses Vorgehen hat sich bewährt. Der übliche Rahmen von 25 oder 30 Stunden Therapie schreckt viele Klienten, die sich bis zu der traumatischen Erfahrung als gesund und fern von der Vorstellung jemals zu einem Psychologen zu *müssen* erlebten, ab.
Das bisher Erreichte sollte in dieser Stunde in Ruhe durchgesprochen werden, der Therapeut sollte seine Einschätzung, der Klient seine Meinung äußern, um dann zu einer gemeinsamen Entscheidung über den weiteren Behandlungsplan zu kommen. An eine Verlängerung sollte nur gedacht werden, wenn dies tatsächlich indiziert ist, grundsätzlich ist das Beibehalten des ursprünglichen Behandlungsplans anzustreben.
Falls keine andere Abrechnungsmöglichkeit als Kurzzeitpsychotherapie möglich ist, sind Antragsaufwand, Klientenwohl und Verlauf der Behandlung miteinander abzuwägen, um unter Umständen die Entscheidung zu treffen, die Behandlung nach 10 Stunden zu beenden.
Zum Abschluss der Behandlung sollte das Erreichte rekapituliert und ein Blick in die Zukunft geworfen werden. Dem Klienten sollte vermittelt werden, dass es durchaus möglich ist, dass einzelne Symptome – zum Beispiel ausgelöst durch ein klassisches kritisches Lebensereignis – zu irgendeinem Zeitpunkt wiederkehren. Werden die Klienten auf einen möglichen »Rückfall« vorbereitet, können sie dann ruhiger, sicherer und gelassener – vielleicht sogar auch allein – die Symptome bewältigen. In der gleichen Art und Weise, wie sie das im Rahmen der Behandlung gelernt haben: sich mit Intrusionen auseinander setzen, aber sich auch durch Sport oder sonstige Aktivitäten ablenken. Möglichst wenig vermeiden und die Symptome

der Übererregung als vegetative Reaktionen, die sich zurückentwickeln werden, erkennen. Dem Klienten sollte die Möglichkeit einer erneuten therapeutischen Behandlung bei wieder auftretenden Symptomen bewusst sein.

Durch frühes präventives Arbeiten mit akut traumatisierten Menschen können gesunde Menschen, die durch eine traumatische Erfahrung an einer Akuten Belastungsstörung erkrankten, vor destruktiven langfristigen chronischen traumabedingten Störungen bewahrt werden. Interventionen in der peritraumatischen Phase sind ein Ansatz, diese Menschen, die – so zeigen epidemiologische Untersuchungen – ohne äußere Unterstützung oft jahrelange Krankheit erleiden müssen, zu erreichen, um ihnen eine angemessene Behandlung zukommen zu lassen. Wer schon mit Klienten, die neben der traumabedingten Symptomatik an sich auch die destruktiven Auswirkungen der Krankheit auf weite Lebensbereiche zu tragen haben, gearbeitet hat, kennt vielleicht den Gedanken: »Was hätte diesem Menschen erspart werden können, wenn er in den Wochen nach der traumatischen Erfahrung jemanden gehabt hätte, der ihm zu einer Behandlung verholfen hätte.«

Im Rahmen früher Interventionen ist es schön mitzuerleben, wie oft durch einen kleinen Behandlungsaufwand die Welt, das Selbst eines Klienten wieder ins rechte Lot kommen. Sehr oft werden Sätze geäußert, die in diese Richtung gehen: »in dem Zustand, in dem ich war, hätte ich das nicht mehr lange mitgemacht, ich hätte nie gedacht, dass ich so schnell wieder auf die Beine komme«, oder aber auch, »wenn ich nicht hierher gekommen wäre, hätte sich mein Leben vielleicht völlig anders entwickelt, vielleicht hätte ich es irgendwie geschafft, aber ich glaube nicht, dass ich jemals hätte denken können, das Ganze hat mir für mein Leben auch positive Dinge beschert«.

In diesem Sinne, mit Dankbarkeit und dem Blick auf das Schöne im Leben, wünschen die Autoren allen Lesern ein gutes Gelingen ihrer Arbeit – und dass sie für ihre Arbeit Unterstützung z. B. durch Supervision erhalten, um einer möglichen eigenen Überlastung – vielleicht durch ein zu viel an Tod oder Unmenschlichkeit – präventiv entgegenzuwirken, um nicht an der Arbeit Schaden zu nehmen.

Literatur

Albrecht, E. (2004). Der Sterbevorgang. In: Bausewein, C., Roller S. & Voltz, R. (2004). *Leitfaden Palliativmedizin*. München und Jena: Urban & Fischer.

Amir, M., Kaplan Z., Efroni, Y., Levine, J. B. & Kotler, M. (1997). Coping styles in post-traumatic stress disorder (PTSD) patients. *Personality and Individual Differences, 23* (3), 399–405.

Antonovsky, A. (1987). *Unraveling the mystery of health: How people manage stress and stay well*. San Francisco, CA, US: Jossey-Bass/Pfeiffer.

Antonovsky, A. (1997). *Salutogenese. Zur Entmystifizierung der Gesundheit*. Dt. erw. Ausg. von A. Franke. Tübingen: dgvt.

APA (American Psychiatric Association) (1994). *Diagnostic and statistical manual of mental disorders* (4th ed.). Washington, DC: Author.

APA (American Psychiatric Association) (1996). *Diagnostisches und statistisches Manual psychischer Störungen. DSM-IV* (4. Aufl.) (Dt. Bearb. v. H. Saß, H.-U. Wittchen & M. Zaudig). Göttingen: Hogrefe, Verlag für Psychologie.

APA (American Psychiatric Association) (1980). *Diagnostic and statistical manual of mental disorders* (3rd ed.). Washington, DC: Author.

Arendt, H. (2001). *Eichmann in Jerusalem. Ein Bericht von der Banalität des Bösen*. München: Piper.

Ballenger, J. C., Davidson, J. R. T., Lecrubier, Y., Nutt, D. J., Foa, E. B., Kessler, R. C. & McFarlane, A. C. (2000). Consensus statements on posttraumatic stress disorder from the international consensus group on depression and anxiety. *Journal of Clinical Psychiatry, 61* (Suppl. 5), 60–66.

Bausewein, C., Roller, S. & Voltz R. (2004). *Leitfaden Palliativmedizin*. München und Jena: Urban & Fischer.

Beerlage, I., Hering, T. & Nörenberg, L. (2004). Entwicklung von Standards und Empfehlungen für ein Netzwerk zur bundesweiten Strukturierung und Organisation psychosozialer Notfallversorgung. http://www.psychosoziale-notfallversorgung.de.

Bengel, J. (2004[2]) (Hrsg.). *Psychologie in Notfallmedizin und Rettungsdienst*. Berlin, Heidelberg, New York: Springer.

Besems, T. & van Vugt, G. (1995[3]). *Wo Worte nicht reichen. Therapie mit Inzestbetroffenen*. München: Kösel.

Birbaumer, N. & Schmidt, R. F. (1999[4]). *Biologische Psychologie*. Berlin: Springer.

Birmes, P., Carreras, D., Charlet, J. P., Warner, B. A., Luaque, D. & Schmitt, L. (2001). Peritraumatic dissociation and posttraumatic stress disorder in victims of violent assault. *Journal of Nervous and Mental Disease, 189* (6), 796–798.

Bonhoeffer, K. (1926). Beurteilung, Begutachtung und Rechtsprechung bei den sogenannten Unfallneurosen. *Deutsche medizinische Wochenzeitschrift, 52* (5), 179–182.

Boos, A., Ehlers, A., Maercker, A. & Schützwohl, M. (1998). Trauma, Kognitionen und chronische PTB: Eine Untersuchung an ehemaligen politischen Gefangenen der DDR. *Zeitschrift für Klinische Psychologie, Forschung und Praxis, 27* (4), 244–253.

Boscarino, J. A. (1995). Posttraumatic stress and associated disorders among Vietnam Veterans: The significance of combat exposure and social support. *Journal of Traumatic Stress, 8,* 317–336.

Bremner, J. D., Randall, P., Scott, T. M., Bronen, R. A., Seibyl, J. P., Southwick, S. M., Delaney, R. C., McCarthy, G., Charney, D. S. & Innes, R. B. (1995). MRI-bases measurement of hippocampal volume in patients with combat-related posttraumatic stress disorder. *American Journal of Psychiatry, 152,* 973–981.

Bremner, J. D., Southwick, S. S., Brett, E., Fontana, A., Rosenheck, R. & Charney, D. S. (1992). Dissociation and posttraumatic stress disorder in Vietnam combat veterans. *American Journal of Psychiatry, 145,* 328–332.

Bremner, J. D., Southwick. S. M., Johnson, D. R., Yehuda, R. & Chamey, D. S. (1993). Childhood physical abuse and combat-related posttraumatic stress disorder in Vietnam veterans. *American Journal of Psychiatry, 150,* 235–239.

Brent, D. A., Moritz, G., Bridge, J., Perper, J. & Canobbio, R. (1996). Long-term impact of exposure to suicide: A three Year controlled follow-up. *Journal of the American Academy of Child and Adolescent Psychiatry, 35,* 646–653.

Breslau, N., Davis, G. C., Andreski, P. & Peterson, E. (1991). Traumatic events and posttraumatic stress disorders in an urban population of young adults. *American Journal of Psychiatry, 48,* 360–366.

Breslau, N., Kessler, R. C., Chilcoat, H. D., Schultz, L. R., Davis, G. C. & Andreski, P. (1998). Trauma and posttraumatic stress disorder in the community: The 1996 Detroit Area Survey of Trauma. *Archives of General Psychiatry, 55* (7), 626–632.

Brewin, C. R., Andrews, B. & Valentine, J. D. (2000). Meta-analysis of risk factors for posttraumatic stress disorder in trauma-exposed adults. *Journal of Consulting and Clinical Psychology, 68* (5), 748–766.

Brewin, C. R., Andrews, B., Rose, S. & Kirk, M. (1999). Acute stress disorder and posttraumatic stress disorder in victims of violent crime. *American Journal of Psychiatry, 156* (3), 360–366.

Brewin, C. R., MacCarthy, B. & Furnham, A. (1989). Social support in the face of adversity: The role of cognitive appraisal. *Journal of Research in Personality, 23* (3), 354–372.

Brown, E. S., Fulton, M. K., Wilkeson, A. & Petty, F. (2000). The psychiatric sequelae of civilian trauma. *Comprehensive Psychiatry, 41* (1), 19–23.

Brown, E. J. & Heimberg, R. G. (2001). Effects of writing about rape: Evaluating Pennebaker´s paradigm with a severe trauma. *Journal of Traumatic Stress, 14,* 781–790.

Brune, M., Haasen, C., Krausz, M., Yagdiran., Bustos, E. & Eisenman, D. (2002). Belief systems as coping factors for traumatized refugees: a pilot study. *European Psychiatry, 17,* 451–458.

Bryant, R. A. (2003). Early Predictors of Posttraumatic Stress Disorder. *Society of Biological Psychiatry, 53,* 789–795.

Bryant, R. A., Harvey, A. G., Dang, S. T., Sackville, T. & Basten, C. (1998). Treatment of acute stress disorder: A comparison of cognitive-behavioral therapy and supportive counseling. *Journal of Consulting and Clinical Psychology, 66* (5), 862–866.

Bryant, R. A. & Harvey, A. G. (1998). Relationship of acute stress disorder and posttraumatic stress disorder following mild traumatic brain injury. *American Journal of Psychiatry. 155,* 625–629.

Bryant, R. A., Moulds, M. L. & Nixon, R. D. V. (2003). Cognitive behavior of acute stress disorder: A four-year follow-up. *Journal of Behavior Research in Therapy, 41*, 489–494.

Bryant, R. A., Sackville, T., Dang, S. T., Moulds, M. & Guthrie, R. (1999). Treating acute stress disorder: An evaluation of cognitive behavior therapy and supporting counseling techniques. *American Journal of Psychiatry, 156* (11), 1780–1786.

Butollo, W. (2002). Forschungsbedarf zur Stressbewältigung und Stressverarbeitung aus wissenschaftlicher Sicht. In: Stress *im Katastrophenschutz; Zwischenbilanz und Forschungsbedarf – Ergebnisse eines Workshops (2002).* Akademie für Krisenmanagement, Notfallplanung und Zivilschutz, Schriftenreihe WissenschaftsForum. Band 2

Butollo, W. & Hagl, M. (2003). *Trauma, Selbst und Therapie – Konzepte und Kontroversen in der Psychotraumatologie.* Bern, Göttingen, Toronto, Seattle: Hans Huber

Butollo, W. (1995). Selbstunterstützung, Kontakt und Dialog als Komponenten in der integrativen Behandlung Posttraumatischer Belastungsstörungen. *Hypnose und Kognition, 13 (1–2),* 5–22.

Butollo, W., Krüsmann, M. & Hagl, M. (2002[2]). *Leben nach dem Trauma. Über den therapeutischen Umgang mit dem Entsetzen.* Stuttgart: Pfeiffer bei Klett-Cotta.

Butollo, W., Krüsmann, M. & Hagl, M. (2000). Humanistische Psychotherpieverfahren. In H. J. Möller, G. Laux & P. Kapfhammer. (Hrsg.). Psychiatrie und Psychotherapie. Heidelberg: Springer.

Butollo, W., Krüsmann, M., Margakos, M. & A. Wentzel (1997b). Integration verschiedener therapeutischer Ansätze bei Angststörungen: Verhaltens- und Gestalttherapie. In C. Mundt (Hrsg.), *DGPPN Statuskolloquium, Psychotherapie in der Psychiatrie, 3.*

Butollo, W., Rosner, R. & Wentzel, A. (1999). *Integrative Psychotherapie bei Angststörungen.* Bern: Huber.

Cardeña, E. & Spiegel, D. (1993). Dissociative reactions to the Bay Area earthquake. *American Journal of Psychiatry. 150,* 474–478.

Carlier, I. V. E, Lamberts, R. D., Van Uchelen, A. J. & Gersons, B. P. R. (1998). Disaster-related post-traumatic stress in police officers: A field study of the impact of debriefing. *Stress Medicine, 14,* 143–148.

Chemtomb C. M., Nakashima, J. & Hamada. R. S. (2002). Psychosocial intervention for postdisaster trauma symptoms in elementary school children. *Archive of Pediatric and Adolescent Medicine, 156,* 211–216.

Chung, M. C. (1995). Reviewing Frankl's will to meaning and its implications for psychotherapy dealing with post-traumatic stress disorder, *Journal of medicine war, 11,* 45–55.

Clemens, K. & Lüdke, C. (2000). Debriefing – werden die Opfer geschädigt? *Psychotraumatologie* [e-journal]. www.thieme.de/psychotrauma/

Cohen, L. J. & Roth, S. (1987). The psychological aftermath of rape: Longterm effects and individual differences in recovery. *Journal of Social and Clinical Psychology, 5,* 525–534.

Daschner, K. H. (2003[2]). KIT – Krisenintervention im Rettungsdienst. Edewecht: Stumpf & Kossendey.

Davidson, J. R., Hughes, D., Blazer, D. G. & George, L. K. (1991). Posttraumatic stress disorder in community: An epidemiological study. *Psychological Medicine, 21,* 713–721.

Davies, M. I. & Clark, D. M. (1998). Thought suppression produces a rebound effect with analogue post-traumatic intrusions. *Behaviour Research and Therapy, 36,* 571–582.

Delahanty, D. L., Hebermann, H. B., Craig, K. J., Hayward, M. C., Fullerton, C. S., Ursano, R. J. & Baum, A. (1997). Acute and Chronic Distress and Posttraumatic Stress Disorder as a Function of Responsibility for Serious Motor Vehicle Accidents. *Journal of Consulting and Clinical Psychology, 65* (4), 360–367.

Dozier, M., Stovall, K. C. & Albus, K. E. (1999). Attachment and psychopathology in adulthood. In J. Cassidy & P. R. Shaver (Eds.), *Handbook of Attachment* (pp. 497–518). New York: Guilford Press.

Driessen, M., Beblo, T., Rau, H., Lange, W., Silva, A., Berea, R. C., Wulff, H. & Ratzka, S. (2002). Ist die Borderline-Persönlichkeitsstörung eine komplexe posttraumatische Störung? *Der Nervenarzt, 73* (9). 820–829.

Dunmore, E., Clark, D. M. & Ehlers, A. (2001). A prospective investigation of the role of cognitive factors in persistent posttraumatic stress disorder (PTSD) after physical or sexual assault. *Behaviour Research and Therapy, 39* (9), 1063–1084.

Dyregrov, A. (2001). Early intervention – a family perspective. *Advances in Mind and Body Medicine, 17,* 168–174.

Ehlers, A. & Clark, D. M. (2000). A cognitive model of posttraumatic stress disorder. *Behaviour Research and Therapy, 38* (4), 319–345.

Ehlers, A. & Clark, D. M. (2003). Early Psychological Interventions for Adult Survivors of Trauma: A Review. *Journal of Biological Psychiatry, 53,* 817–826.

Ehlers, A. & Steil, R. (1995). Maintenance of intrusive memories in Posttraumatic Stress Disorder: A cognitive approach. *Behavioural and Cognitive Psychotherapy, 23,* 217–249.

Ehlers, A. (1999) *Posttraumatische Belastungsstörung.* Göttingen: Hogrefe.

Ehlers, A., Clark, D. M., Dunmore, E., Jaycox, L., Meadows, E. & Foa, E. B. (1998). Predicting response to exposure treatment in PTSD: The role of mental defeat and alienation. *Journal of Traumatic Stress, 11* (3), 457–471.

Ehlers, A., Maercker, A. & Boos, A. (2000). Predictors of chronic PTSD following political imprisonment: The role of mental defeat, alienation, and perceived permanent change. *Journal of Abnormal Psychology, 109,* 45–55.

Ehlers, A., Mayou, R. A. & Bryant, B. (1998). Psychological predictors of chronic posttraumatic stress disorder after motor vehicle accidents. *Journal of Abnormal Psychology, 107* (3), 508–519.

Ehlert, U., Wagner, D., Heinrichs, M & Heim, C. (1999). Psychobiologische Aspekte der Posttraumatischen Belastungsstörung. *Der Nervenarzt, 70,* 773–779.

Engel, C. C. Jr., Engel, A. L., Campbell, S. J., Mc Fall, M. E., Russo, J. & Katon, W. (1993). Posttraumatic stress disorder and precombat sexual and physical abuse in Desert Strom veterans. *Journal of Nervous and Mental Disease, 181,* 638–688.

Erikson, N. G. & Lundin, T. (1996). Early traumatic stress reactions among Swedish survivors of the m/s Estonia disaster. *British Journal of Psychiatry 169,* 713–716.

Everly, G. S., Boyle, S. & Lating, J. M. (1999). The effectiveness of psychological debriefing with vicarious traum: A meta-analysis. *Journal of stress and medicine, 13,* 229–233.

Fertig, B. & v. Wietersheim, H. (1994). Menschliche Begleitung und Krisenintervention im Rettungsdienst. Ein Arbeitsbuch für Ausbildung und Praxis. Edewecht: Stumpf & Kossendey.

Fischer, G. (2000). *Mehrdimensionale Psychodynamische Traumatherapie (MPTT). Manual zur Behandlung psychotraumatischer Störungen.* Heidelberg: Asanger.

Flatten, G., Wöller, W. & Hofmann, A. (2001). Therapie der Posttraumatischen Belastungsstörung. In G. Flatten, A. Hofmann, P. Liebermann, W. Wöller, T. Siol & E. R. Petzold (Hrsg.), *Posttraumatische Belastungsstörung. Leitlinie und Quellentext* (S. 85–122). Stuttgart: Schattauer.

Foa, E. B. & Rothbaum, B. O. (1998). *Treating the trauma of rape: Cognitive-behavioral therapy for PTSD.* New York, NY, US: Guilford Press.

Foa, E. B. & Riggs, D. S. (1995). Posttraumatic stress disorder following assault: Theoretical considerations and empirical findings. *Current directions in Psychological Science, 4* (20), 505–507.

Foa, E. B., Molnar, C. & Cashman, L. (1995). Change in rape narratives during exposure therapy for posttraumatic stress disorder. *Journal of Traumatic Stress, 8,* (4), 675–690.

Folkmann, S. & Lazarus, R. S. (1988). Manual for the Ways of Coping Checklist. Paolo Alto: Consulting Psychologists Press.

Fontana, A. & Rosenheck, R. (1994). Posttraumatic stress disorder among Vietnam war veterans: A causal model of etiology in a community sample. *Journal of Nervous and Mental Disease, 182* (12), 677–684.

Fontana, A. & Rosenheck, R. (1997). Social support, and psychopathology in the war zone. *Journal of Nervous and Mental Disease, 185,* (11), 675–681.

Fontana, A., Rosenheck, R. & Brett E. (1992). War zone trauma and posttraumatic stress disorder symptomatology. *The Journal of Nervous and Mental disease, 180* (12), 748–755.

Frank, E., Anderson, B., Stewart, B. D., Dancu, C., Hughes, C. & West, D. (1988). Efficacy of cognitive behavior therapy and systematic desensitization in the treatment of rape trauma. *Behavior Therapy, 19* (3), 403–420.

Frankl, V. (1997). *Der Wille zum Sinn.* München: Piper

Frankl, V. (2000). *... trotzdem Ja zum Leben sagen. Ein Psychologe erlebt das Konzentrationslager.* München: DTV

Frommberger, U., Stieglitz, R. D., Straub, S., Nyberg, E., Schlickewei, W., Kuner, E. & Berger, M. (1999). The concept of »Sense of Coherence« and the development of posttraumatic stress disorder in traffic accident victims. *Journal of Psychosomatic Research, 46* (4), 343–348.

Fullerton, C. S., Ursano, R. J., Vance, K. & Wang, L. (2000). Debriefing following trauma. *Psychiatric Quarterly, 71* (3), 259–276.

Gasser K. H., Creutzfeldt, M., Näher, M., Rainer, R. & Wickler, P. (2004). *Bericht der Kommission Gutenberg-Gymnasium.* www.thueringen.de/de/justiz/presse/

Gillespie, K., Duffy, M., Hackmann, A. & Clark, D. M. (2002). Community-based cognitive therapy in the treatment of post-traumatic stress disorder following the Omagh bomb. *Behaviour Research and Therapy, 40* (4), 345–357.

Gray, M. J. & Litz, B. T. (2005). Behavioral Interventions for Recent Trauma. *Behavior Modification*, 29 (1), 189–215.

Green, B. L. (1993). Identifying survivors at risk: Trauma and stressors across events. In J. P. Wilson & B. Raphael (Eds.), *International handbook of traumatic stress syndromes* (pp. 135–144). New York, NY, US: Plenum Press.

Green, B. L., Wilson, J. P. & Lindy, J. D. (1985). Conceptualizing post-traumatic stress disorder: A psychosocial framework. In C. R. Figley (Ed.), *Trauma and its wake: The study and treatment of Post-traumatic Stress Disorder* (pp. 53–69). New York: Brunner/Mazel.

Green, B. L., Lindy, J. D., Grace, M. C. & Leonard, A. C. (1992). Chronic posttraumatic stress disorder and diagnostic comorbidity in a disaster sample. *Journal of Nervous and Mental Disease, 12*, (180), 760–764.

Harvey, A. G. & Bryant, R. A. (1998). The relationship between acute stress disorder and posttraumatic stress disorder: A Prospective evaluation of motor vehicle accident survivors. *Journal of Consulting and Clinical Psychology, 66,* 507–512.

Harvey, A. G. & Bryant, R. A. (1999). Predictors of Acute Stress Following Motor Vehicle Accidents. *Journal of Traumatic Stress, 12,* (3), 520–525.

Harvey, A. G. & Bryant, R. A. (1999). The relationship between acute stress disorder and posttraumatic stress disorder: A 2-year prospective evaluation. *Journal of Consulting and Clinical Psychology, 67,* 985–988.

Harvey, A. G. & Bryant, R. A. (2000). Two-year prospective evaluation of the relationship between acute stress disorder and posttraumatic stress disorder following mild traumatic brain injury. *American Journal of Psychiatry, 157,* 626–628.

Heffner-Johnson, K. (2002). A biosocial approach to the study of trauma disclosure and health. *Dissertation Abstracts International: Section B: The Sciences and Engineering, 62,* 3848.

Helmerichs, J. (2002). Einsatznachsorge beim ICE-Unglück in Eschede. In: *Stress im Katastrophenschutz; Zwischenbilanz und Forschungsbedarf – Ergebnisse eines Workshops (2002).* Akademie für Krisenmanagement, Notfallplanung und Zivilschutz, Schriftenreihe WissenschaftsForum. Band 2

Herman, J. L. (1993). Sequelae of prolonged and repeated trauma: Evidence for a complex posttraumatic syndrome (DESNOS). In R. T. Davidson & E. B. Foa (Eds.), *Posttraumatic Stress Disorder: DSM-IV and beyond* (pp. 213-228). Washington, DC: American Psychiatric Press.

Hermann, J. (1992). *Trauma and Recovery.* New York: Basic Books.

Herron, N. & Fisler, R. (1994). Trauma and the development of borderline personality disorder. *Psychiatric Clinic of North America, 17,* 715–730.

Hytten, K. & Hasle, A. (1989). Fire fighters: A study of stress and coping. *Acta Psychiatrica Scandinavica, 80* (Suppl. 355), 50–55.

Janet, P. (1889). *L'automatisme psychologique.* Paris: Alcan.

Janoff-Bulman, R. (1992*). Shattered assumptions: Towards a new psychology of trauma.* New York: The Free Press.

Janoff-Bulman, R. (1985). The aftermath of victimization: Rebuilding shattered assumptions. In C. R. Figley (Hrsg.), *Trauma and its wake: The study and treatment of Post-traumatic Stress Disorder* (15–35). New York: Brunner/Mazel.

Joseph, S. A., Brewin, C. R., Yule, W. & Williams, R. (1993). Causal attributions and post-traumatic stress in adolescents. *Journal of Child Psychology and Psychiatry and Allied Disciplines, 34,* 247–253.

Joseph, S. A., Brewin, C. R., Yule, W. & Williams, R. M. (1991). Causal attributions and psychiatric symptoms in survivors of the Herald of Free Enterprise disaster. *British Journal of Psychiatry,* 159, 542–546.

Joseph, S. A., Hodgkinson, P., Yule, W., & Williams, R. (1993). Guilt and distress 30 months after the capsize of the Herald of Free Enterprise. *Personality and Individual Differences, 14* (1), 271–273.

Joseph, S., Williams, R. & Yule, W. (1995). Psychosocial perspectives on post-traumatic stress. *Clinical Psychology Review, 15,* 515–544.

Joseph, S., Yule, W. & Williams, R. (1993). Post-traumatic stress: Attributional aspects. Journal of Traumatic Stress, 6 (4), 501–513.

Joseph, S. A., Andrews, B., Williams, R. M. & Yule, W. (1992). Crisis support and psychiatric symptomatology in adult survivors of the Jupiter cruise ship disaster. *British Journal of Clinical Psychology, 31,* (1), 63–73.

Joseph, S. A., Yule, W., Williams, R. & Andrews, B. (1993). Crisis support in the aftermath of disaster: A longitudinal perspective. *British Journal of Psychiatry, 32* (2), 177–185.

Kapfhammer, H.-P. (2005). *Krisenintervention: Stellenwert der Frühintervention in psychologischer und neurobiologischer Hinsicht.* Vortrag gehalten auf der 3. österreichischen Tagung – Krisenintervention/Akutbetreuung/Stressverarbeitung in Seggau

Kapfhammer, H.-P., Dobmeier, P., Ehrentraut, H.-B. & Rothenhäusler, H.-B. (2001). Trauma und Dissoziation – eine neurobiologische Perspektive. *Psychotherapie in Psychiatrie, Psychotherapeutischer Medizin und Klinischer Psychologie, 6,* 114–129.

Kaplan, H. I., Freedmann, A. M. & Sadock, B. J. (Eds.) (1980). *Comprehensive textbook of psychiatry* (2 vols.) Baltimore: Williams & Wilkins.

Katz, C. L., Pellegrino, L., Pandya, A., Neg, A. & DeLisi, L. E. (2002). Research on psychiatric outcomes and interventions subsequent to disasters: a review of the literature. *Psychiatry research, 120,* 201–217.

Keane, T. M. & Adams, D. M. (1998). Resilience-recovery factors in posttraumatic stress disorder among female and male Vietnam veterans: Hardiness, postwar social support, and additional stressful life events. *Journal of Personality and Social Psychology, 74,* 420–434.

Keane, T. M., Scott, W. O., Chavoya; G. A., Lamparski, D. M. & Fairbank, J. (1985). Social support in Vietnam veterans with posttraumatic stress disorder; A comparative analysis. *Journal of Consulting and Clinical Psychology, 53,* 95–102.

Kelley, J. E., Lumley, M. A. & Leisen, J. C. (1997). Health effects of emotional disclosure in rheumatoid arthritis patients. *Health Psychology, 16,* 331–340.

Kessler, R. C., Sonnega, A., Bromet, E., Hughes, M. & Nelson, C. B. (1995). Posttraumatic stress disorder in the National Comorbidity Survey. *Archives of General Psychiatry, 52* (12), 1048–1060.

King, L. A., King, D. W., Fairbank, J. A., Keane, T. M. & Adams, G. A. (1998). Resilience/recovery factors in posttraumatic stress disorder among female and male Vietnam veterans: Hardiness, postwar social support, and additional stressful life events. *Journal of Personality and Social Psychology, 74,* 420–434.

Kliewer, W., Lepore, S. J., Oskin, D. & Johnson, P. D. (1998). The role of social and cognitive processes in children's adjustment to community violence. *Journal of Consulting and Clinical Psychology, 66,* 199–209.

Kluge, F. (2002[24]). *Etymologisches Wörterbuch der deutschen Sprache.* Bearbeitet von Elmar Seebold. Berlin; New York: De Gruyter.

Kobasa, S. C. (1979). Stressful life events, personality, and health: An inquiry into hardiness. *Journal of Personality and Social Psychology, 37* (1), 1–11.

Kobasa, S. C., Maddi, S. R. & Kahn, S. (1982). Hardiness and Health: A prospective study. *Journal of Personality and Social Psychology, 42,* 168–177.

Koopman, C., Classen, C. & Spiegel, D. (1996). Dissociative responses in the immediate aftermath of the Oakland/Berkeley firestorm. *Journal of Traumatic Stress, 9* (3), 521–540.

Koren, D., Arnon, I. & Klein, E. (1999). Acute Stress Response and Posttraumatic Stress Disorder in Traffic Accident Victims: A One-Year Prospective, Follow-Up Study. *American Journal of Psychiatry, 156,* (3), 367–373.

Krüsmann, M. (2003). Prävention im Einsatzwesen. *Bevölkerungsschutz, 2,* 25–27.

Krüsmann, M. (2003). Prävention posttraumatischer Störungen im Einsatzwesen. In: W. Butollo & M. Hagl (2003). *Trauma, Selbst und Therapie – Konzepte und Kontroversen in der Psychotraumatologie.* Bern, Göttingen, Toronto, Seattle: Hans Huber

Krüsmann, M. (2004). Welche Hilfe brauchen Helfer? – Prävention im Einsatzwesen. In W. Müller & U. Scheuermann. (2004) (Hrsg.). *Praxis Krisenintervention. Ein Handbuch für helfende Berufe: Psychologen, Ärzte, Sozialpädagogen, Pflege- und Rettungskräfte.* Stuttgart: Kohlhammer.

Krüsmann, M. (2005). *Frühinterventionen: Prozessevaluation und Qualitätssicherung.* Vortrag gehalten auf der 3. österreichischen Tagung – Krisenintervention/Akutbetreuung/Stressverarbeitung in Seggau.

Krüsmann, M., Karl, R., Richter, B u. Butollo, W. (2001). Evaluation der Auswirkungen von Interventionen in der peritraumatischen Phase. *Vortrag gehalten auf der 3. Jahrestagung der Deutschsprachigen Gesellschaft für Psychotraumatolgie,* Konstanz: April 2001.

Krystal, J. H., Bennett, A. L., Bremner, D., Southwick, S. M. & Charney, D. S. (1995). Toward a cognitive neuroscience of dissociation and altered memory functions in post-traumatic stress disorder. In: M. J. Friedmann, D. S. Charney & A. Y. Deutsch, (Eds.), *Neurobiological and clinical consequences of stress: From normal adaptation to PTDS.* (239–269). Philadelphia: Lippincott-Raven.

Krystal, J. H., Bremner, D., Southwick, S. M. & Charney, D. S. (1998). The emerging neurobiological of dissociation: Implications for treatment of posttraumatic stress disorder. In J. D. Bremner & C. R. Marmar, (Eds.) *Trauma, memory and dissociation.* (321–363). Washington: American Psychiatric Press.

Kubany, E. S., Abueg, F. R., Owens, J. A., Brennan, J. M., Kaplan, A. S. & Watson, S. B. (1995). Initial examination of a multidimensional model of trauma-related guild: Application to combat veterans and battered women: *Journal of psychopathology and Behavioral Assessment, 17,* 353–376.

Kübler-Ross E. (1978). *Was können wir noch tun? Antworten auf Fragen nach Sterben und Tod.* Stuttgart: Kreuz.

Kulka, R. A., Schlenger, W. E., Fairbank, J. A., Hough, R. L., Jordan, B. K., Marmar,

C. R. & Weiss, D. S. (1990). *Trauma and the Vietnam war generation: Report of findings from the National Vietnam Veterans Readjustment Study*. New York: Brunner/Mazel.

Kushner, M. G., Riggs, D., Foa, E. B. & Miller, S. (1992). Perceived controllability and the development of PTSD in crime victims. *Behavior research and Therapy, 31* (1). 105–110.

Larson, D. G. & Chastain, R. L. (1990). Self-concealment: Conceptualization, measurement, and health implication. *Journal of Social and Clinical Psychology, 9*, (4), 439–455.

LeDoux, J. E. (1998). *Das Netz der Gefühle. Wie Emotionen entstehen*. München: Carl Hanser.

Lepore, S. J. (1992). Social conflict, social support, and psychological distress. *Journal of Personality and social Psychology, 63*, 857–867.

Lepore, S. J. (1997). Expressive writing moderates the relation between intrusive thoughts and depressive symptoms. *Journal of Personality and Social Psychology, 73*, 1030–1037.

Lepore, S. J., Silver, R. C., Wortmann, C. B. & Wayment, H. A. (1996). Social constrains, intrusive thoughts, and depressive symptoms among bereaved mothers. *Journal of Personality and Social Psychology, 10*, 271–282.

Little, L. (1990). Gestalt therapy with females involved in intimate violence. In S. M. Stith & M. B. Williams (Eds.), *Violence hits home: comprehensive treatment approaches to domestic violence* (pp. 132–167). New York: Springer.

Lovell, K., Marks, I. M., Noshirvani, H., Thrasher, S. & Livanou, M. (2001). Do cognitive and exposure treatments improve various PTSD symptoms differently? A randomized controlled trial. *Behavioural and Cognitive Psychotherapy, 29* (1), 107–112.

Lueger-Schuster, B. (2004). Präklinische Maßnahmen – Krisenintervention vor Ort – Folgeprävention. In A. Friedmann, P. Hofmann, B. Lueger-Schuster & D. Wysocki (Hrsg.), *Psychotrauma. Die Posttraumatische Belastungsstörung* (S.113–117). Wien, New York: Springer.

Maddi, S. R. (2004). Hardiness: An Operationalization of Existential Courage. *Journal of Humanistic Psychology. 44* (3), 279–298.

Madler, C. & Jauch, K.-W. & Werdan, K. (1999). *Das NAW-Buch. Praktische Notfallmedizin*. München, Wien, Baltimore: Urban & Schwarzenberg.

Maercker, A. (1998). *Posttraumatische Belastungsstörungen: Psychologie der Extrembelastungsfolgen bei Opfern politischer Gewalt.* Lengerich: Pabst.

Maercker, A. (1999). Lifespan psychological aspects of trauma and PTSD: Symptoms and psychosocial impairments. In A. Maercker, M. Schützwohl & Z. Solomon (Eds.), *Posttraumatic stress disorder. A lifespan developmental perspective* (pp. 7–41). Seattle: Hogrefe & Huber.

Maercker, A. (2003^2) (Hrsg.).*Therapie der posttraumatischen Belastungsstörungen*. Berlin, Heidelberg, New York: Springer.

Maragkos, M. & Butollo, W. (2000). Integrative Therapie bei Angststörungen. In E. Möde (Hrsg.), *Eichstätter Studien Band XLIV, Leben zwischen Angst und Hoffnung* (S. 115–140). Regensburg: Verlag Friedrich Pustet.

Maragkos, M. (2002). *Angststörungen und Partnerschaft. Partnerschaftliche Bindung,*

Zufriedenheit und Konflikte. Unveröffentlichte Dissertation, Ludwig-Maximilians-Universität München.

Maragkos, M. (2003). *Bindung und Posttraumatische Belastungsstörungen*. In: W. Butollo & M. Hagl. *Trauma, Selbst und Therapie. Konzepte und Kontroversen in der Psychotraumatologie*. Bern: Verlag Hans Huber.

March, J. S. (1993). What constitutes a stressor? The »criterion A« issue. In R. T. Davidson & E. B. Foa (Hrsg.), *Posttraumatic Stress Disorder: DSM-IV and beyond*. Washington, DC: American Psychiatric Press. 37–54.

Marks, I., Lovell, K., Noshirvani, H., Livanou, M. & Thrasher, S. (1998). Treatment of posttraumatic stress disorder by exposure and/or cognitive restructuring: A controlled study. *Archives of General Psychiatry, 55* (4), 317–325.

Marmar, C. R., Weiss, D. S. & Metzler, T. (1998). Peritraumatic dissociation and Posttraumatic Stress Disorder. In J. D. Bremner & C. R. Marmar (Eds.), *Trauma, memory, and dissociation* (pp.229–252).Washington, DC: American Psychiatric Press.

Marmar, C. R., Weiss, D. S., Metzler, T. J. & Delucchi, K. (1996). Characteristics of emergency services personnel related to peritraumatic dissociation during critical incident exposure. *American Journal of Psychiatry, 153*, 94–102.

Martin, L., Rosen, L. N., Durand, D. B., Knudson, K. & Stretch, R. H. (2000). Psychological and physical health effects of sexual assaults and nonsexual traumas among male and female United States Army soldiers. *Behavioral Medicine, 26*, 23–33.

Mayou, R., Bryant, B. & Ehlers, A. (2001). Prediction of psychological outcomes one year after a motor vehicle accident. *American Journal of Psychiatry, 158* (8), 1231–1238.

Mayou, R. A., Ehlers, A. & Bryant, B. (2002). Posttraumatic stress disorder after motor vehicle accidents: 3-year follow-up of a prospective longitudinal study. *Behavior Research and Therapy, 40* (6), 665–675.

McFarlane, A. C. (1989). The aetiology of post-traumatic morbidity: Predisposing, precipitating and perpetuating factors. *British Journal of Psychiatry, 154*, 221–228.

McFarlane, A. C., Atchison, M. & Yehuda, R. (1997). The acute stress response following motor vehicle accidents and its relations to PTSD. *Annals New York Academy of Sciences, 821*, 437–441

Mertens W. (1992). *Kompendium psychoanalytischer Grundbegriffe*. München: Quintessenz.

Metcalfe, J. & Jacobs, W.J. (1996). An interactive hot system/cool system view of memory under stress. *PTSD Research Quarterly, 7*, 1–6.

Mikulincer, M., Florian, V. & Weller, A. (1993). Attachment styles, coping strategies, and posttraumatic psychological distress: The impact of the Gulf War in Israel. *Journal of Personality and Social Psychology, 64* (5), 817–826.

Mitchell, J. T. & Bray, G. P. (1990). *Emergency Services Stress*. Englewood Cliffs, NJ: Prentice Hall.

Mitchell, J. T. & Everly, G. S. J. (1995). The critical incident stress debriefing (CISD) and the prevention of work-related traumatic stress among high risk occupational groups. In G. S. J. Everly & J. M. Lating (Eds.), *Psychotraumatology: Key papers and core concepts in post-traumatic stress* (pp. 267–280). New York: Plenum Press.

Mitchell, J. T. (1983). When disaster strikes: The critical incident stress debriefing. *Journal of Emergency Medical Services, 8* (1), 36–39.

Mitte, K. & Steil, R. (2003). The efficacy of psycho- and pharmacotherapy in PTSD. *Poster auf der Konferenz der European Society for the Studies of Traumatic Stress.* Berlin, Mai 2003.

Müller, J. (2003). *Interpersonelle und soziokognitive Faktoren der Traumabewältigung bei Kriminalitätsopfern.* Bern: Gaffuri.

Müller, W. & Scheuermann, U. (2004) (Hrsg.). *Praxis Krisenintervention. Ein Handbuch für helfende Berufe: Psychologen, Ärzte, Sozialpädagogen, Pflege- und Rettungskräfte.* Stuttgart: Kohlhammer.

Müller-Cyran, A. (1995). Präklinische Krisenintervention. In C. Madler, K.-W. Jauch, K. Werdan. (1995) (Hrsg.). *Das NAW Buch. Praktische Notfallmedizin.* München: Urban & Schwarzenberg.

Müller-Cyran, A. (1997). Krisenintervention im Rettungsdienst. In J. Bengel (1997) (Hrsg.). *Psychologie in Notfallmedizin und Rettungsdienst.* Berlin, Heidelberg: Springer

Müller-Cyran, A. (1997). Stressbewältigung nach Polizeieinsätzen. *Polizeispiegel, 6,* 141–143

Müller-Cyran, A. (1998). *Notfallseelsorge und Krisenintervention: ein Spannungsfeld.* Institut für Krisenintervention, Sammelband des Bundeskongresses für Notfallseelsorge und Krisenintervention 1998 in Jena

Müller-Cyran, A. (1999). Basis-Krisenintervention. Fundierter Umgang mit akut psychisch Traumatisierten. *Notfall- und Rettungsmedizin, 2,* 293–296.

Müller-Cyran, A. (1999). Psychische Betreuung und Nachsorge von Rettungsdienst- und Katastrophenschutzkräften. Überlegungen zu den Anforderungen an einen zeitgemäßen Zivil- und Katastrophenschutz. *Notfallvorsorge. Zeitschrift für Katastrophenmanagement und Humanitäre Hilfe, 3,* 4–8.

Müller-Cyran, A. (2001). Psychosoziale Betreuung und Begleitung im Rettungsdienst (mit Klaus Runggaldier). In D. Kühn & J. Luxem, & K. Runggaldier (Hrsg.). *Rettungsdienst.* (S. 845–856). München: Urban & Fischer.

Müller-Cyran, A. (2005): *Psychosoziale Notfallversorgung – Erfahrungsbericht aus Phuket/Thailand.* Vortrag gehalten auf der 3. österreichischen Tagung – Krisenintervention/Akutbetreuung/Stressverarbeitung in Seggau

Müller-Lange, J. (2001) (Hrsg), *Handbuch Notfallseelsorge.* Edewecht: Stumpf & Kossendey.

Nachtigall, D., Mitte, K. & Steil, R. (2003). Zur Vorbeugung posttraumatischer Symptomatik nach einer Traumatisierung: eine Meta-Analyse zur Wirksamkeit kurzfristiger Interventionen. *Verhaltenstherapie und psychosoziale Praxis, 35* (2), 273–281.

Nicolaidis, M. & Zehentner, P. (2005). *Zurück ins Leben. Hilfe für Trauernde,* Hamburg, Berlin: Rowohlt Verlag.

Niederhoffer, K. G. & Pennebaker, J. E. (2002). Sharing one's story. On the benefits of writing or talking about emotional experiences. In C. R. Snyder & S. J. Lopez (Eds.), *Handbook of positive psychology* (pp. 573–583). New York: Oxford University Press.

Nijenhuis, E. R. S., Spinhoven, P., van Dyck, R., van der Hart, O. & Vanderlinden, J. (1998). Degree of somatoform and psychological dissociation in dissociative disorder is correlated with reported trauma. *Journal of Traumatic Stress, 11* (4), 711–730.

Nishith, P., Mechanic, M. B. & Resick, P. A. (2000). Prior interpersonal trauma: The contribution to current PTSD symptoms in female rape victims. *Journal of Abnormal Psychology, 109*, 20–25.

Norris, F. H. (1992). Epidemiology of trauma: Frequency and impact of different potentially traumatic events on different demographic groups. *Journal of Consulting and Clinical Psychology, 60*, 409–418.

North, C. S., Smith, E. M. & Spitznagel, E. L. (1994). Posttraumatic stress disorder in survivors of a mass shooting. *American Journal of Psychiatry, 151*, 82–88.

Otzelberger, M. (1999). *Suizid: das Tauma der Hinterbliebenen. Erfahrungen und Auswege.* Berlin: Links

Paivio, S. C. & Greenberg, L. S. (1995). Resolving »unfinished business«: Efficacy of experiential therapy using empty-chair dialogue. *Journal of Consulting and Clinical Psychology, 63* (3), 419–425.

Paivio, S. C. & Nieuwenhuis, J. A. (2001). Efficacy of emotion focused therapy for adult survivors of child abuse: A preliminary study. *Journal of Traumatic Stress, 14* (1), 115–33.

Panasetis, P. & Bryant, R. A. (2003). Peritraumatic versus persistent dissociation in acute stress disorder. *Journal of Traumatic Stress, 16* (6), 563–566.

Pennebaker, J. W. (1993). Putting stress into words: Health, linguistic, and therapeutic implications. *Behaviour Research and Therapy, 31* (6), 539–548.

Pennebaker, J. W. & Francis, M. E. (1988). Disclosure of traumas and immune function: Health Implication for Psychotherapy. *Cognition and Emotion, 10*, (6), 627–656.

Pennebaker, J. W. & Francis, M. E. (1996). Cognitive, emotional, and language processes in disclosure. *Cognition and Emotion, 10*, (6), 601–626.

Pennebaker, J. W. & O'Heeron, R. C. (1984). Confiding in others and illness rate among spouses of suicide and accidental death victims. *Journal of Abnormal Psychology, 95*, 473–476.

Pennebaker, J. W. (1998). Confession, inhibition and disease. In L. Berkowitz (Ed.), *Advances in Experimental Social Psychology* (Bd. 22, S. 211–244). New York: Academic Press.

Pennebaker, J. W. (Ed.), (1995), *Emotion, disclosure and health*. Washington: American Psychological Association.

Pennebaker, J. W., Kiecolt-Glaser, J. K. & Glaser, R. (1988). Disclosure of traumas and immune function: health implications for psychotherapy. *Journal of Consulting and Clinical Psychology, 56*, 239–245.

Perren-Klinger, P. (2000) (Hrsg.). *Debriefing – Erste Hilfe durch das Wort*. Bern, Stuttgart, Wien: Haupt.

Peschel, O. & Graw, W. (2005). Was der Hausarzt bei der Leichenschau beachten muss. *Münchner Medizinische Wochenzeitung – Fortschritt Medizin, 19*, 421–424.

Petzold, H. G., Wolf, H. U., Landgrebe, B., Josić, Z. & Steffan, A. (2000). »Integrative Traumatherapie« – Modelle und Konzepte für die Behandlung von Patienten mit »posttraumatischer Belastungsstörung«. In B. A. van der Kolk, A. C. McFarlane & L. Weisæth (Hrsg.), *Traumatic Stress. Grundlagen und Behandlungsansätze. Theorie, Praxis und Forschung zu posttraumatischem Stress sowie Traumatherapie* (S. 445–579). Paderborn: Jungfermann.

Pine D. S., & Cohen, J. A. (2002). Trauma in children and adolescent: Risk and treatment of psychiatric sequels. *Journal of Biological Psychiatry, 51,* 519–531.

Pitman, R. K., Altmann, B., Greenwald, E., Longpre, R. E., Macklin, M. L., Poiré, R. E. & Steketee, G. S. (1991). Psychiatric complications during flodding therapy for posttraumatic stress disorder. *Journal of Clinical Psychiatry, 52* (1), 17–20.

Purtscher, K. & Dick, G. (2004). Trauma im Kindesalter. In A. Friedmann, P. Hofmann, B. Lueger-Schuster & D. Wysocki (Hrsg.), *Psychotrauma. Die Posttraumatische Belastungsstörung* (S. 127–141). Wien, New York: Springer.

Rahner K. (1976). *Grundkurs des Glaubens. Einführung in den Begriff des Christentums.* Freiburg: Herder.

Raphael, B. & Dobson, M. (2001). Acute posttraumatic interventions. In J. P. Wilson (Ed.), *Treating psychological trauma and PTSD* (pp. 139–158). New York, NY, US: Guilford Press.

Raphael, B., Meldrum, L. & McFarlane, A. C. (1995). Does debriefing after psychological trauma work? *British Medical Journal, 310,* 1479–1480.

Rauch, S. A., Hembree, E. A., Fao, E. B. (2001). Acute psychosocial preventive interventions for posttraumatic stress disorder. *Advances in Mind – Body Medicine. 17,* (3), 187–193.

Rauch, S. L., Whalen, P. J., Shin, L. M., McInerney, S. C., Macklin, M. L., Lasko, N. B., Orr, S. P. & Pitmann, R. K. (2000). Exaggerated amygdala response to masked facial stimuli in posttraumatic stress disorder: a functional MRI study. *Biological Psychiatry.* 47. 769–776.

Reddemann, L. (2001[3]). Psychodynamisch imaginative Traumatherapie der Borderline-Persönlichkeitsstörung. In G. Dammann & P. L. Janssen (Hrsg.), *Psychotherapie der Borderline-Störungen. Krankheitsmodelle und Therapiepraxis – störungsspezifisch und schulenübergreifend* (S. 147–163). Stuttgart: Thieme.

Reddemann, L. (2005[11]). *Imagination als heilsame Kraft. Zur Behandlung von Traumafolgen mit ressourcenorientierten Verfahren.* Stuttgart: Pfeiffer bei Klett-Cotta.

Reddemann, L. & Sachsse, U. (1997). Stabilisierung. *Persönlichkeitsstörungen – Theorie und Therapie, 1* (3), 113–147.

Reddemann, L. & Sachsse, U. (2000). Traumazentrierte Psychotherapie der chronifizierten, komplexen Posttraumatischen Belastungsstörung vom Phänotyp der Borderline-Persönlichkeitsstörungen. In O. F. Kernberg, B. Dulz & U. Sachsse (Hrsg.), *Handbuch der Borderline-Störungen* (S. 555–571). Stuttgart: Schattauer.

Resick, P. A. & Schnicke, M. K. (1993). *Cognitive processing therapy for rape victims: A treatment manual.* Thousand Oaks, CA, US: Sage Publications Inc.

Resick, P. A., Nishith, P., Weaver, T. L., Astin, M. C. & Feuer, C. A. (2002). A comparison of cognitive-processing therapy with prolonged exposure and a waiting condition for the treatment of chronic posttraumatic stress disorder in female rape victims. *Journal of Consulting and Clinical Psychology, 70,* 867–879.

Resnick, H. S., Yehuda, R., Pitman, R. K. & Foy, D. W. (1995). Effect of previous trauma on acute plasma cortisol level following rape. *American Journal of Psychiatry, 152* (11), 1675–1677.

Riggs, D. S., Rothbaum, B. O. & Foa, E. B. (1995). A prospective examination of symptoms of posttraumatic stress disorder in victims of non-sexual assault. *Journal of interpersonal violence, 10,* 201–213.

Roemer, L., Orsillo, S. M., Borkovec, T. D. & Litz, B. T. (1998). Emotional response at the time of a potentially traumatizing event and PTSD symptomatology: A preliminary retrospective analysis of the DSM-IV criterion A-2. *Journal of Behavior Therapy and Experimental Psychiatry, 29* (2), 123–130.

Rose, S., Bisson, J. & Wessely, S. (2002). Psychological debriefing for preventing post traumatic stress disorder (PTSD). In: *The Cochrane Library,* 2, Oxford, UK: Update Software.

Rose, S., Bisson, J. & Wessely, S. (2003). A Systematic Revies of Single-Session Psychological Interventions (›Debriefing‹) following Trauma. *Psychotherapy and Psychosomatics, 72,* 176–184.

Roth, G. & Münte, T. F. (2003). Neurobiologische Grundlagen psychischer Traumatisierung. In G. H. Seidler, P. Laszig, R. R. Micka & B. V. Nolting. (Hrsg.) (2003). Aktuelle Entwicklungen in der Psychotraumatologie, Theorie – Krankheitsbilder – Therapie. Gießen: Psychosozial.

Rothbaum, B. O., Foa, E. B., Riggs, D. S., Murdock, T. & Walsh, W. (1992). A prospective examination of post-traumatic stress disorder in rape victims. *Journal of Traumatic Stress, 5* (3), 455–475.

Rothbaum, B., Meadows, E., Resick, P. & Foy, D. (2000). Cognitive-behavioral therapy. In E. B. Foa, T. M. Keane & M. J. Freidmann (Eds.). *Effective treatments for PTSD.* New York: Guilford Press.

Routbort, J. C. (1998). What happens when you tell: Disclosure, attributions and recovery from sexual assault. *Dissertation Abstracts International: Section B: The Sciences and Engineering, 58,* 5655.

Scaer, R. C. (2001). The neurophysiology of dissociation and chronic disease. *Applied Psychophysiology and Biofeedback, 26,* 73–91.

Schäfer D. & Knubben W. (1992). ... *in meinen Armen sterben?: Vom Umgang der Polizei mit Trauer und Tod.* Hilden: Verlag Deutsche Polizeiliteratur.

Schwerd, W. (1992). *Rechtsmedizin. Lehrbuch für Mediziner und Juristen.* Köln: Deutscher Ärzteverlag.

Serok, S. (1985). Implications of gestalt therapy with post traumatic patients. *The Gestalt Journal, 8* (1), 78–89.

Shalev, A. Y., Freedman, S., Peri, T., Brandes, D., Sahar, T., Orr, S. P. & Pitman, R. K. (1998). Prospective study of posttraumatic stress disorder and depression following trauma. *American Journal of Psychiatry, 155* (5), 630–637.

Shalev, A. Y. (2002). Acute stress reactions in adults. *Journal of Biological Psychiatry, 51,* 532–543.

Shalev, A. Y., Peri, T., Canetti, L. & Schreiber, S. (1996). Predictors of PTSD in injured trauma survivors: A prospective study. *American Journal of Psychiatry, 153,* 219–225.

Silva, R. R., Alpert, M., Munoz, D. M., Singh, S., Matzner, F. & Dummitt, S. (2000). Stress and vulnerability to posttraumatic stress disorder in children and adolescents. *American Journal of Psychiatry. 157,* 1229–1235.

Smyth, J. M., Stone, A. A., Hurewitz, A. & Kaell, A. (1999). Writing about stressful events produces symptom reduction in asthmatics and rheumatoid arthritics: A randomised trial. *Journal of her American Medical Association, 281,* 1304–1309.

Solomon, S. D. & Smith, E. M. (1994). Social support, and perceived control as moderators of responses to dioxin and flood exposure. In R. J. Ursano, B. G. McCaughey et al. (Eds.), *Individual and community responses to trauma and disaster: The structure of human chaos.* (179–200). Cambridge: Cambridge University Press.

Solomon, Z., Mikulincer, M. & Avitzur, E. (1988). Coping, locus of control, social support, and combat-related post-traumatic stress disorders – A prospective study. *Journal of Personality and Social Psychology, 55,* 279–286.

Solomon, Z., Mikulincer, M. & Flum, H. (1988). Negative life events, coping responses and combatrelated psychopathology: A prospective study. *Journal of Abnormal Psychology. 97,* 342–257.

Sonneck G. (2000). *Krisenintervention und Suizidverhütung.* Wien: Facultas

Spera, S. P., Buhrfeind, E. D. & Pennebaker, J. W. (1994). Expressive writing and coping with job loss. *Academy of Management Journal, 37,* 722–733.

Spiegel, D. & Cardeña, E. (1991). Desintegrated experience: The dissociative disorders revisited. *Journal of Abnormal Psychology, 100,* 366–378.

Spiegel, D., Classen, C. & Cardeña, E. (2000). »Review and critique of the new DSM-IV diagnosis of acute stress disorder«: Comment. *American Journal of Psychiatry, 157* (11), 1890.

Steil, R. & Ehlers, A. (2000). Dysfunctional meaning of posttraumatic intrusions in chronic PTSD. *Behaviour Research and Therapy, 38* (6), 537–558.

Steil, R. (1997). *Posttraumatische Intrusionen nach Verkehrsunfällen. Faktoren der Aufrechterhaltung.* Frankfurt am Main: Peter Lang.

Steil, R. (2003). Verhaltenstherapeutische Wege aus der Wortlosigkeit. In G. H. Seidler, P. Laszig, R. Micka & B. V. Nolting (Hrsg.), *Aktuelle Entwicklungen in der Psychotraumatologie. Theorie – Krankheitsbilder – Therapie.* Gießen: Psychosozial.

Teegen, F. (2003). *Posttraumatische Belastungsstörungen bei gefährdeten Berufsgruppen, Prävalenz – Prävention – Behandlung.* Bern: Hans Huber.

Terr, L. C. (1991). Childhood traumas: An outline and overview. *American Journal of Psychiatry, 148* (1), 10–20.

Tichenor, V., Marmar, C. R., Weiss, D. S., Metzler, T. J. & Ronfeldt, H. M. (1996). The relationship of peritraumatic dissociation and posttraumatic stress: Findings in female Vietnam theater veterans. *Journal of Consulting and Clinical Psychology, 64* (5), 1054–1059.

Ursano, R. J., Carol, M. D., Fullerton, C. S., Vance, K. & Kao, T. C. (1999). Posttraumatic Stress Disorder and Identification in Disaster Workers. *American Journal of Psychiatry, 156,* (3), 353–359.

v. Wietersheim, H. (1995). Kirche und Rettungsdienste: Partner für Menschen in Not. *Der Notarzt, 4,* 67–71.

van der Kolk, B. A. (1998). Zur Psychologie und Psychobiologie von Kindheitstraumata. *Praxis der Kinderpsychologie und Kinderpsychiatrie, 47* (1), 19–35.

van der Kolk, B. A., Hostetler, A., Herron, N. & Fisler, R. E. (1994). Trauma and the development of borderline personality disorder. *Psychiatric Clinics of North America, 17* (4), 715–730.

van der Kolk, B. A., Weisæth, L. & van der Hart, O. (2000). Die Geschichte des Traumas in der Psychiatrie. In B. A. van der Kolk, A. C. McFarlane & L. Weisæth (Hrsg.), *Traumatic Stress. Grundlagen und Behandlungsansätze. Theorie, Praxis und Forschung zu posttraumatischem Stress sowie Traumatherapie* (S. 71–93). Paderborn: Junfermann.

van der Kolk, B. A. & Fisler, R. (1995). Dissociation and the fragmentary of traumatic memories: Overview and exploratory study. *Journal of Traumatic Stress, 8*, 505–525.

van der Kolk, B. A. (1992). The body keeps the score: Memory and the evolving psychobiology of post traumatic stress. *Harvard Review of Psychiatry, 1*, 253–265.

van der Kolk, B. A., van der Hart, O. & Marmar, C. R. (2000). Dissoziation und Informationsverarbeitung beim posttraumatischen Belastungssyndrom. In B. A. van der Kolk, A. C. McFarlane & L. Weisæth (Hrsg.), *Traumatic Stress. Grundlagen und Behandlungsansätze. Theorie, Praxis und Forschung zu posttraumatischem Stress sowie Traumatherapie* (S. 71–93). Paderborn: Junfermann.

van Emmerik, A., Kamphuis, J., Hulsbosch, A. & Emmelkamp, P. (2002). Single session debriefing after psychological Trauma: A meta-analysis. *The Lancet, 360*, 766–771.

Vanista-Kasuta, A. & Nasuta, M. (1998). Trauma and Meaning. *Croatian Psychotherapeutic Forum, 39*, (1) 54–61.

Violanti, J. M. (2001). Post Traumatic Stress Disorder Intervention in Law Enforcement: Differing Perspectives. *The Australasian Journal of Disaster and Trauma Studies*, 2

Warda, G. & Bryant, R. A. (1998). Thought control strategies in acute stress disorder. *Behaviour Research and Therapy. 36.* 1171–1175.

Wedler, H., Wolfersdorf, M. & Welz, R. (1992) (Hrsg.). *Therapie bei Suizidgefährdung. Ein Handbuch.* Regensburg: Roderer.

WHO (World Health Organization) (1992). *The ICD-10 classification of mental and behavioral disorders: clinical descriptions and guidelines.* Genf: Author.

WHO (World Health Organization) (1993). *Internationale Klassifikation psychischer Störungen. ICD-10 Kapitel V (F). Klinisch-diagnostische Leitlinien* (2. korr. Aufl.; übersetzt und herausg. v. H. Dilling, W. Mombour & M. H. Schmidt). Bern: Hans Huber.

Yehuda, R. (2001). Die Neuroendokrinologie bei Posttraumatischer Belastungsstörung im Licht neuer neuroanatomischer Befunde. In A. Streeck-Fischer, U. Sachsse & I. Özkan (Hrsg.), *Körper, Seele, Trauma. Biologie, Klinik und Praxis* (S. 43–71). Göttingen: Vandenhoeck & Ruprecht.

Yehuda, R., Southwick, S. M. & Giller, E. L. (1992). Exposure to atrocities and severity of chronic posttraumatic stress disorder in Vietnam combat veterans. *American Journal of Psychiatry, 149*, 333–336.

Yule, W. (2001). Post-traumatic stress disorder in children and adolescents. *International Review of Psychiatry, 13* (3), 194–200.

Zippert, T. (2001). Zur Theologie der Nofallseelsorge. In J. Müller-Lange (2001) (Hrsg). *Handbuch Notfallseelsorge.* Edewecht: Stumpf & Kossendey.